Josef Schweiger · Annett Kieschnick

디지털 치과에서의

CAD/CAM

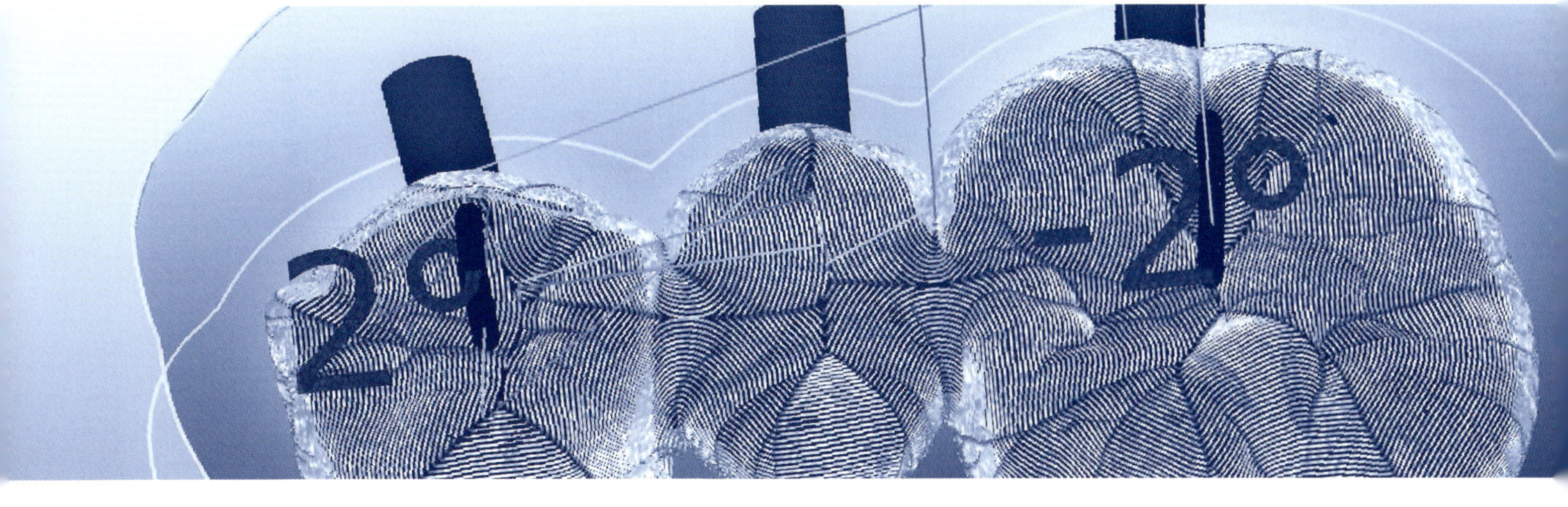

류정우 · 김성훈 · 김희경 · 하승룡 역

dh 대한나래출판사

DaehanNarae Publishing, Inc.

SK V1 Tower 1507
Younmujang 5 gagil 25, Sungdong-gu,
Seoul 04782, Korea
TEL: +82-2-922-7080
FAX: +82-2-922-0841
E-mail: nrpub@naver.com
Website: www.nrbooks.kr

Title of the Original German edition:
CAD/CAM in der digitalen Zahnheilkunde
by Josef Schweiger·Annett Kieschnick
Original German edition was published by teamwork media GmbH
Original edition ISBN 978-3-932599-40-8

Korean edition ISBN 978-89-5741-528-3

Printed in Korea

서 문

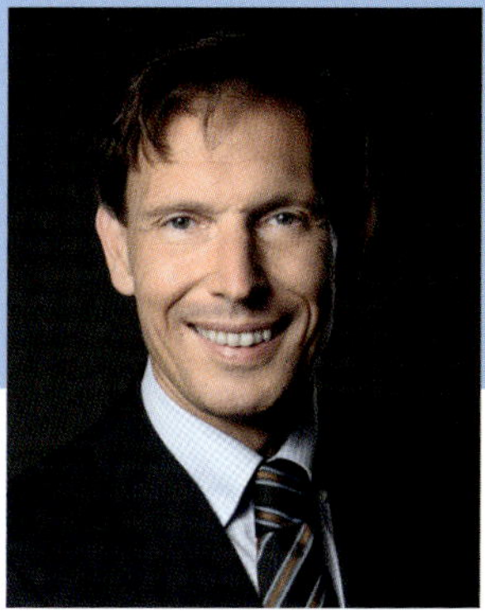

사진기술과 통신기술은 디지털의 혁명을 일으켜, 도서 출판과 같은 중요한 시장에서 큰 변화를 일으켰다. 디지털 시대에 도래하는 변화를 미리 인지하지 못했거나 반응하지 못한 유명 기업들은 매우 큰 경제적 손실, 심지어는 사업 포기와 같은 결과를 감수해야만 했다(Andrew Hill).

치과임상과 치과기공에서도 이러한 디지털 기술로 인한 변화가 수년간 나타나고 있다. 많은 기업들은 이러한 변화에 발맞추어 다양한 기술을 개발하고 급부상하는 디지털 기술 시장에서 선두에 서기 위해 노력해 오고 있다. 그러나 이러한 변화에 대응하지 못했기 때문에, 대다수의 치과기공사와 치과의사들로서는 급변하는 디지털 기술에 접근하기가 점점 어려워지고 있다.

그리하여 매우 흥미로운 CAD/CAM 분야의 중요한 기본 원리와 재료학 및 여러 콘셉트를 설명할 서적이 필요한데, 그것이 바로 이 책이다. Josef Schweiger와 Anett Kieschnick은 그간 모자랐던 기존 교육과정을 보충하고 이해하기 쉬운 전문서적을 집필하였다.

제1장에서는 CAD/CAM의 역사와 발전 과정 그리고 기본 원리를 설명한다. 그 다음 제2장에서는 독자가 이해하기 쉬운 논리적인 순서로 디지털치의학의 모든 분야를 다룬다. 데이터 수집에서부터 데이터 형식과 인터페이스를 통한 데이터 처리, 다양한 소프트웨어, CNC 제어, 가감 생산 과정 그리고 새로운 CAD/CAM 재료들, 새로운 금속, 세라믹 수복물 그리고 투명한 지르코니아, 디지털화된 비니어링 최신 기술들과 새로운 CAD/CAM 합성 재료들, 하이브리드 세라믹 그리고 PEAK 방법들과 그 적응증에 대한 내용을 기술한다. 또한 개인 맞춤 임플란트 지대주의 다양한 CAD/CAM 기공 과정도 자세하게 다룬다. 미래지향적인 제3장은 STL과 DICOM을 기반으로 한 컴퓨터를 통한 임플란트 계획을 다룬다. 따라서 제3장은 MIC 및 다른 혁신적인 치료계획 아이디어를 위한 기초가 된다.

특히 긍정적으로 평가되는 점은 독자들이 여러 분야의 내용을 읽으면서 가장 중요한 점들을 한눈에 볼 수 있는 요약 파트이다.

한 마디로 이 책은 교과서로서 뿐만 아니라 치과의사 및 치과기공사들이 이해하기 쉽고 내용이 알차기 때문에 매우 추천한다.

재미있게 읽기 바란다.

Daniel Edelhoft

역자 서문

디지털 산업혁명의 바람이 치과계에도 커다란 변화를 야기하고 있습니다. 그 중에서 단연 독보적으로 CAD/CAM 시장이 급격히 발전하고 있습니다. 이 CAD/CAM 기술은 치과진료에 관련된 임상가들이 적응하는 속도보다 더 빠르게 발전하고 있습니다. 치과박람회를 갈 때마다 새로운 기술과 기기들이 나타나고, 새로운 회사들이 이 분야에 뛰어드는 것을 볼 수 있습니다.

그러나 이러한 변화에 대비하는 데 도움이 되는 교과 내용은 없었습니다. 사용자가 스스로 공부해야 했습니다. 시중에 제공되는 CAD/CAM 관련 각종 핸즈온 코스나 강의들도 대부분 특정 제조사의 후원으로 기초적인 지식보다는 특정 기기 또는 특정 기술에 맞춰져 있습니다. 하지만 CAD/CAM 분야의 전반적인 개요 및 기초적인 지식을 접하기란 매우 어려웠습니다.

많은 사용자가 이런 어려움에 대해 문의해 왔고, 역자들 또한 이 광범위해진 시장을 일목요연하게 정리해 주는 서적을 찾던 중 한 독일 디지털 치의학 세미나에서 이 책을 발견했습니다.

이 책은 치과의사와 치과기공사 구분 없이 CAD/CAM에 입문하는 사용자와 이미 숙달된 사용자 그리고 강단에 서는 분들 모두에게 필요한 정보를 담고 있습니다. 기초적인 CAD/CAM의 이해를 위한 자세한 설명과 시중에 나와 있는 시스템들의 공학적인 분석 그리고 임상진료에 도움이 되는 내용을 담고 있습니다.

자칫하면 지나치게 딱딱하고 이론적일 수 있는 기술적인 설명은 이해하기 쉬운 도표와 그림으로 풀어 나갔습니다. CAD/CAM의 역사와 현재 나와 있는 시스템들을 분석하여 장·단점을 정리한 내용은 모든 사용자에게 매우 유익한 정보가 될 것입니다.

역자

류정우, 김성훈, 김희경, 하승룡

목 차

목 차

목 차

제 1 장

1. 도입

1.1. 왜 CAD/CAM인가

CAD/CAM 기술의 급속한 발달은 여러 이유가 있지만, 그 유발인자를 찾기란 쉽지 않다. 모든 혁신적인 아이디어에서 볼 수 있는 것처럼 기본적으로 '이건 어떻게 작동하는가'에 대한 인간의 호기심이 한 축을 이룰 것이다. 치과 분야에서는 이에 더해서 급속한 발달의 결정적인 또 하나의 이유가 있다. 치과보철학에서 쓰이는 재료의 발달이다. 구강내에 사용되는 재료에 대한 요구조건 때문에 특정 재료의 사용을 감소시켜야 할 수도 있다. 용도에 맞는 재료의 기공 과정은 때로 어려움을 야기시킨다. 아직까지 고성능 산화세라믹을 기존의 용융 또는 프레스 기공에 적용시킬 수 없다는 점을 예로 들 수 있다. 그러나 재료학자들을 포함한 여러 학자들이 고성능 산화세라믹을 신뢰하기 때문에 새로운 공정이 필요해진 것이다. 지금까지 일반적인 해법은 세라믹 블록 또는 디스크의 CNC 기술을 통한 기공이다. 한 가지 확실한 것은 지르코니아 없이는 CAD/CAM이 성공하지 못했을 것이다. 왜냐하면 다른 재료들은 기존의 기공 방법 적용이 가능했기 때문이다. 따라서 지르코니아가 CAD/CAM 발달의 계기가 되었다고 주장할 수 있다. 긍정적인 다른 결과는 생산성과 재료의 다양성이 높아졌다는 것이다.

공업과 수공업의 관계와 마찬가지로 치과기공 분야도 여러 제작 단계들이 점차 자동화되고 있다. 게다가 치과기공의 수가는 치료계획의 중추적인 요소이기도 하다. 따라서 자동화는 독일 치과기공물을 높은 품질로 유지하면서도 효율적으로 제작할 수 있게 해 줄 것이다. 반대로 수작업으로 만들어진 저임금 제작국 기공물의 장점은 줄어들게 된다. 지속적인 하드웨어와 소프트웨어의 발달로 오늘날 단품의 경제적인 제작이 가능하다. 지난 여러 해 동안 컴퓨터를 이용한 디지털화된 제작의 비중이 높아지고 있다. 그래서 오늘날 많은 치과업체에서 디지털화된 제작 과정이 가능하다. 병원을 위한 것이든, 치과기공실을 위한 것이든, 또는 제작 센터를 위한 것이든 말이다.

또한 앞으로도 소프트웨어와 장비의 지속적인 발달은 새로운 혁신적인 재료의 기공을 가능하게 할 것이고 CAD/CAM 시장은 더욱 커질 것이다.

CAD/CAM의 장점

- 오차나 결점이 거의 없이 미리 제작된 재료를 사용
- 표준화된 공정으로 인한 품질 향상
- 디지털화된 데이터 작업으로 재제작 가능
- 여러 가지 옵션으로 높은 안정성
- 정밀성 향상

1.2. CAD/CAM 기술 발달의 역사

컴퓨터를 이용한 설계(computer aided design; CAD, 캐드)와 컴퓨터를 이용한 제작(computer aided manufacturing; CAM, 캠)은 19세기에 그 뿌리를 두고 있다. 이미 1808년에 Joseph-Marie Jacquard는 구멍을 낸 금속판을 이용하여 방직기를 제어하였고 생산성을 크게 향상시켰다. Jacquard는 교체 가능한 데이터 저장소의 발명가로 알려져 있다. 그는 방직기를 발전시켜 산업혁명에 결정적인 기여를 했다.

1949~50년에 MIT는 대형항공기의 부품 제작을 원하는 미공군의 요청을 받아 숫자로 제어되는 기계(NC-Machine, Numeral Control)를 개발하였다. 일정한 형태의 밀링을 위해 필요한 템플릿과 모형들은 고도로 복잡하여 기존의 기술로 제작하는 데 너무 많은 시간과 비용이 들었다. 그러나 큰 부품의 외형은 수학적으로 쉽게 나타낼 수 있기 때문에 밀링 머신을 제어할 수 있는 제어기가 개발되었다. 가장 초기의 제어기는 수직적 밀링 머신을 위한 NC 제어기였는데, 방향 및 스위치에 대한 정보를 가진 펀치 카드를 포함하였다.

1959년에 Don Hart와 Ed Jacks가 첫 CAD 시스템(DAC-1, General Motors와 IBM)을 개발하였는데, 이것은 1964년에야 일반에 공개되었다. 1959년에는 5명으로 이루어진 그룹이 DAC-1 프로젝트를 시작하였고, 처음에는 '디지털 디자인'이라고 명명하였다. 목적은 컴퓨터를 이용하여 자동차 프레임을 설명하는 공식을 개발하는 것이었다.

치과 분야에서는 Francois Duret이 컴퓨터를 이용한 보철물 제작의 아버지로 알려져 있다(그림 1). 그는 1971년에 이미 컴퓨터를 이용한 치과보철물 제작(Sophia System)을 이론적, 실험적으로 연구하였다. 1979년에 Heitlinger와 Rodder는 처음으로 (일명 DentiCAD 시스템)컴퓨터를 이용한 치과보철물 제작을 시도하였다. 하지만 결국 두 시스템 모두 실패하였다.

Mormann과 Brandestini는 Cerec 시스템을 통하여 치과시장에 CAD/CAM 시스템을 안착시키는 데 성공하는데, 개발은 이미 1980년에 시작되었다. 1985년에 Siemens Dental에 의

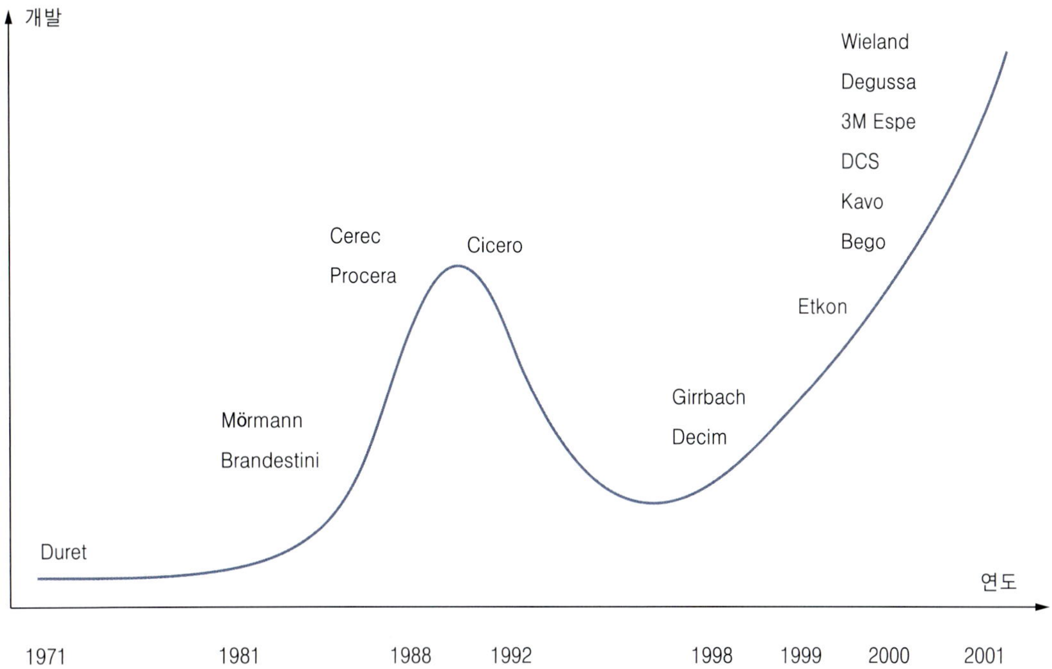

그림 1. 치과 분야 CAD/CAM 기술의 개발(Prof. Mehl).

해 시장에 도입이 되었고, 그 후 Sirona Dental System으로 바뀌었다(오늘날의 Dentsply Sirona, Bensheim).

Matts Andersson은 1983년 Procera 방법을 통해 재제작 가능한 크라운을 만드는 데 성공했다. 이 시스템은 5년 뒤 Nobel Biocare(Kloten, 스위스)에 의해 전 세계로 판매되었다. 1989년에는 DSC사가 철과 고밀도로 소성된 지르코니아를 수냉식으로 가공하는 Precident 시스템(DCS Dental, 스위스 Allschwil)을 내놓았다. Jef van der Zel은 1993년에 Cicero 시스템(CiCero Dental System, 네델란드 Hoorn)을 내놓았는데 층층으로 올린 세라믹 크라운과 브릿지를 디지털 방식으로 제작할 수 있었다.

디지털화된 제작 공정의 또 다른 결정적인 진보는 올세라믹 시스템인 Cercon Smart Ceramics(Degudent: 오늘날의 Dentsply Sirona)이다. 이것은 지르코니아를 소결 전 단계에서 밀링한 후, 소결 과정에서 정해진 값만큼 수축되게 하는 시스템이다. 일명 DCM(direct ceramic machining) 방식인데, 스위스 Prof. Dr. Peter Schärer(스위스 취리히대학병원)와 ETH Zurich의 비금속과 무기 재료학 연구소의 Prof. Dr. Ludwig 및 그 연구 팀이 개발했다.

CAD/CAM의 선구자 중 한명으로 Karl Girrbach를 꼽을 수 있다. Girrbach사(Girrbach Dental, 독일 Pforzheim)는 1999년 Digident라는 CAD/CAM 시스템을 소개하였는데, 이는 여러 재료를 수냉식으로 가공할 수 있는 시스템이다.

2001년, IDS에서 여러 종류의 CAD/CAM 시스템을 소개하였는데, Everest(KaVo Leutkirch,

독일), Etkon(Etkon AG, 독일 Grafeling), Lava(3M ESPE Dental, 독일 Seefeld) 등이다. 그 이후, 여러 해 동안 더욱 더 많은 제조사들이 CAD/CAM 기술을 제공하게 되었다. 또 다른 주춧돌은 2002년에 시장에 출시된 선택적 레이저 용융(selective laser melting) 방식을 도입한 Bego Manufacturing System(Bego Medical, 독일 Bremen)과 Schweiger Beuer 그리고 Eichberger가 2005년에 개발한(2009~10년에 출시된) 디지털 비니어링 기술을 들 수 있다.

구강내 3D 스캐너로는 Cerec 시스템 외에 Lava COS(2009년)와 Straumann Cadent iTero(2010년)가 시장에 출시되었다. 더 많은 시스템이 IDS 2011, 2013, 2015년에 출시되었다. 특히 Trios 스캐너(3Shape, Kopenhagen, 덴마크)가 주목을 끌었다.

미래의 개발에 있어 부각되는 주요 관심사는 워크플로의 디지털화 그리고 디지털화된 치료 개념이다.

참고문헌

3M Espe: Startschuss ist gefallen: Offizielle Markteinführung des Lava™ Chairside Oral Scanner C.O.S. Pressemitteilung, 3M ESPE 08/2009

Baltzer A: Oxidkeramiken und CAD/CAM-Technologie: Atlas für Klinik, Labortechnik und Werkstoffkunde, Deutscher Ärzteverlag, 1. Auflage 2007, ISBN-10: 3-769-13342-0

Filser F, Kocher P, Weibel F, Lüthy H, Schärer P, Gauckler LJ: Reliability and strength of all-ceramic dental restorations fabricated by direct ceramic machining (DCM). Int J Comput Dent, 2001; 4:89-106

Lüthy H, Filser F, Gauckler LJ, Schärer P: High reliable zirconia bridges by direct ceramic machining process (DCM). J Dent Res, 1998; 77:1045

Mönkmeyer U, Poerschke F, Kurbad A, Reichel K, Scharl V: Die präfabrizierte, anatomische, polychrome CAD/CAM-Krone. Quintessenz Zahntechnik 4/2005, S. 368-380

Nitschke A: Gastkommentar. DIGITAL_DENTAL_NEWS 2010; 9: 3 (2010)

1.3. CAD/CAM 원리

CAD/CAM은 그간 밀링 기술과 동의어로 치과기공계에서 쓰여 왔다. 엄밀히 말하자면 정확한 표현은 아니다. CAD(캐드)는 computer aided design의 약자이고 CAM(캠)은 computer aided manufacturing의 약자이다. 컴퓨터를 이용한 제작이라고 해석할 수 있다. 어떤 제작 기술인지에 대해서는 따로 구분하지 않았다. 밀링 할 수도 첨가(Rapid Prototyping)할 수도 있다.

모든 CAD/CAM 시스템은 3개의 요소로 구성되어 있다.

- 실존하는 모형을 컴퓨터로 이용 가능한 디지털 데이터로 가공
- 디지털 데이터를 제작품으로 가공할 수 있는 데이터로 변환시키는 소프트웨어
- 변환된 데이터를 실제 크기로 가공할 수 있는 제작 과정

CAD/CAM으로 치과보철물을 제작하는 여러 가지 방법

CAD/CAM 시스템 장비들의 위치에 의해 여러 제작 컨셉으로 구분된다.

■진료실 내 시스템
- In-office
- Out-office

■치과기공실 내 시스템

■제작 센터에서 제작하는 중앙 제작형 시스템

진료실 내 시스템

In-office

이 방식은 CAD/CAM 시스템의 모든 장비가 치과에 구비된다. 치과보철물의 제작은 유닛체어에서 치과기공사 없이 이루어진다. 이 경우에 디지털 장비는 기존 인상 과정을 대체하는 구강내 스캐너이다. 시간을 절약할 수 있고 한 번의 진료로 간접 제작된 치과보철물을 환자에게 끼워 줄 수 있다.

이 방식은 현재 Sirona(Cerec 시스템), Carestream, Zfx 그리고 Planmeca에 의해 제공된다. Cerec 시스템은 수냉식으로 작동하여 여러 가지 재료, 즉 글래스세라믹부터 고성능 산화세라믹까지 가공이 가능하다. 이미 25년간 이 방식으로 세라믹 인레이를 만들어 왔다. 여러 연구 결과를 종합해 보면 CAD/CAM으로 만들어진 인레이의 10년 경과 성공률은 90%, 12~16년 경과 성공률은 85%이다. Cerec 시스템은 역사적으로 가장 오래된 CAD/CAM 시스템이며 현재 3세대가 출시된 상황이다. 이 시스템의 강점은 가공 소프트웨어인데, 정확한 교합을 만들 수 있다.

Out-office

이 방식에서도 기존의 인상채득이 구강내 3D 스캐너로 대체된다. 구강내 스캐너에 여러 가지 다른 스캔 방식이 적용된다. 기존의 줄무늬 삼각측량(triangulation) 기술 외에 예를 들어 레이저 광선 단면 기술이나 공초점 레이저 광선 방식 등이 있다. Out-office 시스템에서는 모인 데이터가 치과에서 처리되지 않고 중앙서버에 보내진다. 치과기공소는 여기서 데이터를 전송받아 각 CAD 소프트웨어로 처리한다. 결국은 치과기공사가 중앙서버로 보낼지 아니면 직접 만들지 결정하게 된다.

치과기공실 내 시스템

이 방식은 치과의사와 치과기공사 사이의 과정을 기반으로 한다. 치과의사가 인상체를 치과기공실에 보내면 그곳에서 석고 모형을 만든다. 이후의 CAD/CAM 과정은 치과기공실에서 행해진다. 스캐너를 이용하여 석고 모형의 입체적 데이터를 만들고 소프트웨어로 처리한다. 이렇게 만들어진 데이터는 치과기공실에 있는 특수 밀링 기계들에 보내지고 가공이 시작된다. 최종모형을 토대로 치과기공물의 정확성을 평가할 수 있고 경우에 따라서는 수정될 수도 있다. 예를 들어 프레임에 비니어링은 치과기공사가 직접 할 수 있다.

제작 센터에서 제작하는 시스템

세 번째 방식은 중앙 제작 센터에서 제작하는 시스템이다. 예를 들어 치과기공실의 '위성 스캐너'는 제작 센터와 인터넷으로 연결되어 있다. 치과기공실에서 만들어진 디지털 데이터는 제작 센터에 보내지고, 치과보철물은 CAD/CAM 방식으로 만들어진 후 치과기공실로 보내진다. 첫 번째 과정과 두 번째 과정은 치과기공실에서 이루어지고, 세 번째 과정만 제작 센터에서 이루어진다. 치과보철물의 마무리 작업은 치과기공사에게 맡겨진다.

CAM 방식의 제작을 아웃소싱하는 장점은 적은 투자 규모에 있다. 치과의사는 오로지 디지털 장비와 소프트웨어만 있으면 된다. 그럼에도 불구하고 고품질의 제작 과정을 거칠 수 있다. 또한 이 방식으로 더 많은 독립성을 얻을 수 있다. 왜냐하면 특별한 제작 기술에 얽매이지 않아도 되기 때문이다. 제약적인 부분은 많은 제작 센터의 CAD/CAM 시스템이 닫혀 있는 구조라는 것이다. 요약하자면 한 시스템의 스캐너를 구입하면 그 시스템의 제작 과정과 서비스 외에는 사용할 수 없다. 또한 프레임 제작비용(매출)이 밖으로(제작 센터로) 나가게 된다. 많은 제작 센터는 치과기공실에서 최종모형만 보내 주면 그곳에서 스캔과 제작을 담당하는 서비스를 제공하고 있다. 이 경우 역시 마무리는 치과기공실에서 하게 된다. 게다가 치과의사가 인상체를 직접 제작 센터에 보내는 방법도 있다. 이 경우에 해당하는 치과보철물은 인레이, 부분금관, 라미네이트, 크라운, 브릿지와 임플란트 지대주이다.

구강내 데이터 취득은 제작을 간소화한다. 아날로그 과정을 디지털화하는 것으로 품질 향상과 비용 절감이 가능하다. 소프트웨어 개발은 제작의 직접적인 품질평가를 가능하게 하고 개선을 유도하기도 하며, 치과기공실 또는 제작 센터에 보내지기 전에 수정·개선이 가능하다.

참고문헌

Beuer F, Schweiger J, Edelhoff D: Automatisierte Herstellung von Zahnersatz. wissen kompakt 2007, 1, 17–29, wissen kompakt, Springer Medizin Verlag und Freier Verband Deutscher Zahnärzte e.V. (2007)

Beuer F, Schweiger J, Edelhoff D: Digital dentistry: an overview over recent development for CAD/CAM generated restorations. BrDentJ, 2008. 204: 505–511

Otto T, De Nisco S: Computer–aided direct ceramic restorations: a 10–year prospective clinical study of Cerec CAD/CAM inlays and onlays. Int J Prosthodont, 2002; 15(2): p. 122–8

Reiss B: Clinical results of Cerec inlays in a dental practice over a period of 18 years. Int J Comput Dent, 2006; 9(1): p. 11–22

Sjögren G, Molin M, van Dijken JW: A 10–year prospective evaluation of CAD/CAM–manufactured (Cerec) ceramic inlays cemented with a chemically cured or dual–cured resin composite. Int J Prosthodont, 2004; 17(2): p. 241–6

제 2 장

1. 데이터 수집

1.1. 3D 스캔과 간접적인 데이터 수집을 통한 데이터 수집

일반적으로 3D 스캐너는 접촉 방식과 광학적인 방식으로 나뉜다.

접촉식 스캐너는 매우 정확하다. 심지어는 언더컷도 측정된다. 단점은 측정 시간이 오래 걸린다는 점과 접촉으로 인한 표면의 손상이다.

광학식 3D 스캐너는 접촉 없이 빛으로 측정한다. 스캔 시간은 접촉식보다 빠른데, 많은 점들(point cloud)로 인식하기 때문이다. 그러나 절대적인 정확성은 접촉식보다 떨어진다. 특히 개개의 기록들을 취합하는 과정에서 오류가 생기는데 이를 정합 오류(stitching error)라고 한다.

3D 스캐너

도입

- ■ 접촉식(기계식) 스캐너
- ■ 광학식 스캐너
  - ▶ 동측 접촉 방식
    - • 공초점 기술(예: 공초점 주사 레이저 현미경)
    - • 간섭굴절측정법(예: 편광경 홀로그라피)
    - • 전파시간 방식
  - ▶ 삼각측량 방식
    - • 사진측량법
    - • 체계적 조사
      - – 광점 방식(치과 분야에서 성공 못함)
      - – 광선 단면 방식
      - – 줄무늬 조사 방식

접촉식(기계식) 3D 스캐너

작동 방식

기계적 3D 스캐너(3D coordinate measure machine; CMM)는 특별한 탐침으로 목표물의 표면을 훑는다. 정밀제어로 탐침을 목표물에 안내하고 측정 지점의 3차원적 위치를 기록한다. 측정하는 과정은 수동적 또는 자동적으로 이루어진다. 목표물의 공간좌표는 탐침의 위치에 따라서 XY-좌표 테이블로 정해진다. 기계적 측정 방식은 좌표 시스템의 영점을 기준으로 3차원적 측정이 이루어지기 때문에 정확성이 높다. 따라서 겹치는 부분(정합 오류)은 있을 수 없다. 하지만 기계식 스캐너는—직접적인 접촉 때문에—부드러운 표면은 측정할 수 없다. 또 다른 단점으로는 탐침의 끝을 임의로 뾰족하게 할 수 없다는 점이다. 탐침의 끝부분보다 작은 지름을 가진 굴곡은 측정이 불가능하다. 게다가 기계식 3D 스캐너는 광학식 3D 스캐너보다 느리다.

측정 센서

측정 센서는 좌표측정장치 및 좌표측정기계에서 탐침으로 불린다. 보통 유동적인 얇은 막대기(주로 세라믹)와 그 끝에 자리 잡은 단단한 구 또는 공 모양의 준귀금속(루빈)으로 구성된다. 루빈은 매우 견고한 미네랄이며 접촉 시 마모가 거의 없다. 구의 표면에서 중앙까지, 즉 막대기의 중심까지는 항상 일정한 거리를 갖기 때문에 어떤 방향에서 측정해도 항상 같은 값을 나타낸다.

탐침 시스템

스위치형 탐침 시스템

스위치형 탐침 시스템 방식은 탐침의 첫 변위를 통한 목표물과의 접촉을 정의한다. 변위의 순간에 구 중심의 좌표, 즉 목표물의 좌표가 측정된다. 다음 측정 시 탐침이 다시 원위치로 이동한다. 그 다음 새로운 지점으로 접촉을 반복한다. 이 방식은 예를 들어 스캔 대상체의 위치(workpiece 영점)를 잡는 데 충분하다. 복잡한 형태를 가진 물체의 여러 지점을 측정하는 데 스위치형 탐침 시스템은 사용하지 않는 것이 좋다. 반복적인 탐침 이동에 너무 오랜 시간이 걸리기 때문이다.

측정형 탐침 시스템

가능한 한 많은 측정 지점을 빠른 시간 안에 수집하기 위해서 '측정형 탐침 시스템'이 이용된다(그림 2). 이 시스템은 월등히 비싸지만 훨씬 정확하고 빠르며 여러 용도로 쓰일 수 있다. 탐침 끝에는 측정 시스템이 포함되어 있어 탐침의 변위를 계산한다. 그리하여 목표물에서 탐침을 떼어낼 필요 없이 구의 3차원 좌표를 여러 지점에서 연속해서 측정할 수 있다. 제어장치는 물체 표면에 접촉하는 힘도 조절하면서 연속적으로 데이터를 수집할 수 있다.

탐침의 기계학

기계식 스캐너에서 탐침은 모든 방향으로 움직일 수 있기 때문에 탐침의 파절과 목표물의 표면에 상처가 나는 것을 막을 수 있다. 탐침의 기계적 변위는 매우 민감한 스위치 시스템이 전기적

A
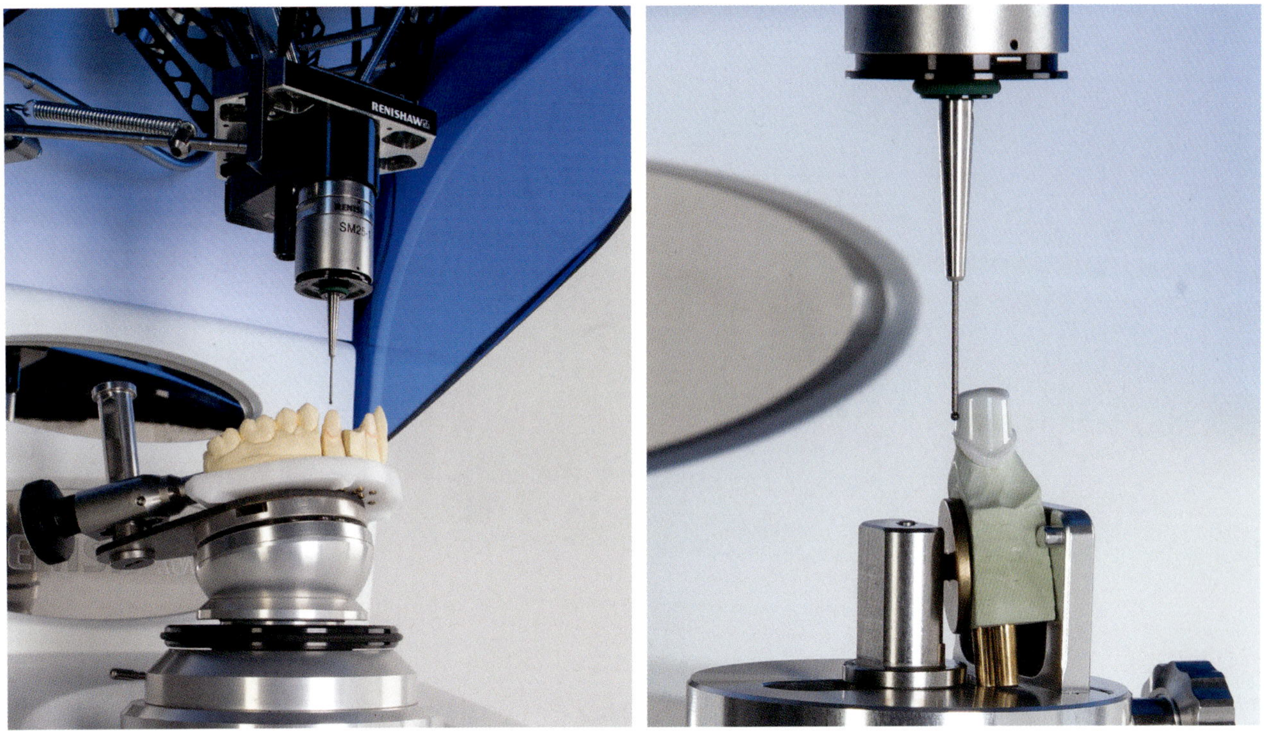

B

그림 2. A, B, 탐침으로 측정하는 시스템의 원리.

신호로 바꾼다.

측정 과정

측정 지점의 공간좌표는 탐침의 측정 과정(그림 3A)의 XYZ-좌표 내지는 관절을 가진 스캐너의 경우 각도로 계산된다.

광학식 스캐너

광학식 스캐너는 목표물에 접촉 없이 디지털화하여 3차원적으로 표현해 낼 수 있다. 수집된 표면 정보들은 많은 점들로 이루어지고 범용 ASCII 포맷으로 기록된다. 광학식 스캐너는 캡처 방법에 따라 동축(coaxial, 라틴어 koaxial: 같은 축) 접촉 방식과 삼각측량 방식(라틴어 triangulum: 삼각형)으로 나뉜다. 이 방법의 가장 큰 차이점은 측정 방법의 차이로 인해 서로 다른 캡처 각도가 생긴다는 것이다(그림 4). 캡처 각도는 동축 접촉 방식에서 월등히 크다.

동축 접촉 방식의 측정 원리

공초점 기술(공초점 주사 레이저 현미경)

이 기술의 원리는 카메라가 목표물의 일정한 지점에 맞춰져 있다는 것이다(그림 5, 6). 목표물

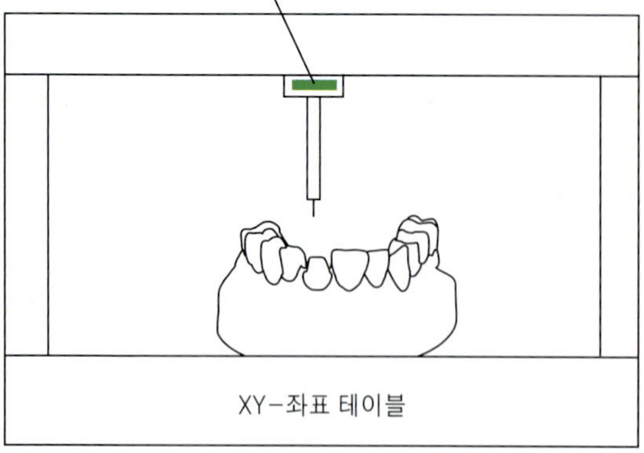

그림 3. A. XY-좌표 테이블을 이용한 접촉(사진 제공: Franke J, Ellermann J. 3D 프린트, 3D 그래픽 소프트웨어와 3D 프린터로 집에서 작업).

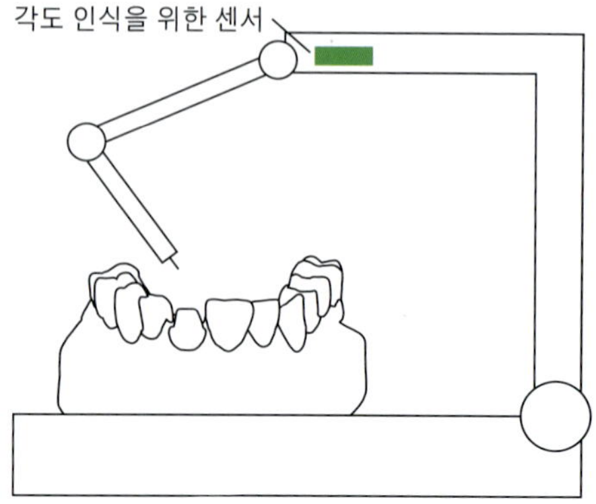

그림 3. B. 관절 암 스캐너를 이용한 접촉의 원리(사진 제공: Franke J., Ellermann J. 3D 프린터, 3D 그래픽 소프트웨어와 3D 프린터로 집에서 작업)

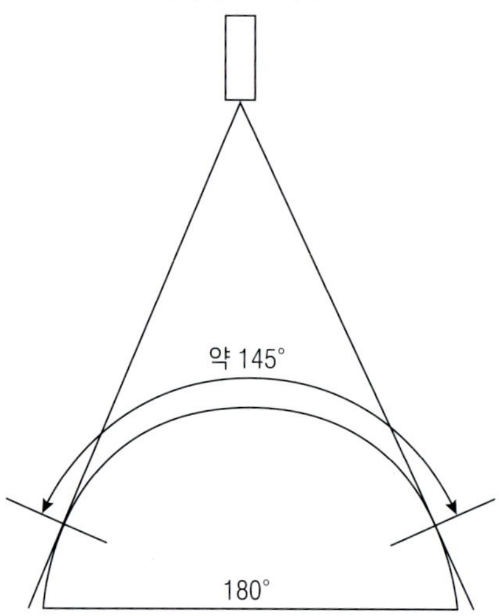

그림 4. A. 동축 접촉 방식의 캡처 각도.

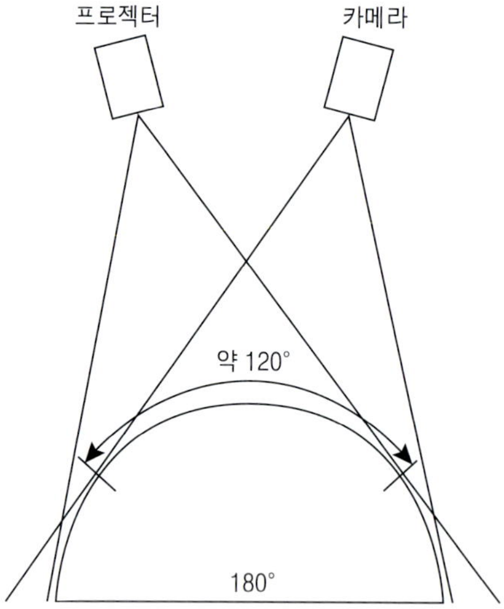

그림 4. B. 삼각측량 방식의 캡처 각도.

의 초점평면(Z축)은 값이 알려져 있다. 캡처 시에는 X값과 Y값이 계산되고 초점평면의 모든 값과 공간좌표의 값들이 정해진다. 다음 단계에서는 초점평면이 정해진 값만큼 Z축 방향으로 이동하고 초점이 맞는 표면 지점들이 계산된다. 표면은 층별로 기록되며 측정된 모든 표면 지점들의 공간좌표는 물체의 입체성을 나타낸다.

간섭굴절측정법(편광경 홀로그라피)

간섭굴절측정법은 물리학적인 파동의 겹침을 기본으로 하는 측정 방법이다. 간섭굴절측정 방식의 스캐너는 빛의 파동성을 이용하여 거리를 측정하고 공간 지점들의 Z값을 계산해 내는데,

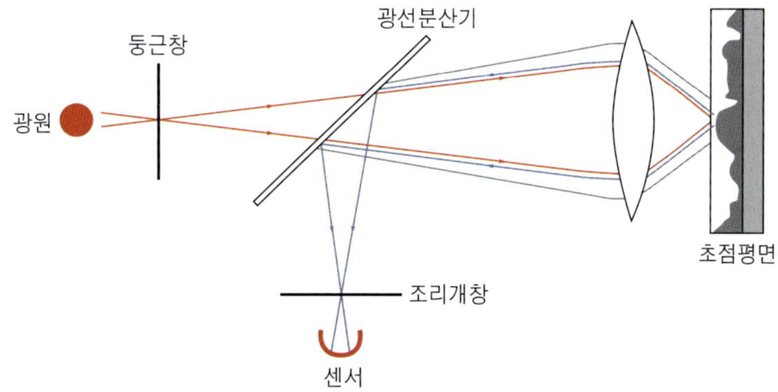

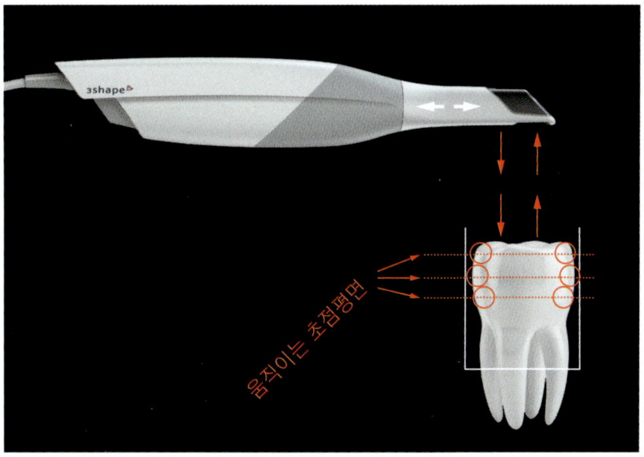

그림 5, 6. Cadent iTero(위)와 cara Trios(아래) 경우 공초점 방식의 도식적 기술.

2개 광파의 간섭을 바탕으로 한다. 간섭이란 2개 또는 여러 개의 광파가 겹치는 현상을 말한다. 여기에 필요한 조건은 간섭광이고 이는 레이저로 만들어진다. 간섭굴절측정법에서는 빛이 2개의 부분 광선으로 나뉜다. 하나는 직접 물체로 보내지고 다른 하나는 돌아서 더 먼 길을 간다. 2개의 빛은 하나의 목표 지점에서 만나고 그곳에서 반사된다. 2개의 빛이 도달할 때까지의 거리 차이 때문에 특징적인 광파의 겹침 모양이 나타난다.

이 간섭은 목표물까지 거리의 기준이다. 간섭 모양은 CCD(charged-coupled device) 센서에 기록되고 전자식으로 계산된다. 간섭 모양에는 도착하는 빛의 각도에 대한 정보가 있다. 이 각도를 분석하여 빛의 간격을 각도 정보로부터 계산한다.

전파시간 방식

공축 접촉의 다른 방법은 빛의 이동 시간을 측정하는 것이다(그림 7). 즉, 송신기에서 수신기까지 빛의 신호가 가는 데 걸리는 시간을 측정한다. 빛의 속도가 워낙 빨라서 피코초 단위까지 정확한 측정이 필요하다. 기본적으로 전파시간 방식은 두 가지로 나뉜다.

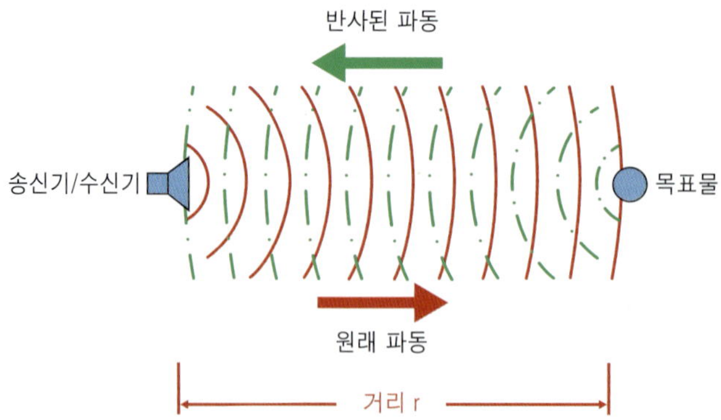

그림 7. 전파시간 방식은 에코 원리를 이용한다(사진 제공: Vierling F. Practical 3D).

■ *광파장 측정*

짧은 레이저 광원을 보낸 후 다시 도착하기까지의 시간을 측정한다(그림 8). 이 방법으로 지구와 달 사이의 거리를 측정하기도 한다.

■ *간접적 전파시간 방식*

레이저 광원을 계속적으로 보내는데, 이때 출력은 줄어든다(그림 9). 따라서 측정 범위는 몇 m 안 된다. 거리 측정을 위해서 왕복 시간뿐 아니라, 반사된 빛 강도의 정도까지 고려하는데, 예로 공간 스캐너가 있다.

■ *전파시간 방식 카메라*

일명 전파시간 방식 카메라는 물체를 지점들로 캡처하지 않고, 모든 표면을 포함한 3차원 입체 지도를 만든다. 카메라는 전파시간 방식 원리로 작동하며, 간격의 차이로 인해 발생하는 반사된 빛의 단계적 이동은 픽셀별로 입체화된다. 따라서 한 번의 캡처로 물체의 3차원 재구성이 가능해진다. 전파시간 방식 카메라로 매우 빠른 시간 안에 측정이 가능하다.

삼각측량 방식의 측정 원리

삼각측량 방식의 원리는 오래 전부터 알려진 측정 기술이다. 이미 기원전 6세기에 Thales von Milet가 이 원리를 이용하여 거리를 측정하였고, 19세기에는 이 원리로 토지 측량을 했다(Geodesic). Thales von Milet의 공식이란 '삼각형의 꼭지는 반대편 변의 길이와 그 끝의 두 각을 알면 명백하게 구해질 수 있다'(그림 10, 11)는 것이다. 실전에서는 B1과 B2 사이의 알려진 거리 b(베이스라인)에 있는 목표물을 관찰하여 각도 α와 β를 도출해 낸다.

사인 법칙에 의해 관찰 지점과 목표물의 베이스라인 사이의 거리(삼각형의 높이)를 구할 수 있

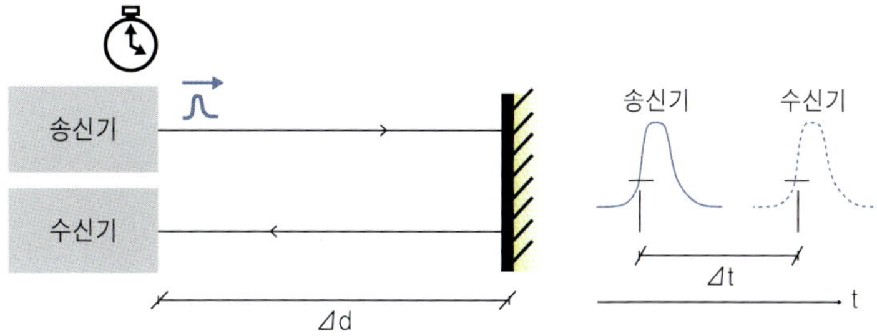

그림 8. 광파장 측정의 도식.

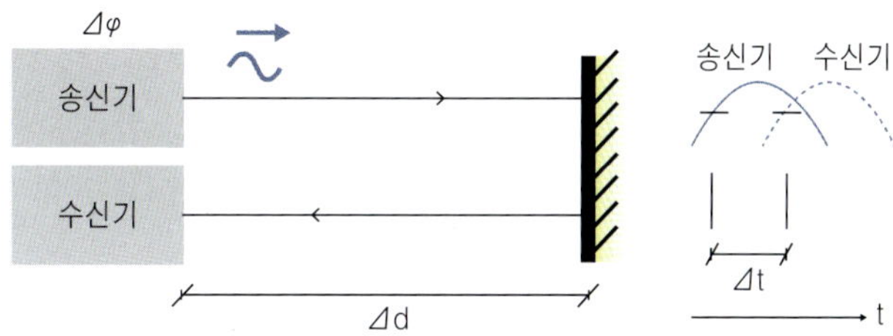

그림 9. 간접적인 전파시간 방식.

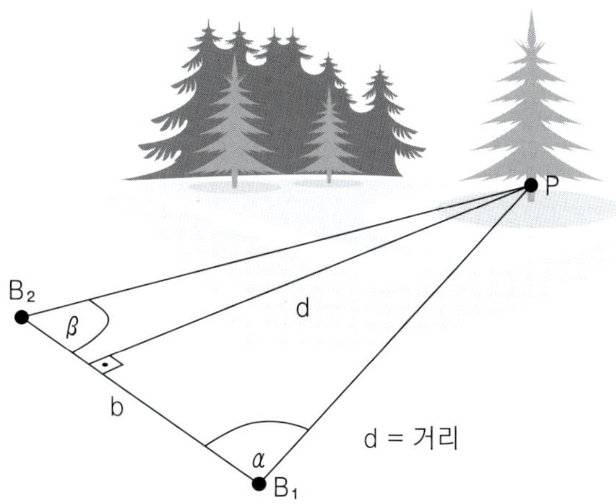

그림 10. Thales의 삼각측량 방식의 원리(사진 제공: Gandya M).

$$d = \overline{B_1 B_2} \frac{\tan\alpha \cdot \tan\beta}{\tan\alpha + \tan\beta}$$

그림 11. 계산 공식.

다. 가능한 한 정확한 값을 얻기 위해서는 α와 β가 작은 오차로 구해져야 한다. Theodolit라고 불리는 각도 측정기는 이를 가능하게 하는데, 토지 측량뿐 아니라 천문학적 위치 측정에서도 쓰인다.

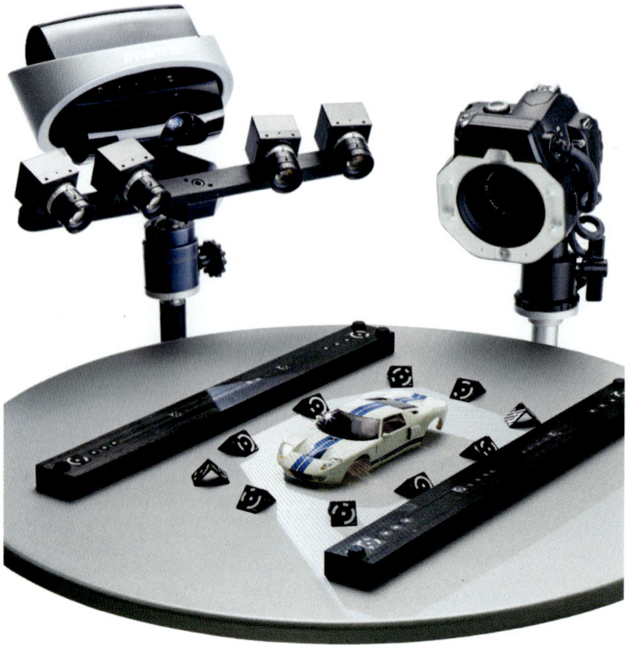

그림 12. 사진측량법을 이용한 스캔(사진: Imetric 3D SA).

사진측량법

사진측량법은 물체의 표면을 일반 사진을 통해 캡처한 다음 데이터를 분석하여 입체적으로 재구성하는 원리를 말한다(그림 12). 이 시스템에서는 카메라의 위치 및 방향 값을 알아야 한다. 여기에 더해서 특정 지점(모서리, 가장자리)이나 표시 지점을 만들어야 한다. 가장 간단한 경우는 서로 다른 각도의 사진 2장으로 입체성을 계산해 내는 것이다. 사진측량법의 기본 작동 원리는 2개의 카메라(눈)로부터 입체적 정보를 도출해 내는 것이다. 2차원 그림으로부터 입체적인 정보가 만들어지는 것이다.

체계적 조사(그림 13)

■ *광점 방식*

체계적 조사의 가장 간단한 경우는 점 모양의 광선으로 이루어진 레이저를 이용하여, 물체를 점 단위로 탐색하는 것이다. 점 모양으로 탐색하는 것은 간단한 형태의 삼각측량 방식에 해당한다. 송신 후 특정한 각도로 돌아온 광선 그리고 송신기와 수신기 사이의 거리는 삼각형의 두 변을 나타내며, 삼각측량에 필요하다. 광점 방식은 시간이 오래 걸리기 때문에 치과 분야에서 살아남지 못했다.

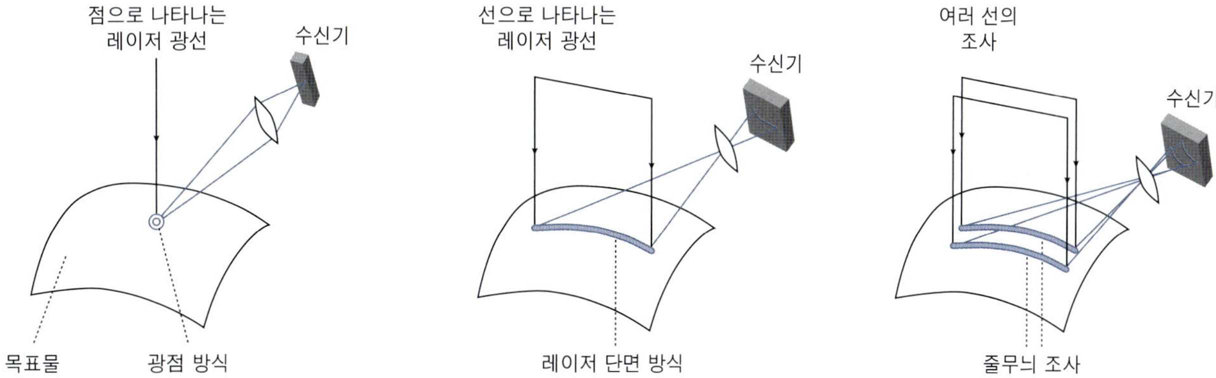

그림 13. 체계적 조사를 바탕으로 한 여러 삼각측량 방식의 원리.

▪ *광선 단면 방식(예: 레이저 스캐너=레이저 단면 방식의 스캐너)*

특정한 조사 각도에서 얇은 빛줄기(=선명한 '어둡고–밝은–경계')를 목표물의 표면에 쏜다. 이러한 빛줄기들은 매우 쉽게 만들어지는데, 레이저 광선축에 직각으로 유리 막대를 위치시키면 된다. 유리 막대에 쏘는 레이저 광선은 가우스 강도 분산의 형태를 가진 부채 모양의 선 형태이다.

목표물의 표면에서 반사된 빛은 비디오카메라의 2차원적 CCD 센서에 캡처된다. 거기에 표현된 선은 직선이 아닌 조금 또는 많이 휘어진 선이다. 기록된 그림의 측방변위는 목표물 광선 단면의 높낮이 정도를 나타낸다. 조사된 선을 여러 점의 집합이라 생각하면, 이것은 이미 설명된 레이저 삼각측량법에 해당한다. 모든 광점들은 CCD 칩의 매트릭스에서 하나로 반사된다. 그림의 픽셀에 빛을 보내면 전기적 신호가 발생하는데, 이 신호를 이용해서 빛이 칩의 어느 부위에 떨어졌는지를 알 수 있다. 광원의 정확한 위치, 광선 표면의 방향 그리고 카메라의 위치와 방향 설정 같은 추가적 정보로 그림 작업 소프트웨어가 광선 단면 점들의 3차원적 좌표를 계산해 낸다.

레이저 단면 스캐너의 예

- Straumann CS2
- 3Shape 스캐너–D900과 같은 버전(그림 14)

▪ *줄무늬 조사(=줄무늬 스캐너)*

줄무늬 조사는 사실상 광선 단면 원리가 진보된 것이다. 광선 단면 방식과는 반대로 특정한 밝고–어두운–무늬가 빠른 속도로 목표물에 조사된다. 무늬의 순서는 시스템이 미리 알고 있어야 하는데, 그렇지 않으면 실제 모양과 대조 모양의 비교가 불가능하기 때문이다. 깊이의 값에 대한 비교분석은 삼각측량 방식에 의해 카메라 사진의 어둡고–밝은–경계를 따라 분석된다.

줄무늬 조사는 1990년대 초에 이르러서야 시작되었고 비교적 새로운 3차원적 물체 캡처였다.

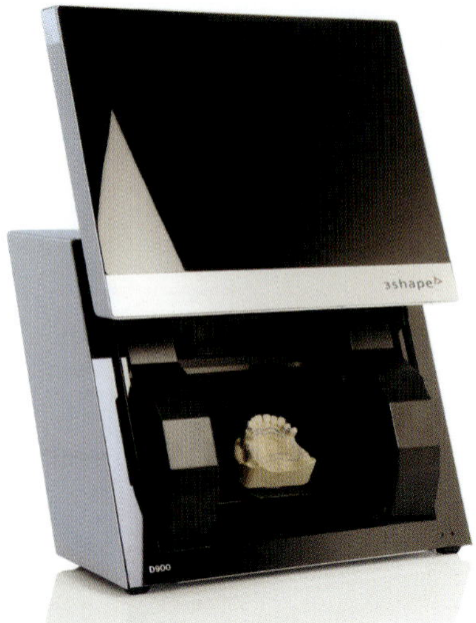

그림 14. 레이저 광선 스캐너의 예: D900(사진: 3Shape).

줄무늬 조사는 치과 분야에서 많이 쓰이고 있으며 3차원 영상 측정 방법에 속한다. 이것들은 'Topometry'라는 상위 범주에 통합된다. Breuckmann에 따르면 다음과 같은 공통점이 있다.

- 삼각측량 방식의 측정 원리
- 체계적 조사에 의한 측정
- 3차원 측정 데이터의 영상 캡처
- 다이나믹한 측정치 캡처
- 컴퓨터를 이용한 온라인 작업

줄무늬 조사는 스캔될 물체에 줄무늬를 조사함으로써 간단하게 물체의 공간적 정보를 만드는 방식이다. 줄무늬를 명확하게 구분하기 위해서 각 줄무늬는 코드 값을 갖는다. 조사되는 줄과 조사되지 않는 줄을 포함한 다양한 줄무늬는 순서대로 물체에 조사된다. 물체 표면의 모든 지점들을 어둡고-밝은-줄무늬로 포착하기 위해서는 서로 다른 줄무늬를 조사해야 한다. 줄무늬 조사의 어둡고-밝은-명암은 표면이 어떤지에 따라서도 달라진다(그림 15). 반사되지 않는 석고 모형 표면은 스캔되기 쉽고, 자연치아와 같이 반사되는 표면은 (스캔 파우더 없이는)스캔되기 어려워서 정확하지 못한 시그널로 연결된다.

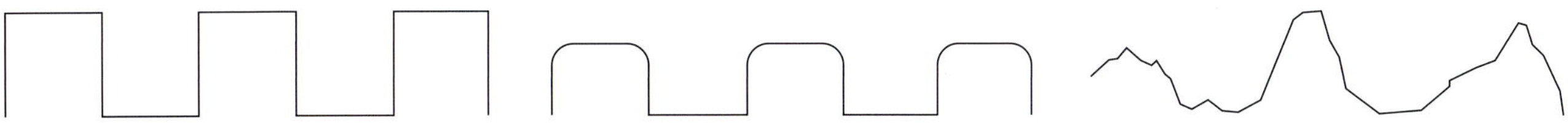

그림 15. 줄무늬 조사에 있어서 명암 분포. 줄무늬 조사를 통해 얻은 시그널의 품질은 표면 성질 (예: 반사되는 표면)에 의해 큰 영향을 받는다.

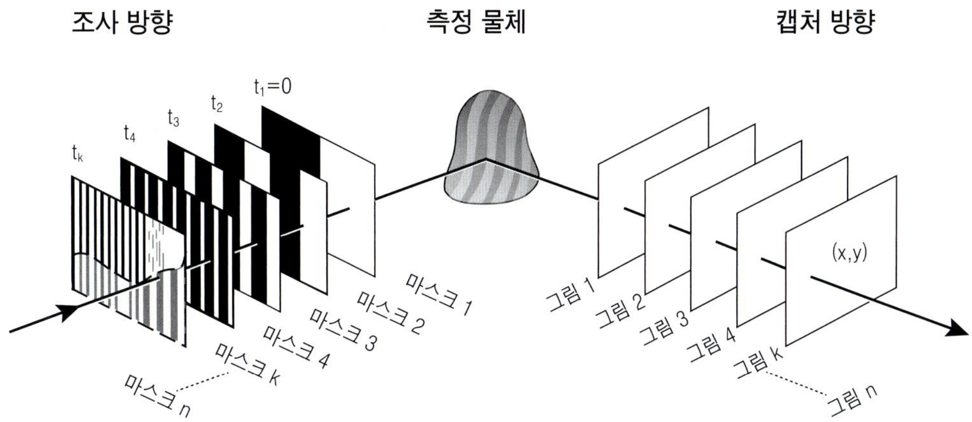

흰색=1 검정색=0	시점 t_4에서의 그림좌표(x,y) 1 1 0 0…을 위한 이진법 코드

마스크의 순차적 투영을 통하여 하나의 픽셀(x,y)을 광코드화 함

그림 16. A. 마스크 노출을 통하여 줄무늬 패턴 형성.

줄무늬 생성

줄무늬를 만드는 데는 다음 방식이 있다.

- 코딩된 광선을 이용한 마스크 조사 = 그레이 코드 방식
- 상 이동 방식
- DLP 조사(Moire 효과)

코딩된 광선을 이용한 마스크 조사 = 그레이 코드 방식

그레이 코드 방식은 절대적인 줄무늬 조사 측정 방식을 나타낸다(그림 16). 목표물 좌표의 계산에 필요한 단계 정보 f(조사 방향)는 정해진 공간–시간–코딩으로 도출된다.

그렇게 하기 위해서 마스크 조사는 차례대로 목표물에 서로 다른 줄무늬를 비추며, 줄무늬를 명확하게 구분하기 위해서 코딩한다. 조사되거나 조사되지 않은 줄로 이루어진 많은 무늬는 정해진 순서로 목표물에 조사된다. 줄의 넓이는 한 마스크에서 다음 마스크까지 반으로 줄어든다. 조사된 무늬는 차례대로 카메라를 통해 캡처된다. 모든 픽셀은 하나의 n–bit 코딩에 해당된다.

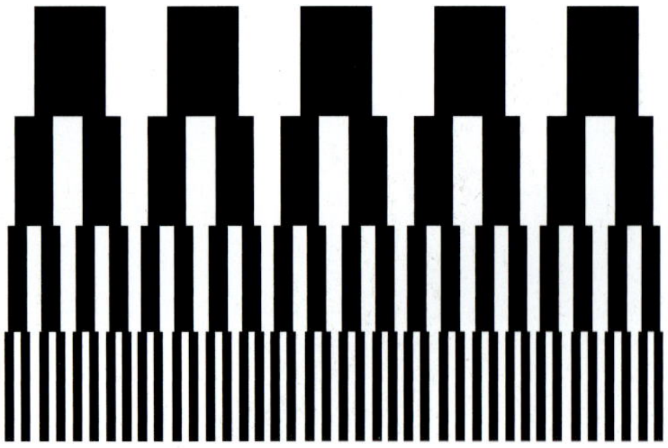

그림 16. B, 그레이 코드 방식에서의 줄무늬 패턴.

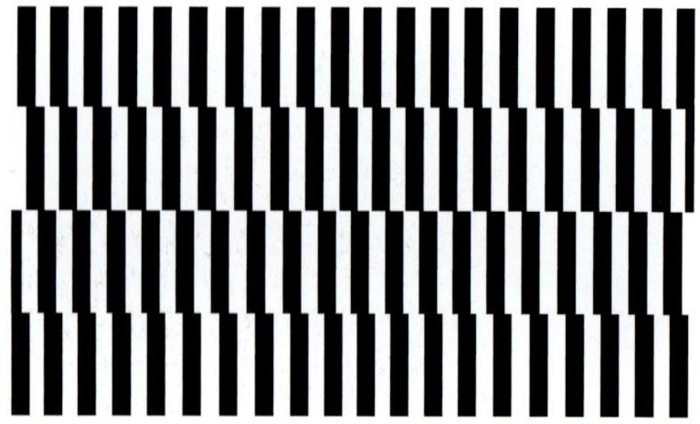

그림 17. 상 이동 방식에서의 패턴들.

이때 n은 조사된 무늬의 개수다. 이 코드로 조사된 빛의 광원 위치를 알 수 있고, 따라서 삼각측량으로 비쳐진 점의 공간좌표(특히 Z-좌표)를 구할 수 있다.

상 이동 방식

상 이동 방식은 줄무늬 분석 중에서 역동적인 방식에 속한다(그림 17). 이 기술은 조사된 선상에 위치하지 않은 점들도 평가할 수 있다. 상 이동 방식은 원리적으로 코딩된 그레이 코드 방식과 유사하다. 그러나 조사된 줄의 넓이가 변화하는 게 아니고, 목표물에 위치한 줄의 위치가 변화된다. 상 이동 방식에서는 사인 곡선 모양의 줄 격자가 목표물에 수직으로 조사되고 일정한 각도와 거리로 고정된 CCD 카메라로 캡처된다. 빛에 적용된 사인 곡선 모양 정도를 통해 목표물에 비춰지는 빛의 광원을 명확하게 정합할 수 있으며, 그 결과로 이러한 '사인 곡선 줄무늬'는 목표물의 모든 측정 지점에 조화로운 강도 신호를 만들고, 그것은 정확히 하나의 상으로 귀결된다. 측정된 지점과 상응하는 상의 조합과 한 차원에서 간접적으로 코딩된 상을 가지고 찾고자 하는 조사좌표를 구할 수 있다. 이어서 그레이 코드 방식에서처럼 삼각측량 방법으로 깊이를 알 수 있다(그림 18~20).

DLP 조사

줄무늬를 만드는 데에 수년간 DLP(digital light processing) 프로젝터가 쓰였다. 이 기술의 핵심은 디지털 마이크로미러 장치(DMD)인데, 이것은 연결된 스위치이며 모든 각각의 점에 전기적 신호로 기울일 수 있는 아주 작은 거울이 있다. 영상은 이 기울어지는 정도를 조절해 만들어지고, 빛이 프로젝터 렌즈로 전달되거나 굴절된다. 그리하여 픽셀별로 조사 범위를 조절해 줄무늬를 만들거나 변화시킬 수 있다. 또한 3차원 스캐너 캡처를 위한 줄무늬 조사를 할 수 있는데, 예를 들어 확률 무늬가 있다.

DMD 기술은 Texas Instruments(TI)가 개발했다. TI의 독자 기술이다. DLP 프로젝

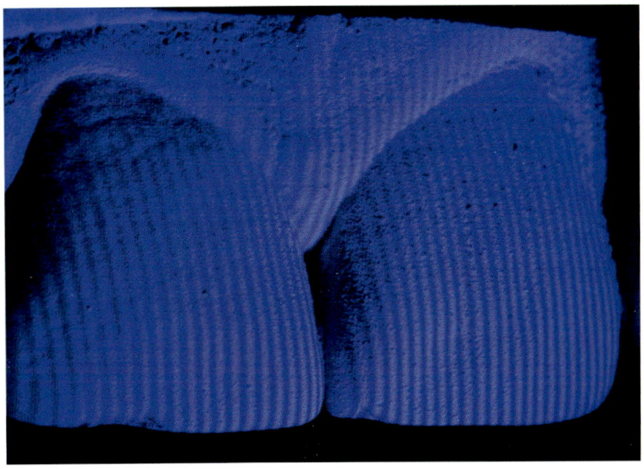

그림 18. 줄무늬 광조사를 통한 구내 탐지 시스템 CERAC AC(Dentsply Sirona).

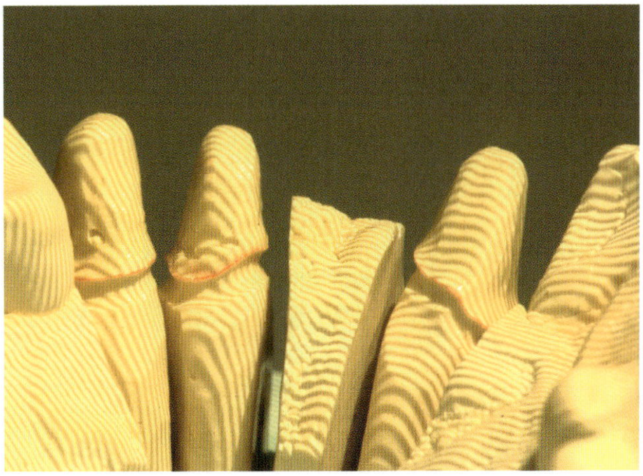

그림 19. Lava Scan ST(3M Espe)의 줄무늬 조사.

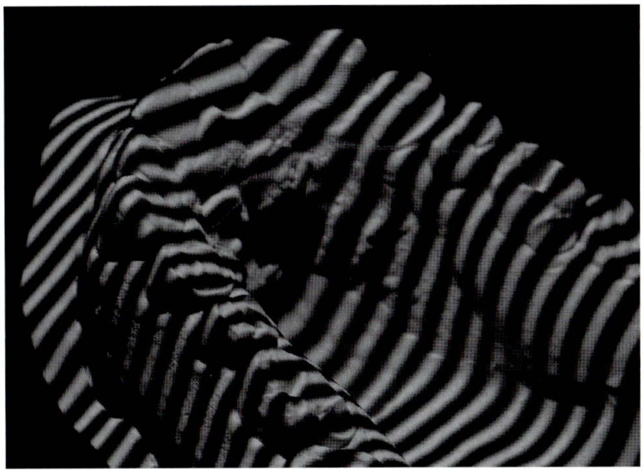

그림 20. S600(Zirkonzahn)의 줄무늬 조사.

터는 예를 들어 Zirkonzahn의 3D 줄무늬 광조사 스캐너 S600(그림 21)이나 Carl Zeiss Optotechnik GmbH사의 3D 줄무늬 광조사 스캐너 Comet6에 적용된다. 또한 첨가 제작 분야의 일명 마스크 조사 방식에도 DLP 프로젝터들이 쓰인다.

치과용 줄무늬 광조사 스캐너의 예

- KaVo Everest Scan
- 3M ESPE Lava Scan ST
- AmannGirrbach Ceramill Map300과 Ceramill 400
- CADstar CS1
- Zirkonzahn S600

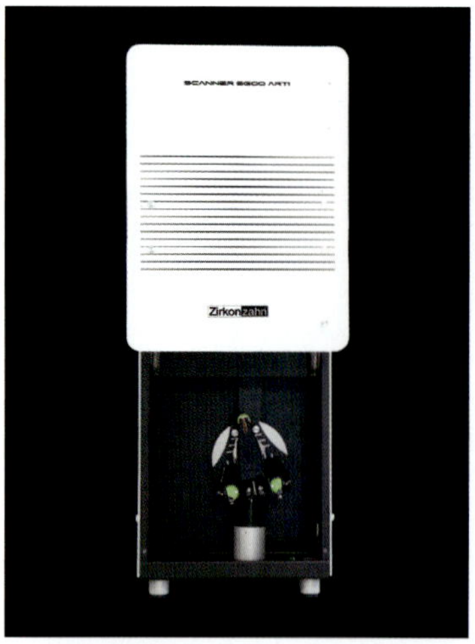

그림 21. 교합기가 포함된 줄무늬 광조사 스캐너 S500(사진: Zirkon-zahn).

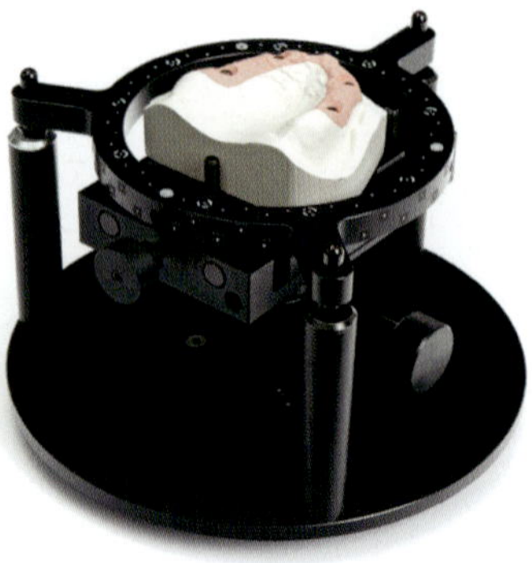

그림 22. 광학 기준 링이 포함된 줄무늬 광조사 스캐너 Imetric IScan D101(사진: Imetric 3D).

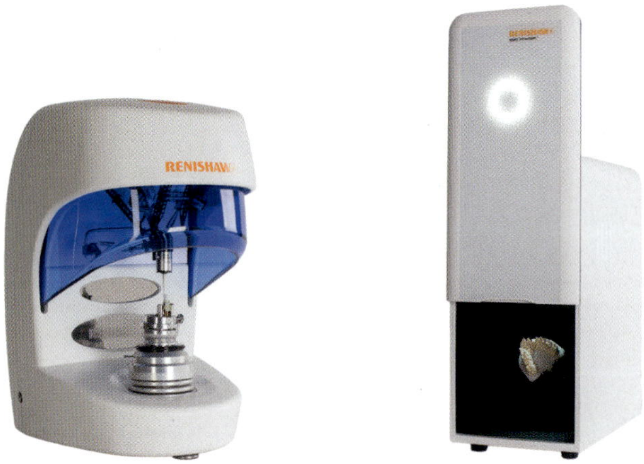

그림 23. 하이브리드 방식: 광학적 스캐너와 기계적 스캐너의 조합. Renishaw DS10(좌), DS20(우)(사진: Renishaw).

광학 기준 링을 가진 줄무늬 광조사 스캐너는 특별한 종류이다. 기준 링에 부착된 광학적 표시자를 통해 스캔의 개별 캡처들이 나열되는데, 직렬로 추가 시에 정합 오류가 줄어든다. 이러한 스캔 시스템은 매우 정확하기 때문에 CAD/CAM 방식으로 만들어지는 임플란트 바 모델의 3차원 측정에 이용된다. 예로 Imetric IScan D 101(imetric 3D)이 있다(그림 22).

■ 하이브리드 방식

Renishaw사는 Renishaw Dental Studio(RDS)를 통해 하이브리드 방식을 제공한다(그림 23). 이 방식은 광학식 측정과 접촉식 측정의 두 장점을 합하고자 했다. 악골은 광학 시스템(Renishaw DS20)으로 스캔하는 반면에, 다이는 접촉식 시스템(Renishaw DS10)으로 스캔하

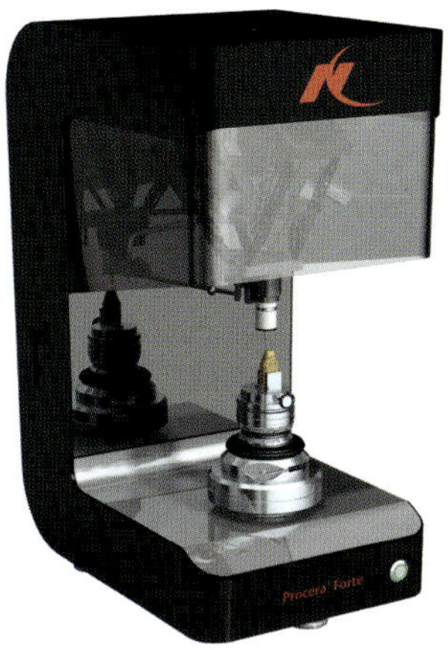

그림 24. Nobel Procera Forte의 기계적 스캐너(사진: Nobel Biocare).

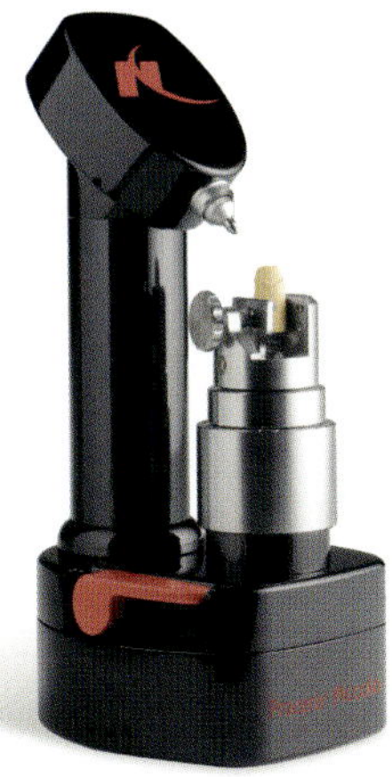

그림 25. Nobel Procera Piccolo의 기계적 스캐너(사진: Nobel Biocare).

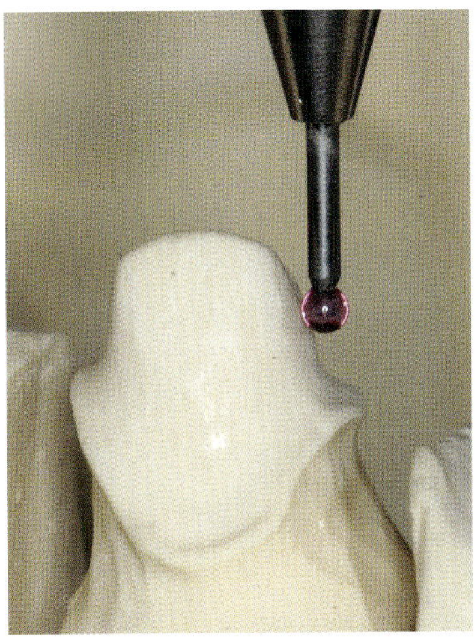

그림 26. Nobel Procera Forte의 측정 탐침.

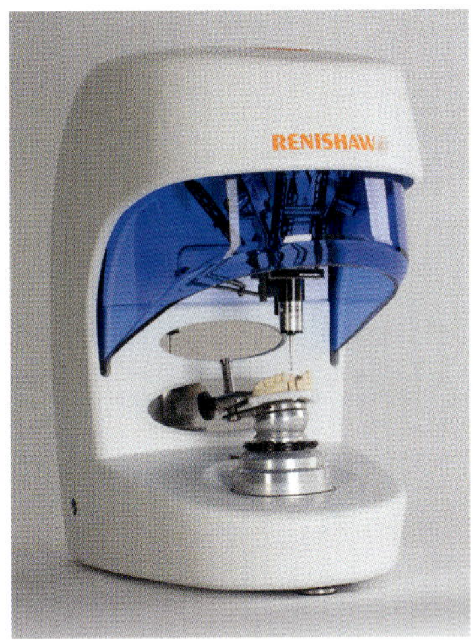

그림 27. 기계적 스캐너 Renishaw DS10(사진: Renishaw).

여 CAD 소프트웨어에서 하나로 합친다. 결과적으로 빠른 목표물 캡처에 높은 정밀성을 요하는 부위를 스캔할 수 있다. 이중관의 내관이나 지대주를 직접 접촉하는 나선형 스캔은 매우 좋은 마찰과 적합성을 가능하게 한다. 여기에 필요한 소프트웨어 Renishaw Dental Studio는 접촉 스캔이 포함되어 일련의 작업 과정에 쓰이는 여러 광학 스캐너와 호환된다.

치과적 적용

이미 1990년 초에 Nobel Biocare의 기계적 스캔 기술이 치과 분야에서 쓰였다. 석고 모형의 3차원적 스캔은 처음에는 일명 '디지털 탐침'의 수동식이었으나 계속된 발전으로 스캔 과정이 자동화되었다. 그로 인해서 최종 석고 모형이나 다이를 완전자동으로 접촉하는 시스템들이 개발되었다(그림 24~27). Nobel Biocare 스캐너 Procera Forte가 한 예이다. Nobel Biocare가 기계

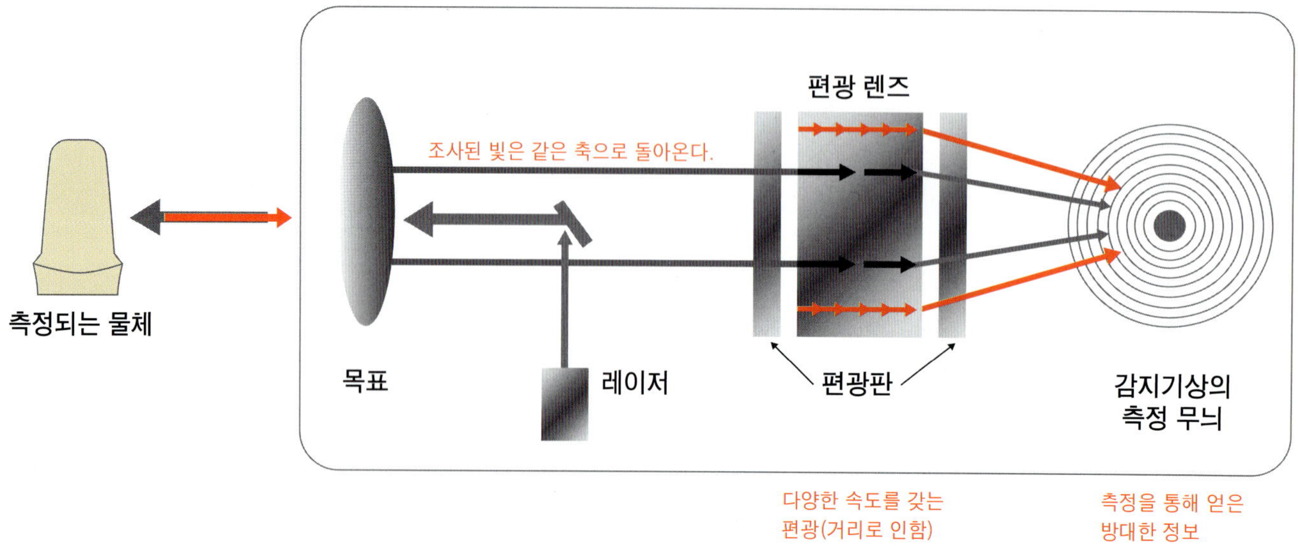

그림 28. 편광경 홀로그라피의 원리(그림 출처: Nobelo Biocare).

식 캡처를 광학적 스캔 시스템으로 바꾼 이래, Renishaw사가 치과기공소를 위해 자동화된 기계적 스캐너가 포함된 CAD/CAM 시스템을 제공한다.

기계적 스캐너를 제공하는 치과업체

- Nobel Biocare(Nobel Procera Forte, Nobel Procera Piccolo)
- Renishaw(DS10)

동축 접촉의 측정 원리

(기본 원리를 참조하기 바란다.)

편광경 홀로그라피(Nobel Biocare)

편광경 홀로그라피는 접촉 없이 삼차원적 표면 측정을 하는 광학적 원리이다(그림 28~31). 이 원리는 2개 빛의 파동의 간섭에 기반한다. 간섭을 위한 조건은 간섭광이며 이 빛은 레이저로부터 만들어진다. 편광경 홀로그라피 측정의 장점은, 조사와 측정의 광학적 축이 일치한다는 것이다. 삼각측량 방식(레이저 삼각측량 또는 줄무늬 조사)과는 달리 편광경 센서는 높은 종횡비(화면의 가로 대 세로의 비율) 또는 큰 각도(측정하는 축에 대해 ±85°까지)(그림 29 참조) 또한 문제없이 측정 가능하다. 따라서 편광경 홀로그라피는 높은 각도나 파여 있는 물체, 예를 들어 인상재 또는 치간공간을 스캔하는 데 적합하다.

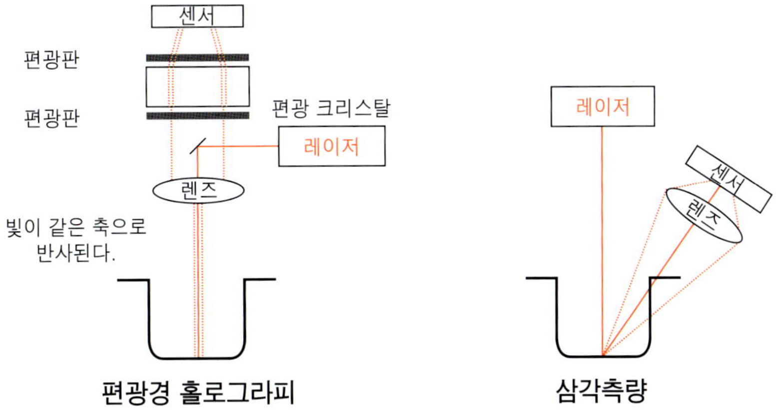

그림 29. 편광경 홀로그라피와 삼각측량 방식 차이(그림 출처: Nobel Biocare).

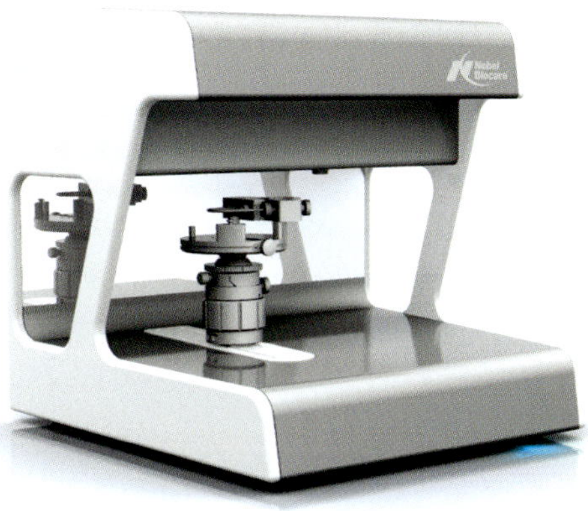

그림 30. Nobel Procera 스캐너(사진: Nobel Biocare).

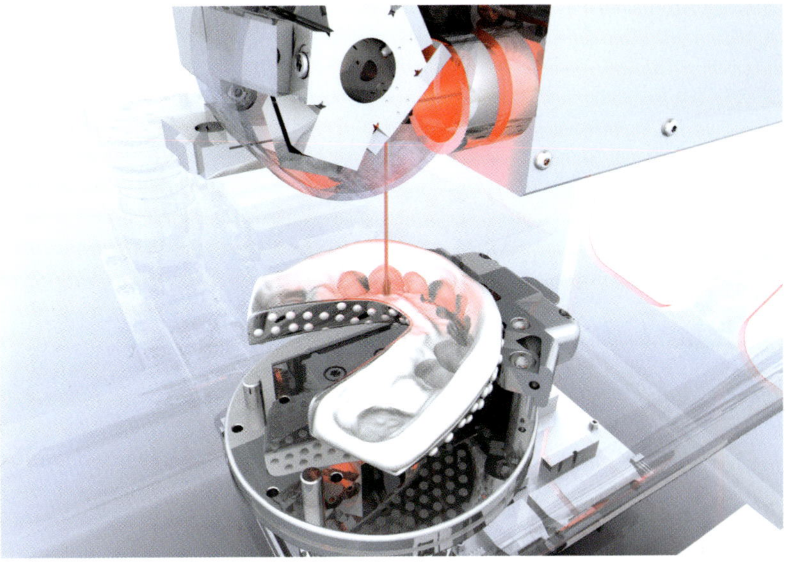

그림 31. Nobel Procera 스캐너 작동 원리(사진: Nobel Biocare).

참고문헌

Breuckmann B: Bildverarbeitung und optische Messtechnik in der industriellen Praxis. München: Franzis Verlag, 1993

Buse K, Luenneman M: 3D Imaging: Wave Front Sensing Utilizing a Birefringent Crystal, Physical Review Letters. The American Physical Society, Vol. 85, 16/2000; S. 3385-3387

Franke J, Ellermann J: 3D-Drucker, 3D-Grafik-Software und 3D-Drucken. Hausarbeit

Gruber M, Häusler G: Simple, robust and accurate phase-measuring triangulation. Optik 89. 1992; 118-122

Gandyra M: Entwicklung eines 3D-Sensors zur Formerfassung spiegelnder Freiformflächen auf Basis gemessener Oberflächennormalen für die CAD-Flächenrekonstruktion. Dissertationsschrift, Universität Kaiserslautern Fachbereich Maschinenbau und Verfahrenstechnik (2002)

Mugnier L: Conoscopic Holography: Toward Three-Dimensional Reconstructions of Opaque Objects, Applied Optics. Optical Society of America, Vol. 34, 8/1995; S. 1363-1371

Neuhaus M: http://www.michaelneuhaus.de/cmm/koordinatenmesstechnik.htm

Tombers A: Einsatz der optischen 3D-Messtechnik in der Fertigung von Triebwerksbauteilen-Potenzialabschätzung zur Prüfzeitreduktion. Lehrstuhl für Technische Mathematik, Universität Paderborn 2006

Vierling F: Practical 3D | 3D-Praxis, 3D-Scanner. 2013;ISBN 9783000395826

Wikipedia: http://de.wikipedia.org/wiki/Scanner_(Datenerfassung)#3D-Scanner

1.2. 직접적 데이터 수집 = 구강내 디지털 3차원 캡처('구강내 스캐너')

구강내 3차원 디지털 인상

환자의 입안에서 이루어지는 3차원 디지털 데이터 수집은 치과보철 과정에서 많은 이점이 있다. 쾰른의 IDS에서는 지난 몇 해 동안 꾸준히 사용자 편의와 스캔의 정확성을 증진시킨 새로운 시스템들이 소개되었다. 그러나 구강내 스캐너의 꾸준한 발전에도 전통적인 방법의 인상채득을 구강내 스캐너가 언제 그리고 과연 대체할 수 있을지 하는 의문은 줄어들지 않고 있다. 구강내 스캐너는 아직은 많은 발전의 여지가 있다. 한 가지는 말해 둘 수 있는데, 3차원 캡처가 일명 '킬러 어플리케이션'의 기능을 갖게 된다면, 즉 아날로그 방식으로 불가능한 인상이 가능하여 치과의사에게 큰 이점을 가져다 주면, 늦어도 그때에는 시장에서 상용화될 수 있을 것이다.

기본적으로 구강내 디지털 데이터 수집은 Francois Duret의 발상에서 비롯된다. 1973년 구강내 광학적 줄무늬 인상과 삼각측량 방식을 이용하여 그림의 재구성을 설명하였다.

오늘날 구강내 디지털 스캔을 하는 시스템은 여러 가지가 있다. 예를 들어서 Cerec AC Bluecam 과 Cerec Omnicam(모두 Dentsply Sirona사), Lava C.O.S.와 TrueDefinition Scanner(모두 3M ESPE), iTero(Align Technology Inc.), Trios(3shape), PlanScan(Planmeca), Carestream 3500(Carestream Dental) 또는 DWIO(Dental Wings) 등이다. 각 시스템들의 캡처 방식과 수집된 데이터 처리 방식은 차이점이 있다.

치과보철 치료의 첫 단계는 환자의 구강내 정보 수집이다(아날로그 또는 디지털). CAD/CAM을 이용하기 위해서는 가상 모델이 필요하다. 전통적인 방법으로 인상을 채득하였다면 석고 모델을 랩 스캐너로 디지털화해야 한다. 이 방법을 '간접적 디지털 워크플로' 또는 '세미디지털 워크플로'라고 한다. CAM 제작까지 과정은 구강내 인상채득, 모형 제작, 모형 스캔의 3단계가 있다. 구강내 3차원 스캔은 한 단계로 압축되는데, 구강내에서 데이터가 직접 CAD 소프트웨어로 전달되기 때문이다. 이 방식을 '직접적 디지털 워크플로'라고 한다. 수집된 데이터를 추가적으로 가감하면 물리적 최종모형을 만들 수 있다(제2장 3.2. 참조). 이처럼 전부 디지털화된 작업 과정은 많은 치과보철 치료과정을 단순화한다. 표준화된 방법으로 효율이 향상되고, 기공물의 품질 그리고 환자의 편의도가 높아진다.

현재 기술 상황: 전통적 인상채득

현대적 인상재는 이론적으로 매우 높은 정확성을 보인다. 그러나 최종모형이 만들어지기까지 많은 작업 단계를 거친다. 비판적으로 바라봤을 때에는 각 작업 단계에서 오차가 생길 수 있다.

현재 사용되는 인상 재료와 방법들로는 형성된 치아의 '동일한 재복사'는 거의 불가능하다. 구강내 디지털 데이터 수집의 장점을 열거하려면, 전통적인 방법에서의 임상적 결과물과 그것에 영향을 미치는 요소들을 상기시키면 된다. 치과보철물 적합성에는 여러 가지 요인이 있는데 환자의 협조도(구토 증세), 여러 가지 재료학적 변수(인상재, 석고 등), 인상 트레이 모양, 인상 기술 및 술자(민감한 기술의 사용) 등이다. 전통적인 인상으로 '오차 없는' 모형을 제작하기란 거의 불가능하다. 그에 반해 직접적 구강내 디지털 캡처는 여러 장점이 있다.

디지털 인상의 장점

1. 환자 편의
2. 인상의 수정 가능성
3. 데이터의 재현 가능성
4. 새로운 치료 컨셉(완전 디지털 작업 과정)
5. 작업의 기술적인 오차 가능성 감소
6. 표준화, 재현 가능한 방법
7. 삭제된 치아의 직접적 검토
8. 가상 모형을 통한 시간 절약/효율
9. 치과의사와 치과기공사 간의 단순화된 소통

구강내 디지털 데이터 수집의 가장 큰 장점은 치료의 질을 검토할 수 있다는 것이다. 치과의사는 스캔 직후에 채득한 삼차원적인 영상에서, 삭제된 치아를 여러 각도에서 보고 확대하며, 언더컷까지 분석 및 수정할 수 있다. 거의 모든 소프트웨어들은 이러한 기능이 있다. 언더컷을 표시하여 술자가 인상 전에 수정할 기회가 생긴다.

디지털 워크플로

진료실 내 인상 시스템들—유닛체어에서 쓰는 구강내 3D 스캐너—은 In-office와 out-office 시스템으로 나뉜다. 두 시스템의 작업 과정은 매우 다르다.

기본적으로 치과용 CAD/CAM 제작은 4개의 과정으로 이루어진다(그림 32).

1. 스캔 = 3차원 디지털화
2. CAD = 설계
3. CAM = 네스팅, 밀링 순서 계산, 후처리 과정
4. CNC로 제어되는 기계로 자동화된 완성

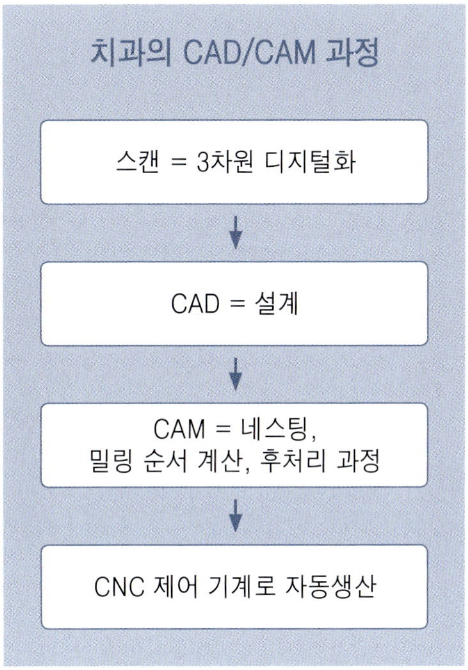

그림 32. 치과의 CAD/CAM 제작 과정을 도식화한 그림.

스캔(구강내 데이터 수집)은 캡처 장치로 이루어지며, 점들로 이루어진 정보(XYZ-좌표)로 만들어지고, 표면 복원(삼각형으로 이루어진 그물)을 통해 전달용 데이터(예: STL 데이터)로 변환된다. 이 데이터는 CAD 소프트웨어에 전달되어 CAD 설계에 쓰이고 수복물의 디지털 디자인 후에 CAM 소프트웨어에 보내진다. 내부 연산 방식에 의해 전달용 데이터가 만들어지고(예: NC 파일) 제작하는 기계에 보내진다(그림 33).

디지털 워크플로: 두 가지 방법

In-office 워크플로(그림 34)

첫 CAD/CAM 시스템으로 Cerec1이 시장에 자리를 잡았는데 이 시스템은 진료실 안에서 수복물 제작 과정이 이루어진다. 치아를 삭제한 후 구강내 디지털 3D 스캐너로 캡처하고 그 데이터들을 바탕으로 수복물의 CAD 설계가 만들어진다. CAM 소프트웨어로 밀링 순서 계산 후에 진료실 안에서 밀링이 행해진다. 수복물의 마무리 작업은 대개 연마나 비니어 소성이며, 과정이 간단하여 시장에서 호평을 받았다.

In-office 워크플로의 예로는 Cerec AC(Dentsply Sirona), CS 시스템(Carestream), PlanScan(Planmeca) 또는 Zfx Intrascan(Zfx Dental)이 있다(그림 35~38). 모든 기술에는 수복물을 만드는 CAM 기기가 있다.

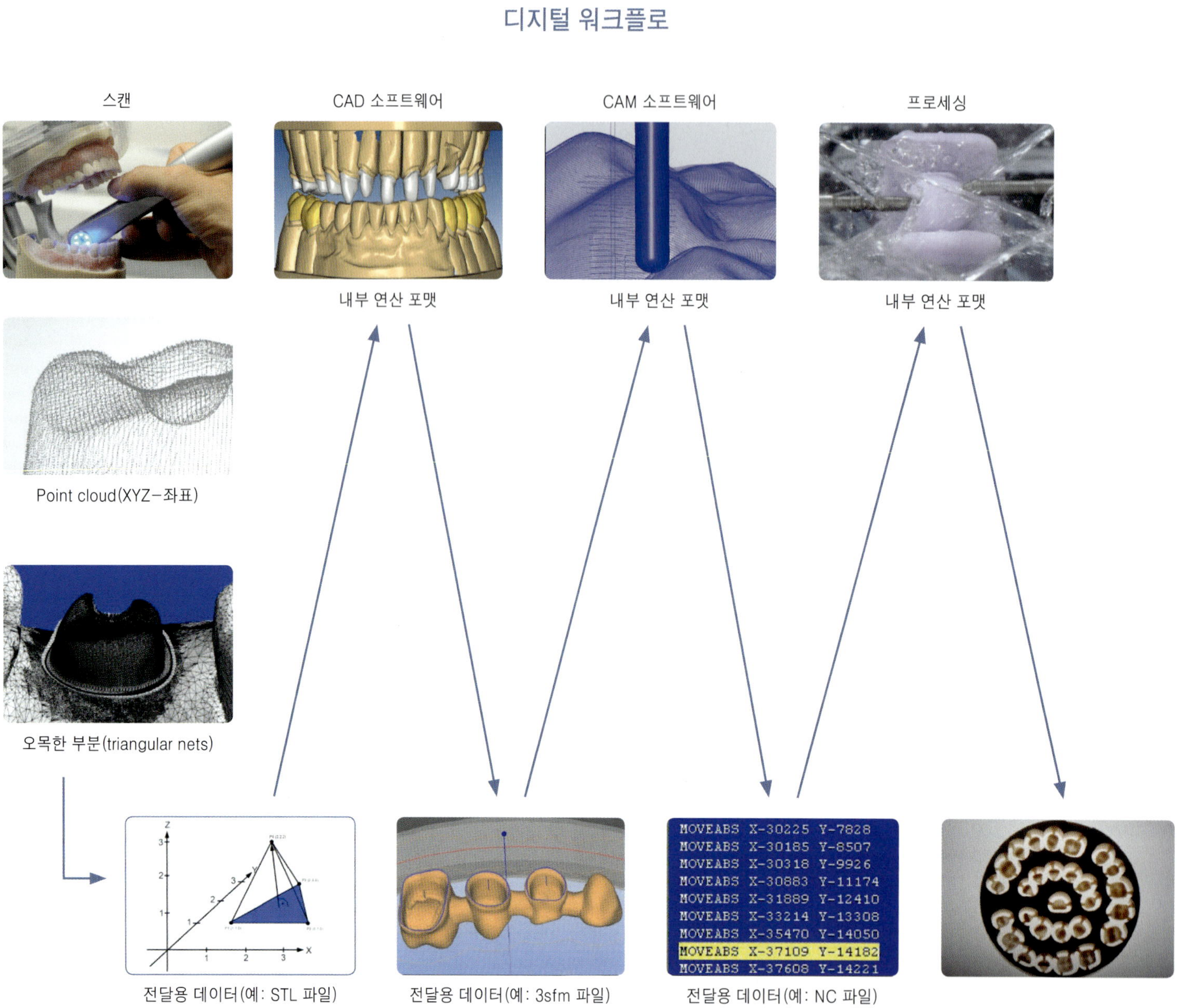

그림 33. 스캔부터 밀링된 수복물까지 워크플로의 도식 표현.

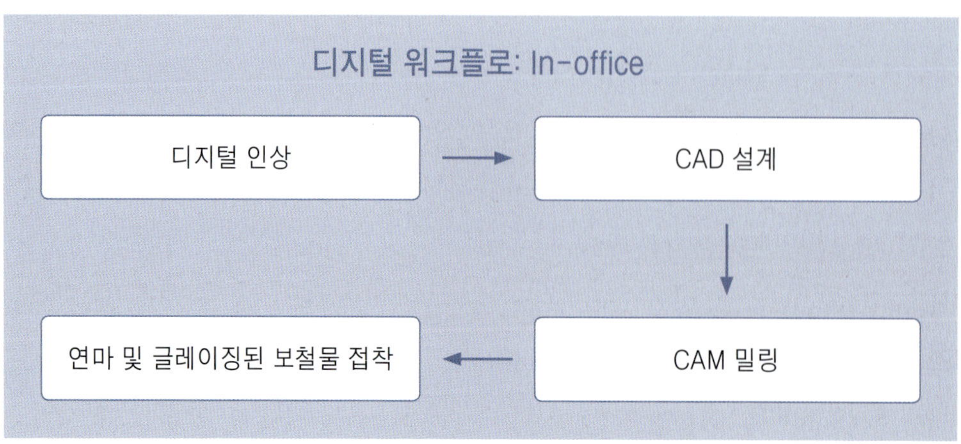

그림 34. 디지털 In-office 워크플로의 도식 표현.

In-office 워크플로의 예시

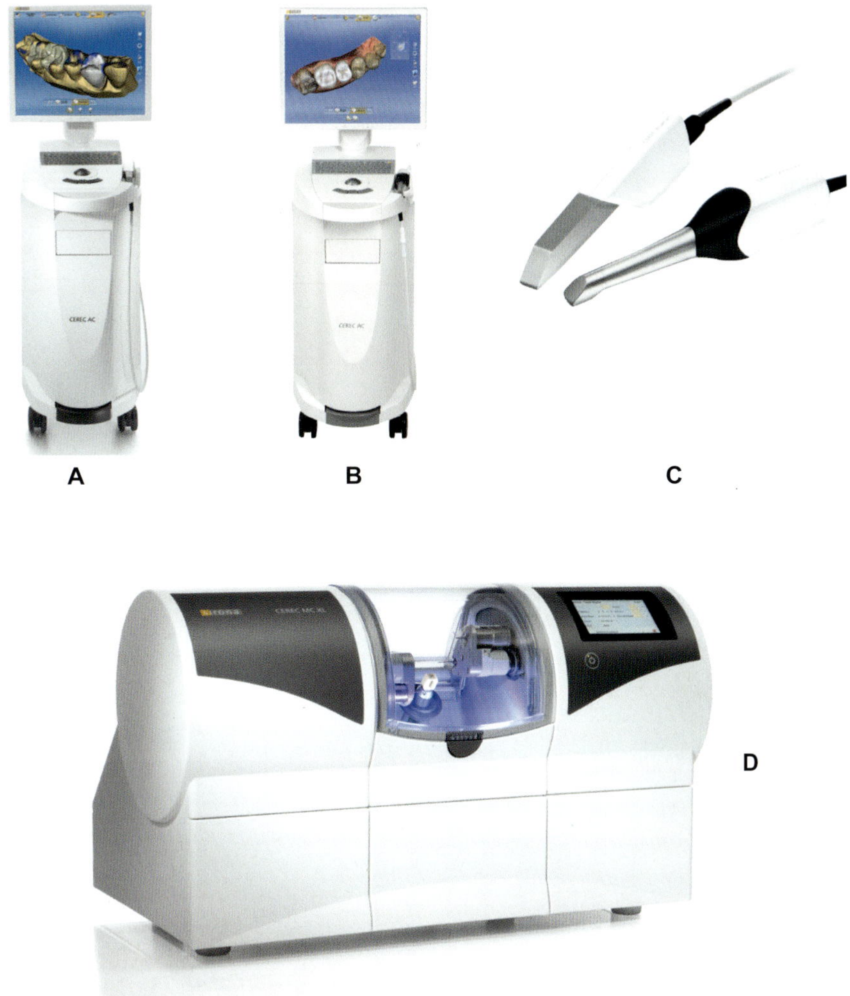

그림 35. **A~D,** 구내 스캐너인 Omnicam과 Bluecam을 사용한 Sirona Cerec AC를 예시로 사용한 In-office 워크플로. 예를 들어 Cerec MCXL은 CAM unit으로 제공된다(그림: Dentsply Sirona).

Out-office 워크플로(그림 39)

보통 치과보철물은 치과기공사에 의해 치과기공소에서 만들어진다. 그 과정을 위해 Out-office 워크플로에서는 구강내 스캔 후에 3차원 데이터가 '중앙서버(connect-portal)'로 보내진다(그림 39). 여기에 맞는 CAD/CAM 시스템을 갖춘 치과기공소에서 이 데이터를 다운 받아서 CAD 설계를 할 수 있다. 모형 제작을 위해 알맞은 소프트웨어로 악골의 스캔 정보가 가공된다. 디지털 모형 제작은 현재 대부분의 제작 센터에서 가능하다. 그러나 치과기공소에 적용 가능한 3D 프린터 시스템 보급으로 인해 치과기공소에서도 경제적 여건하에 디지털 모형 제작이 가능해질 것으로 예상할 수 있다. 또한 CAD 설계 데이터를 이용해 프레임을 제작 센터에서 제작할 수 있는 옵션도 있다.

A B C D

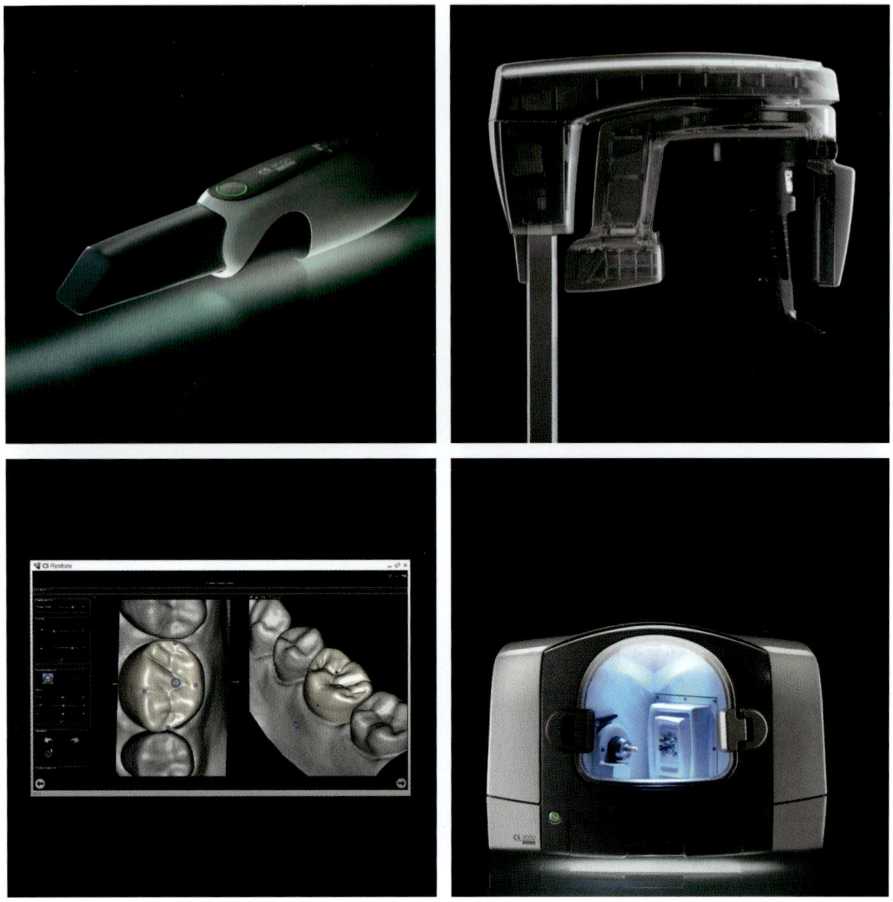

그림 36. **A~D,** Carestream을 예시로 든 In-office 워크플로: 구강내 스캐너 CS3500, CAD 소프트웨어 CS Restore 그리고 CAM unit CS3000. 구강내 스캐너 외에도 DVT 기기(CS9000 3D)를 이용하여 인상채득하여 스캔된 정보를 디지털 워크플로에 편입시킬 수 있다.

A B

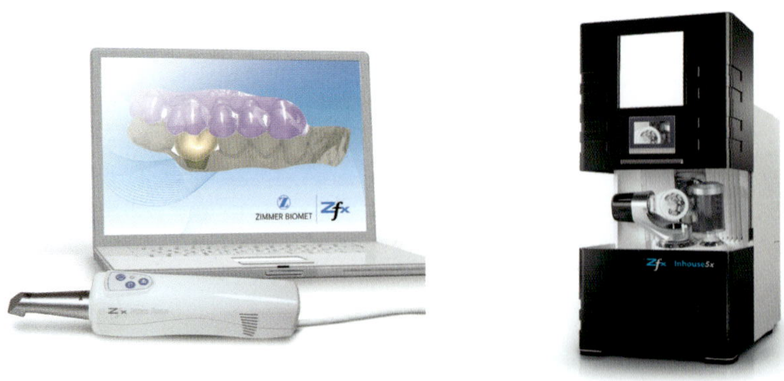

그림 37. **A, B,** Zfx를 예시로 든 In-office 워크플로: 구강내 스캐너인 Zfx Intrascan이 Zfx Inhouse 5x로 보충된다(그림: Zfx).

A B
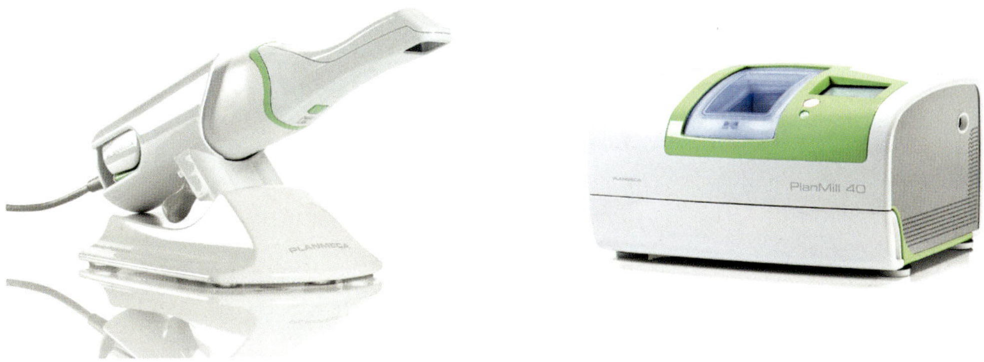

그림 38. A, B, Planmeca를 예시로 든 In-office 워크플로: 구강내 스캐너인 Planscan 그리고 CAM 유닛 PlanMill(그림: Planmeca).

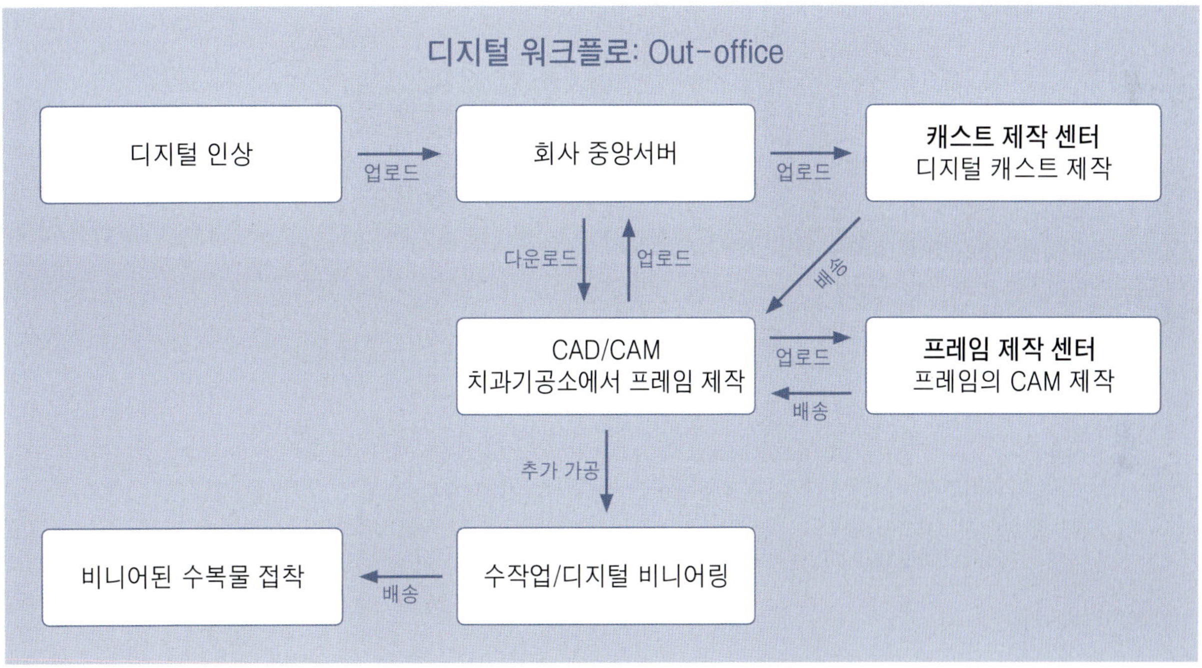

그림 39. 디지털 Out-office 워크플로의 도식적 표현.

Out-office 워크플로를 위한 예로는 Lava True Definition(3M ESPE)(그림 40), Caden iTero(Align Technology Inc.)(그림 41)와 Trios(3Shape)가 있다.

구강내 3차원 데이터 캡처의 기술과 시스템들

시장에 있는 구강내 3차원 캡처 시스템들을 예시로 들면서 그 작동 방식과 적용 방법을 설명하기로 한다. 자료가 완전하지 않을 수 있음을 고지한다.

- Cerec Bluecam과 Omnicam(Dentsply Sirona)

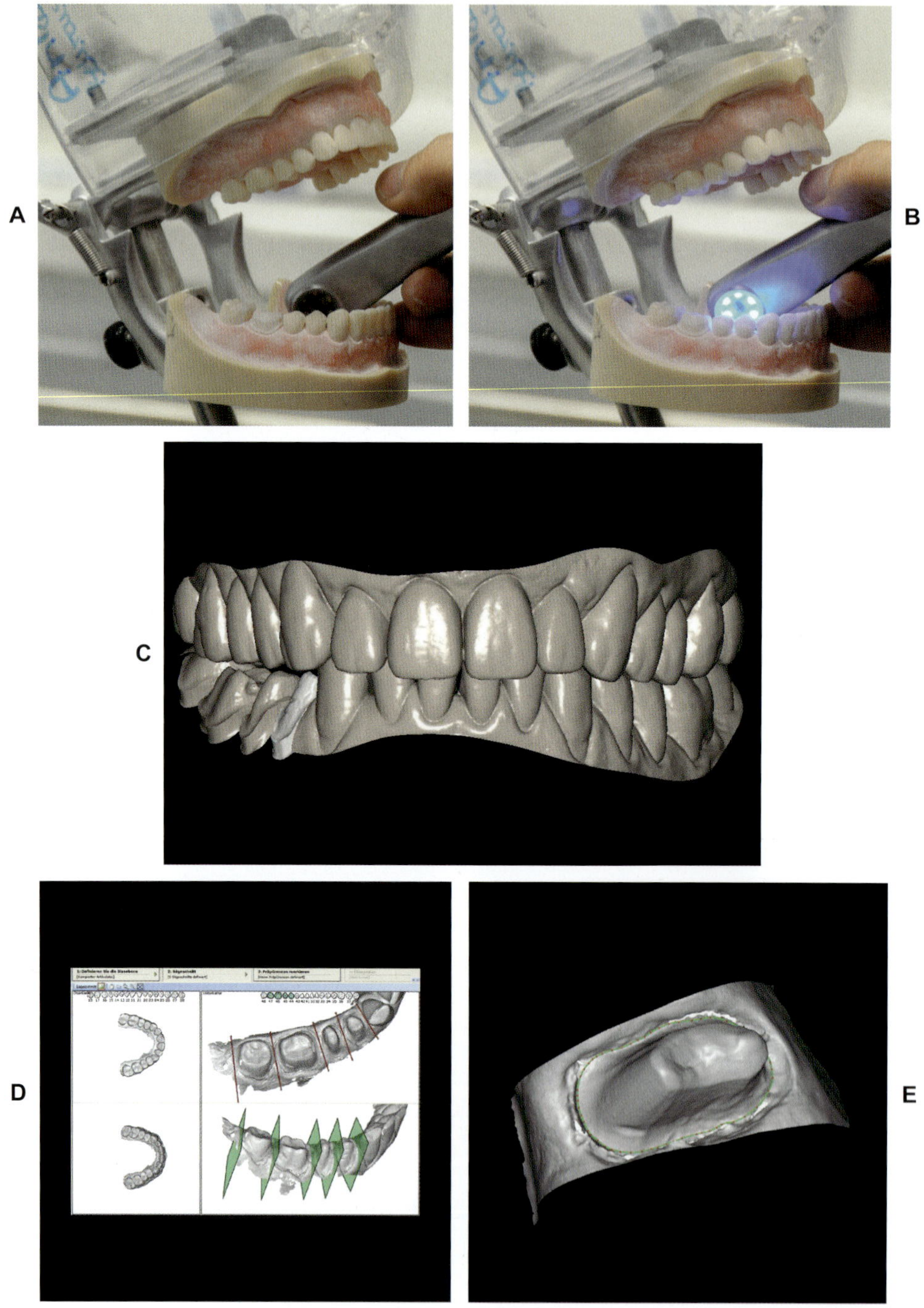

그림 40. **A~E,** 3M True Definition 스캐너를 예시로 든 Out-office 워크플로: 데이터 수집 이후 스캔 데이터를 3M Connection Center에 업로드하고 치과기공소에서 다운로드한다. 삭제된 치아의 변연이 정해졌으면 설계할 수 있다.

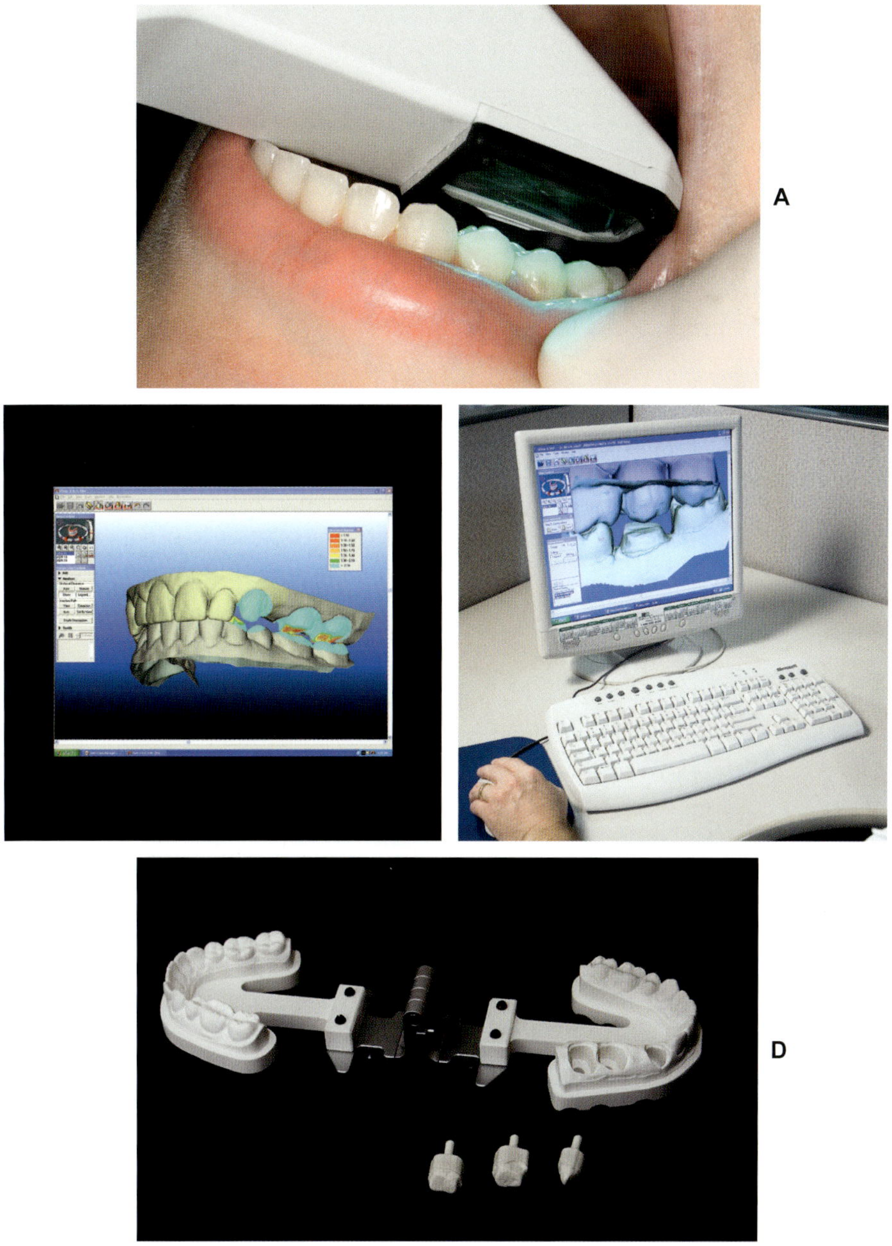

그림 41. **A~D,** Cadent iTero를 예시로 든 Out-office 워크플로: 데이터 수집하는 동안 실시간으로 성공 여부를 피드백해 준다. 데이터를 정제하기 위해 그리고 모형 제작을 위해 제작 센터(Cadent)로부터 치과기공소로 데이터가 전달된다. 제작 센터에서 폴리우레탄 모형이 밀링 공정으로 제작된다. 치과기공소에서 수복물이 마무리된다. (그림: Align Technology, Inc.)

- Lava COS와 3M TrueDefinition(3M ESPE)
- Trios(3Shape)
- MHT-스캐너(예: Zfx Intrascan, Zfx-Dental)
- iTero(Align Technology Inc.)
- CS3500(Carestream Dental)

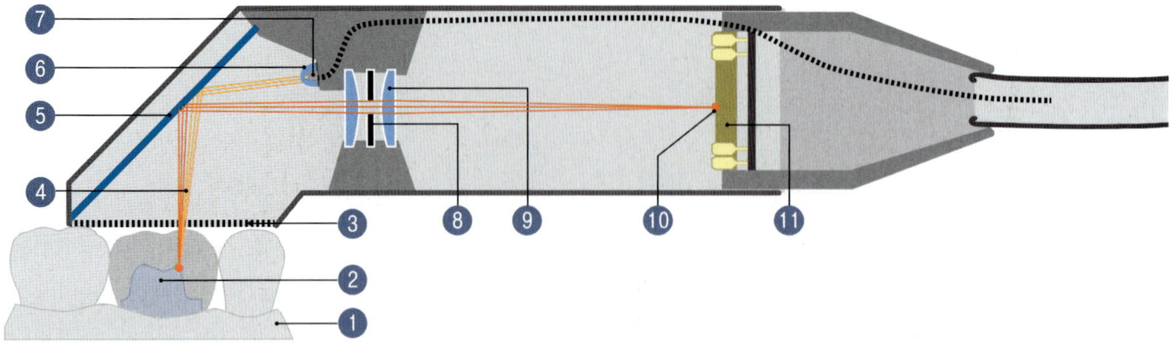

1 치열
2 프렙 치아
3 줄 grid
4 빛 유입
5 거울
6 Integrated lens
7 LED 광원
8 조리개
9 렌즈
10 그림 조사
11 줄 grid

그림 42. Sirona Cerec Bluecam 3D-Intraoral camera의 구조(그림 출처: Dentsply Sirona).

- PlanScan(Planmeca)
- caraTrios(Heraeus Kulzer)
- GC Aadva IOS(GX Europe)
- DWIO(=Dental Wings intraoral scanner; Dental Wings)

Cerec Bluecam과 Omnicam(Dentsply Sirona)

■ *Cerec Bluecam*

Bluecam 스캐너의 구조는 그림 42에 나와 있다. 스캐너의 근본적인 구성 요소는 LED 광원, 굴절거울 그리고 렌즈와 조리개 등 광학적인 부분들이다. Cerec Bluecam의 작동 원리는 사진 찍기와 비슷하다. 몇 개 사진의 캡처를 바탕으로 가상의 3차원 모형이 만들어진다.

Cerec Bluecam은 줄무늬 조사와 삼각측량 원리를 이용한다(그림 43). 줄무늬 조사를 위해 단파의 파란색 빛(420nm)을 이용하는데, 이유는 치아 표면이 잘 보이기 때문이다. 나아가 제조사는 파우더를 뿌릴 것을 권장한다. 물체로부터 반사되는 빛은 삼각측량을 이용해 센서에 표현된다. 각 사진들은 캡처된 후에 정합을 통해 사분악 단위 혹은 악궁 단위로 합쳐진다. 상·하악 관계는 대합치 스캔과 정적 위치 관계에 의해 정해진다. 결과는 실물 크기와 같은 가상의 모형이다.

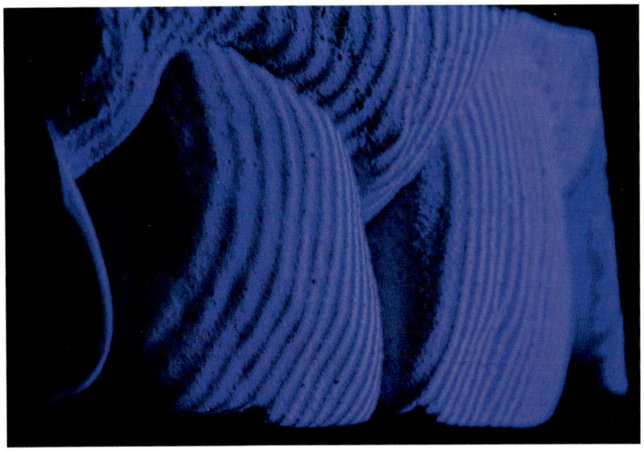

그림 43. Sirona Cerec Bluecam은 푸른 줄무늬 광선을 이용한 삼각측량 원리로 작동한다.

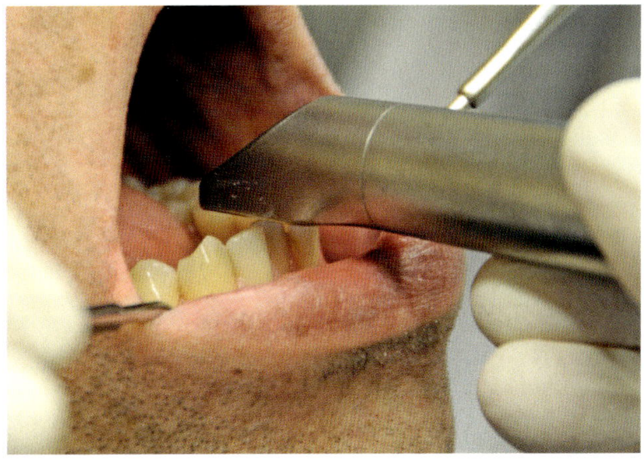

그림 44. 구강내 3차원 스캔 과정(Cerec Omnicam). 스캐너의 캡처 헤드는 Cerec Bluecam에 비해 가늘다.

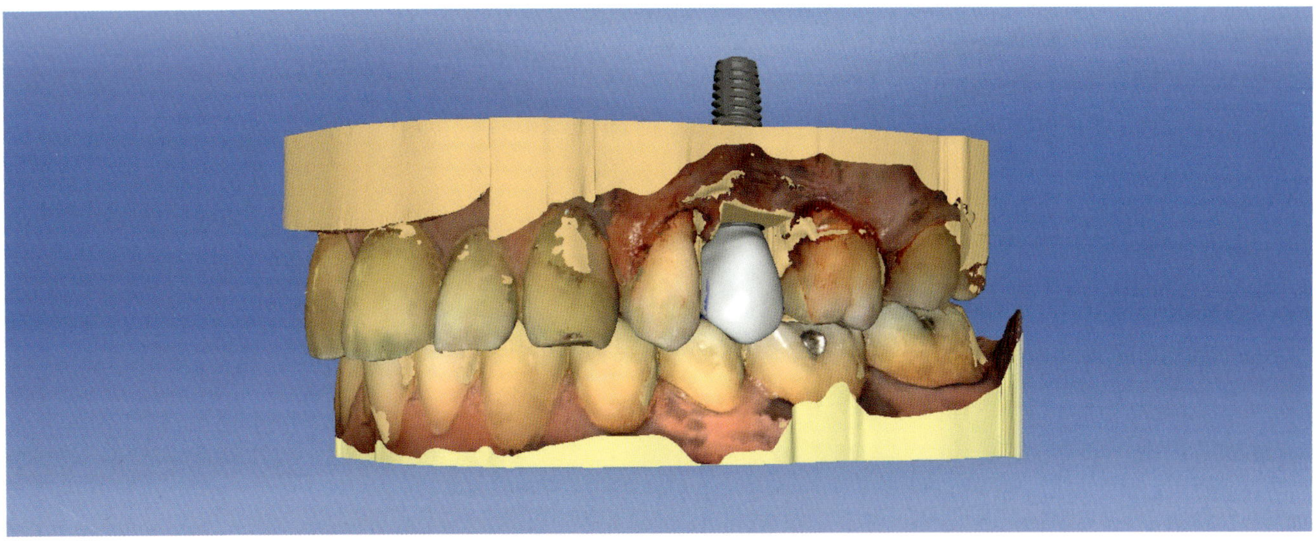

그림 45. 구강내 3차원 스캔의 컬러 삽화(Cerec Omnicam). 임플란트 식립 과정 중 뮌헨 임플란트 컨셉에 따라 이미지를 캡처했다.

■ *Cerec Omnicam*

Omnicam은 파우더 없이 작동한다. 캡처 방식은 영상 촬영과 유사하다(그림 44). 데이터들은 연속적인 스캔 과정에서 계속 캡처된다. 색깔을 포함한 가상의 3차원 모형이 만들어진다(그림 45).

Lava COS와 3M TrueDefinition(3M ESPE)

이 스캐너는 'Active Wavefront Sampling' 원리에 의해 작동한다(그림 46). 이때 초당 20개의 캡처가 만들어지며, 움직이면서 구강내 스캔이 된다(3D-in-motion 기술). 작은 크기의 핸드

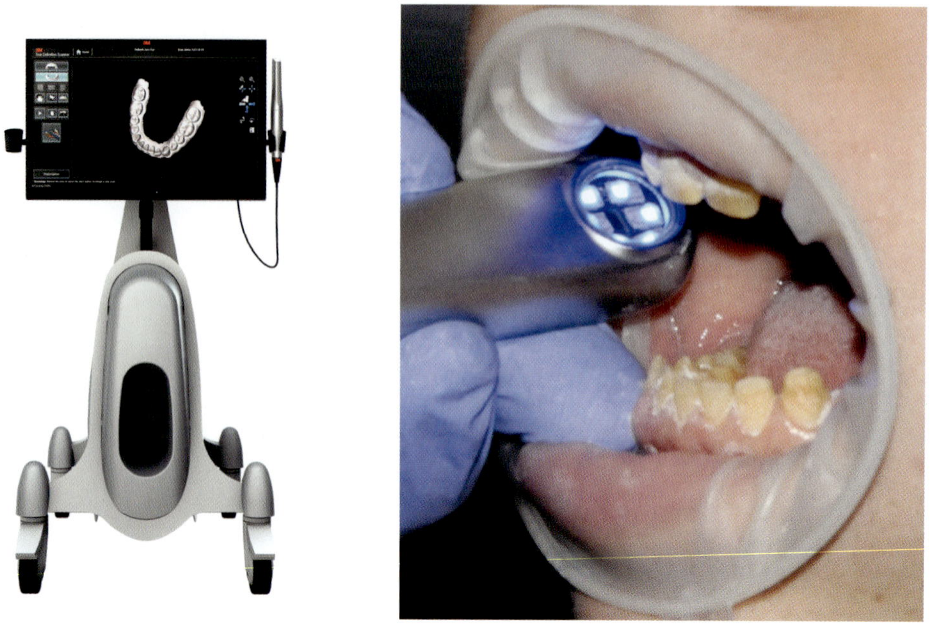

그림 46. A, B, True Definition 스캐너(3M ESPE)가 치아를 3차원적으로 구강내에서 캡처하는 중(A: 3M Espe).

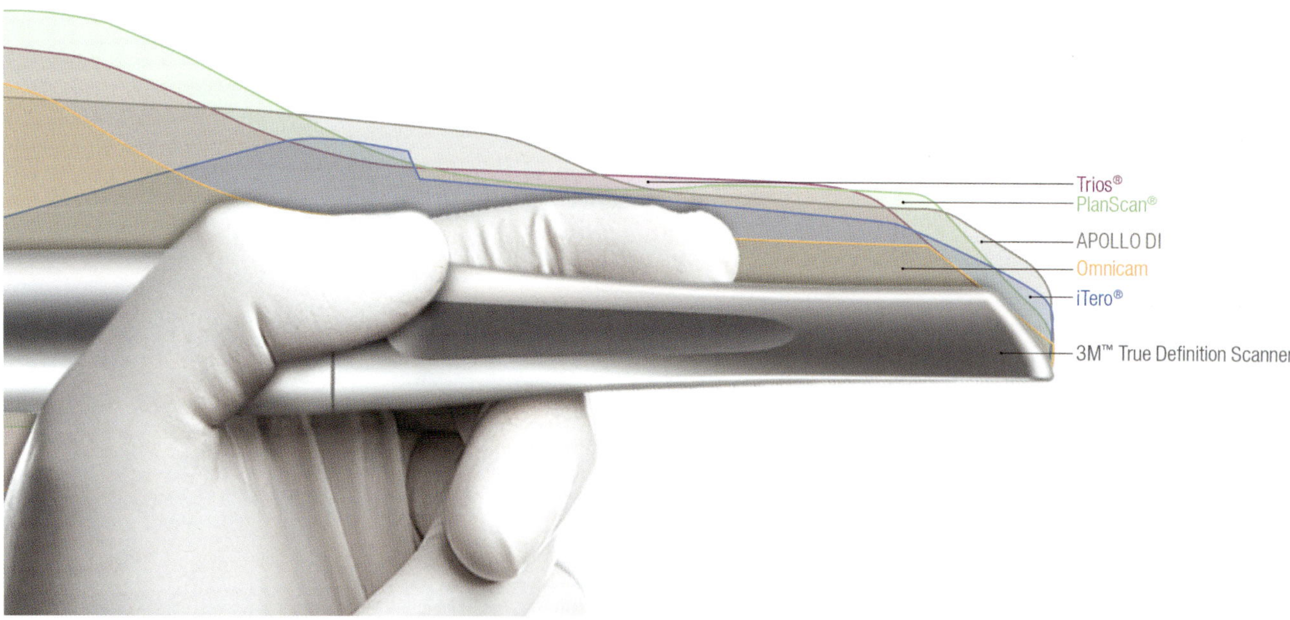

그림 47. 구강내 스캐너 헤드의 크기 비교. 3M True Definition 스캐너의 크기가 가장 작다(그림: 3M Aspen).

피스는 스캔 과정의 단순화를 가져온다. 보통 핸드피스의 모양을 하고 있고 230g으로 손에 들기 가볍고 0~18mm까지 치열 위에서 비교적 쉽게 조작할 수 있다. 모서리가 둥글기 때문에 개구량이 적을 때도 구치부 스캔이 가능하다(그림 47). 디지털 인상 데이터를 처리하는 데 있어서

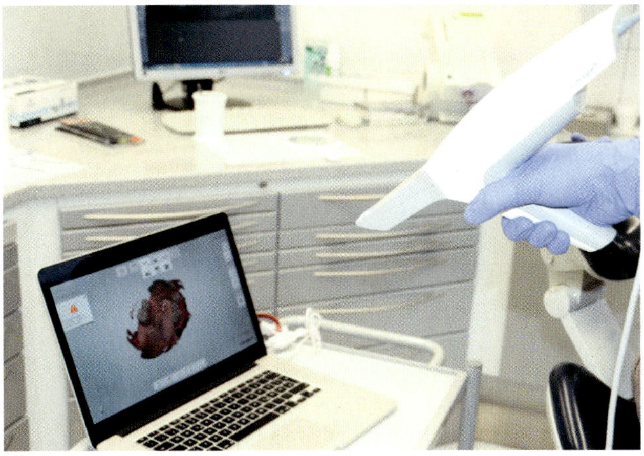

그림 48. 자이로 센서를 사용하면 스캔된 이미지를 화면에 띄울 수 있다. Trios 핸드피스는 접촉 없이 이동될 수 있다.

두 가지 방법이 있다. STL 형식의 데이터로 저장되기 때문에 치과기공소 내지는 파트너 치과기공소에 보낼 수 있다. 여기에 더해 일명 'trusted connections' 인증을 받은 모형이나 임플란트 시스템들을 바로 연결되는 과정으로 이용 가능하다.

Trios(3Shape)

3Shape에서 개발한 Trios는 공초점 레이저 광선 원리를 이용한다. 따라서 치아에 파우더를 뿌릴 필요가 없다. 스캐너의 팁은 제거하여 멸균기에 넣을 수 있다. 스캔 과정은 언제든지 중단되어도 다시 시작할 수 있다. 스캔된 데이터들은 FTP 서버를 통하거나 3Shape communicate 고객센터를 통해 치과기공소에 전달된다.

3Shape Trios는 추가적인 핸드피스를 가지고 있다(그림 48). 이를 통해 다양한 자세로 스캔이 가능하다. 인체공학적 디자인은 스캔 중 편한 자세를 유지하게 해 준다. Trios 스캐너의 팁이 크기 때문에 구치부 또는 입을 많이 벌리지 못하는 경우 스캔 중 문제가 생길 수 있다. 핸드피스에 있는 동작 센서(자이로 센서)로 인해 모니터상에 스캔된 그림들이 터치 없이 움직일 수 있다.

현재 Trios Color와 Trios Standard의 두 가지 작동 방식이 있다. 구강내 구조의 3차원적 캡처 이외에도 color 시스템은 색깔도 표현할 수 있다. 나아가 이 시스템으로 치아의 색깔을 디지털화하고 구강내 사진들을 HD 품질로 기록할 수 있다.

3Shape Trios 시스템은 세 가지 제품군으로 나뉜다.

- 전통적 Trios Cart 버전
- Trios Pod 버전
- Trios 유닛체어 통합 버전

■ *3Shape Trios Cart 버전*

Trios Cart 버전은 글러브로 사용하는 데 최적화되어 있다(그림 49). 멀티터치스크린의 그림은 손가락으로 확대하거나 축소할 수 있고, 이동되거나 회전시킬 수 있다. 이 시스템은 트랙볼이나 마우스가 없다. 캡처된 구조들의 영상화는 실시간으로 모니터에 나타난다. 핸드피스에는 동작 센서가 있기 때문에 모니터에서 디지털 인상을 다른 접촉 없이 핸드피스를 이용하여 움직일 수 있다. 스캔 과정은 언제든지 멈출 수 있고 언제든지 재개 가능하다(정지와 재시작 스캔 기능).

Trios Cart 버전은 Wifi, 블루투스 그리고 USB 등 여러 가지 연결 방법을 제공한다. 예를 들어, Cart는 병원 내 어떤 자리에도 이동할 수 있고 항상 온라인이다. TeamViewer를 통한 외부의 Trios 지원 팀과도 항상 연결되어 있다.

■ *3Shape Trios Pod 버전*

가볍고 실용적인 Pod solution은 간단하게 여러 진료실 그리고 여러 곳에서 사용 가능하다. Trios Pod는 진료실의 노트북이나 컴퓨터에서 작동하고 USB로 연결되어 있다(그림 50).

■ *유닛체어 통합 버전*

Trios 세트로 유닛체어에 통합 가능하다. 스캔과 관련된 조작과 표시는 유닛체어의 모니터에서 이루어지거나 진료실의 다른 화면으로 가능하다. 유닛체어에 부착된 아이패드 또는 태블릿에

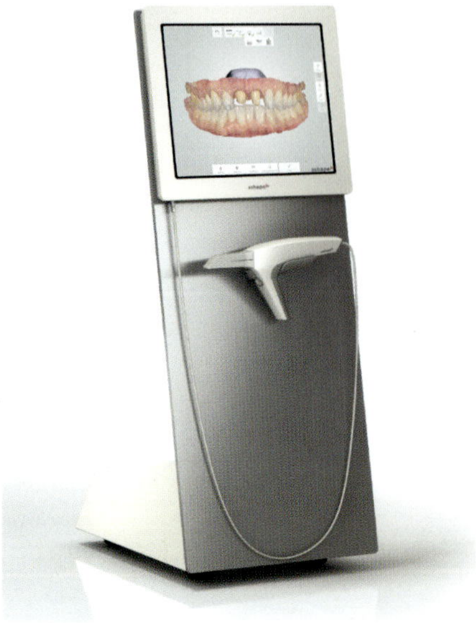

그림 49. Trios Cart 버전(그림: 3Shape).

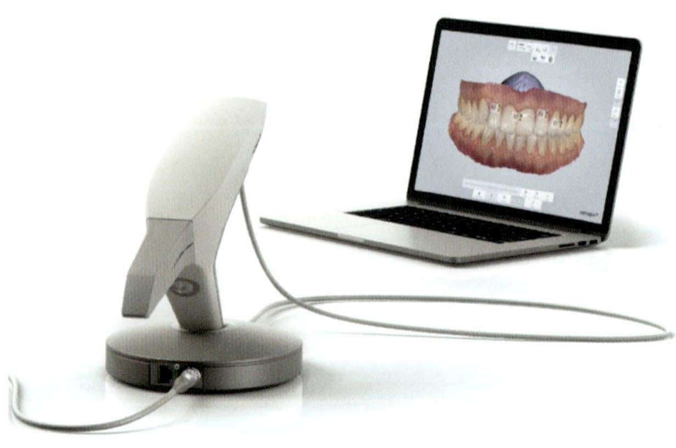

그림 50. Trios Pod 버전(그림: 3Shape).

무선으로 표시할 수도 있다.

■ *Trios Real-Color-Mode와 색깔 측정*

Trios Color로 구강내 3차원 스캔은 색깔도 캡처된다. 일명 'Real-Color-Mode'로 표현된다. 이때 3차원 데이터는 실제처럼 진짜 색깔 정보가 나타난다. 추가로 치아의 여러 부위 색깔도 측정할 수 있다(그림 51, 52).

■ *디지털 워크플로*

Trios 스캐너는 완전히 디지털화된 워크플로를 지원한다(그림 53). 스캔 후에 데이터의 임상적 평가가 이루어지고 포털에 업로드된다. 업로드가 끝나면 CAD 설계가 이루어지고 수복물을 만들수 있다. 치과병원과 치과기공소를 위한 3Shape Communicate 소프트웨어는 온라인을 통한 쌍방 통신 플랫폼이다. 웹 인터페이스를 통하거나 태블릿 PC 또는 노트북을 통해 원격으로 통신이 이루어진다.

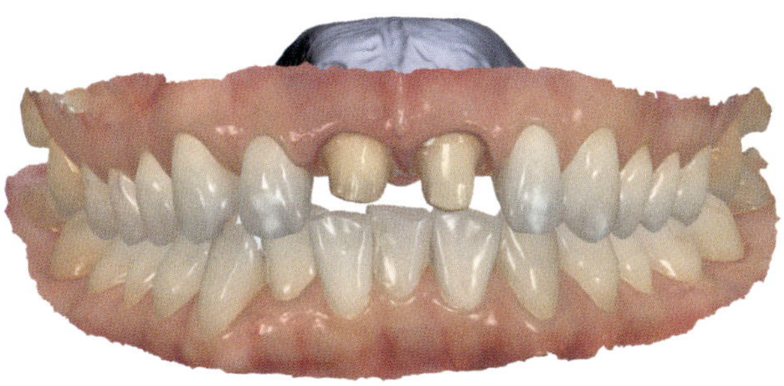

그림 51. Real-Color-Mode로 표현한 것(그림: 3Shape).

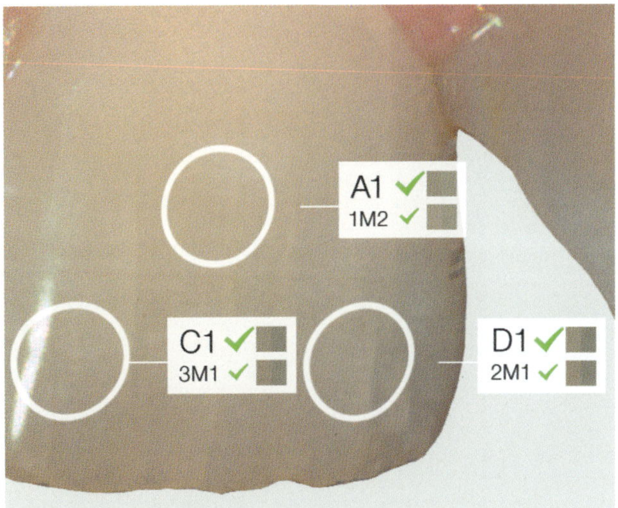

그림 52. Trios Color를 이용한 색깔 측정(그림: 3Shape).

A

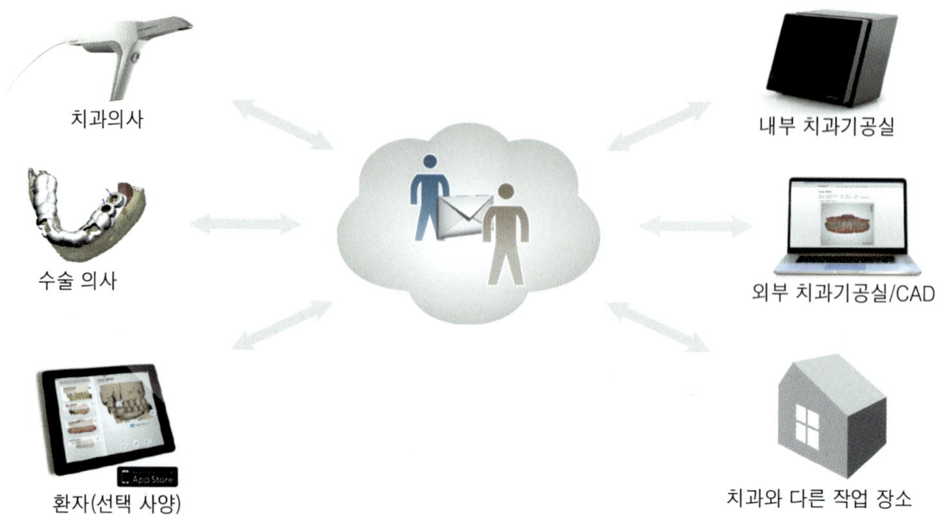

B

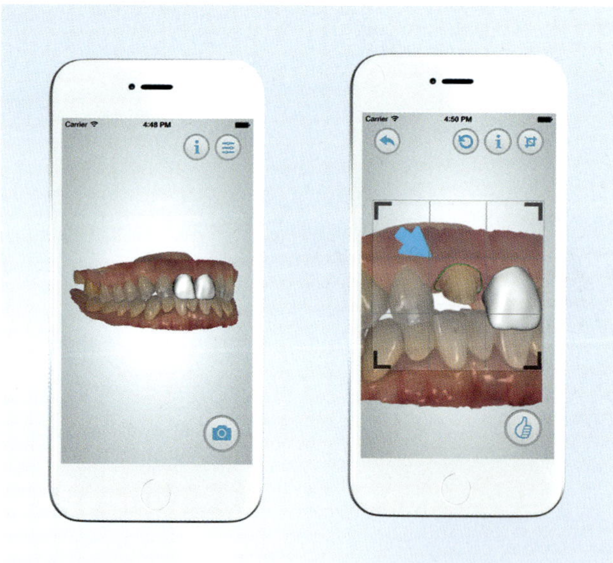

그림 53. A, B, Interactive Communication Platform 3Shape Communicate(그림: 3Shape).

MHT 스캐너

(예: Zfx-intrascan, Zfx-Dental)

MHT 스캐너 또한 파우더 없이 공초점 레이저 광선 원리를 이용한다(그림 54). MHT 시스템은 여러 회사에 의해 제공된다. 예를 들어 Zfx IntraScan이 있다. 이 스캐너는 오로지 Pod 버전만 제공된다. Cart 버전은 없다. 물론 큰 이동의 유연성이 있지만, 노트북의 자판은 위생관리에서 한계가 있다.

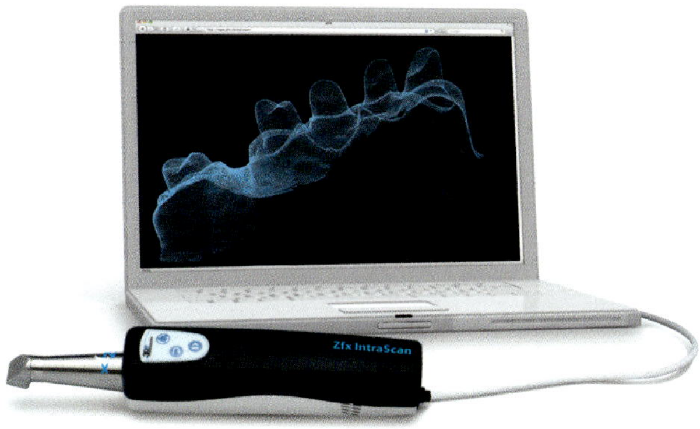

그림 54. 노트북과 함께 사용되는 Zfx IntraScan(MHT 스캐너) Pod 버전(사진: Zfx).

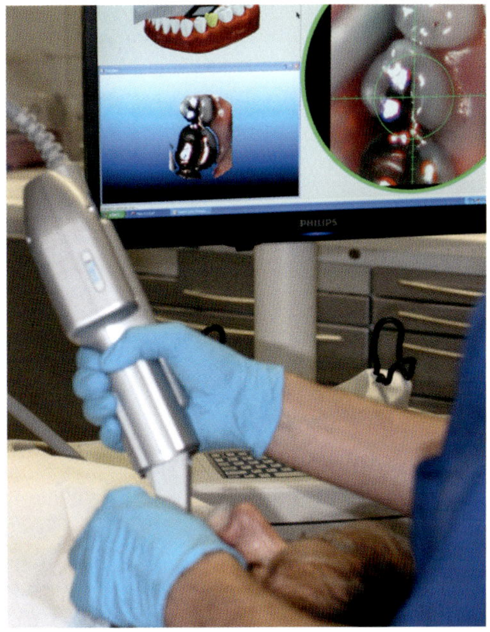

그림 55. Cadent iTero는 평행 공초점 영상 원리에 기반한다. 공초점 레이저 빔 원리에 따라 스캔 시 스캔 파우더를 필요로 하지 않는다. 금속 수복물 또한 문제없이 스캔된다.

A

B

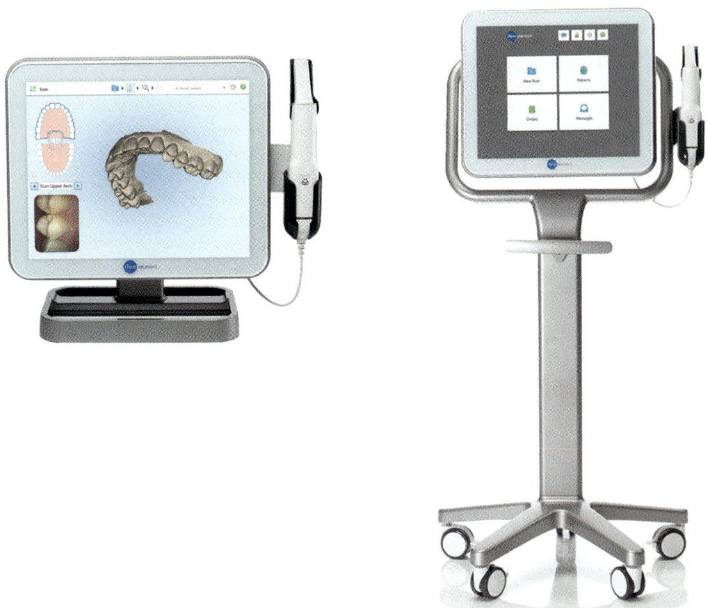

그림 56. A, B, iTero Element는 iTero 스캐너의 잘 알려진 장점을 작은 기기에 통합시키고 더 많은 기능을 제공한다(사진: Align Technology, Inc).

iTero(Align Technology, Inc.)

Cadent iTero는 2010년에 도입되었다(그림 55~57). 이 시스템 또한 평행 공초점 영상 원리에 기반한다. 몇 개의 평행한 레이저 광선이 한 초점에 의해 표면으로 유도된다. 같은 조사에서 반

A

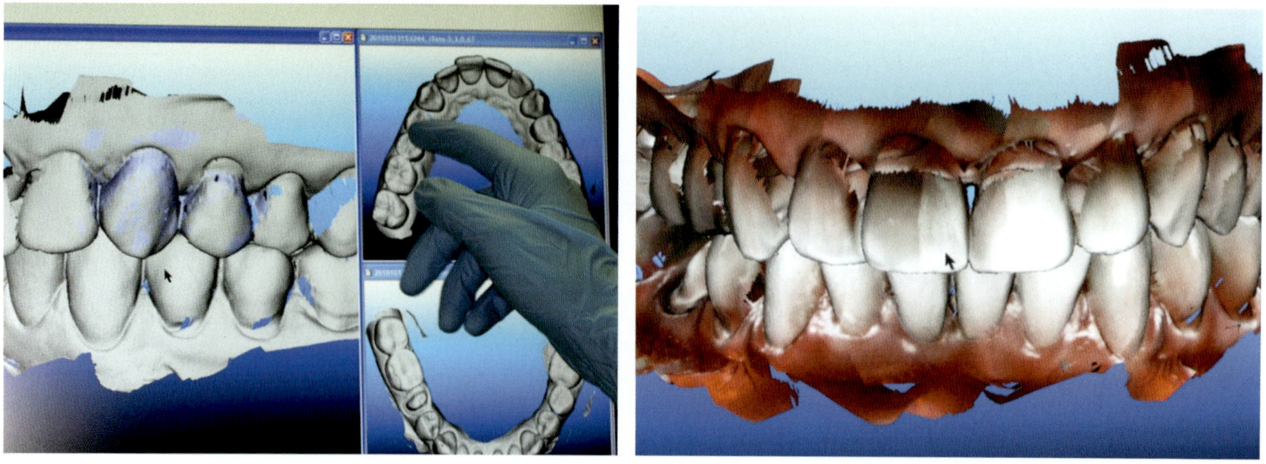

B

그림 57. A, B, 모니터에 스캔된 3차원 데이터를 회색조 및 컬러로 표현한다(그림: Cadent Align).

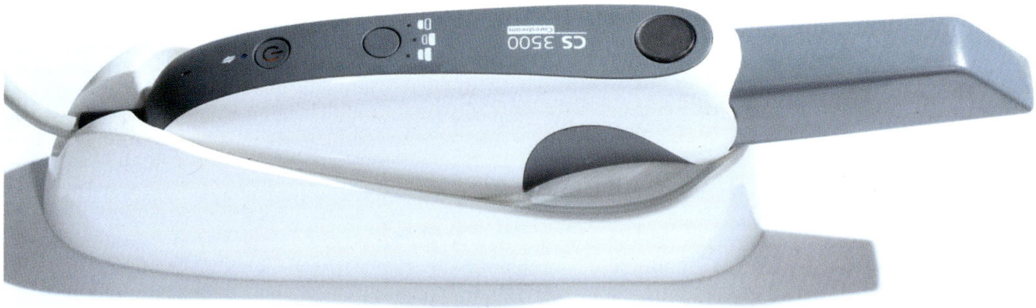

그림 58. Carestream CS3500 스캐너(그림: Prof. Dr. Daniel Edelhoff).

사되는 빛의 강도가 측정되고 특정 지점들의 위치가 저장된다. 스캔 중에 소리와 영상으로 어떤 치아가 어떤 각도로 촬영되어야 하는지 알려 준다. 각 스캔은 색깔을 포함하여 표현된다. 이 시스템은 무선 인터넷으로 연결되어, 스캔 데이터는 마우스 클릭으로 치과기공소 또는 제작 센터에 보내진다.

CS3500(Carestream Dental)

CS3500은 이동식 스캐너인데 별도의 기기 없이 작동한다(그림 58~60). USB로 컴퓨터에 연결된다. 캡처는 줄무늬 조사를 포함한 광학적 삼각측량 원리에 기반하는데, 많은 경우에 파우더 없이 사용하기가 어렵다. 스캔 과정 중에 컬러 인디케이터 시스템을 통해 캡처가 성공적이었는지 보여 준다. CS Solutions를 가진 CS3500은 CAD/CAM 수복물 포트폴리오로서 또는 개별 시

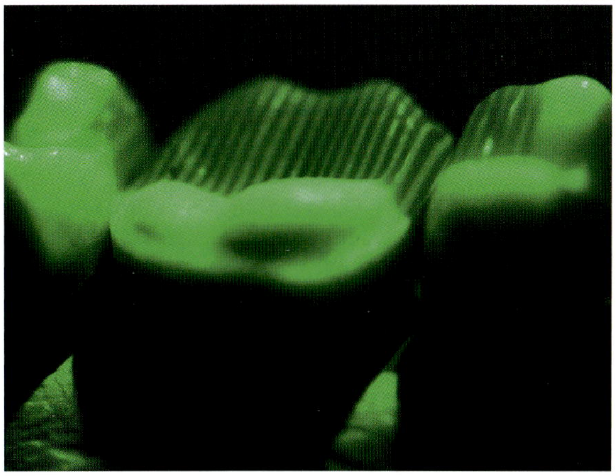

그림 59. CS3500은 녹색 줄무늬 광선 조사를 이용한 삼각측량 원리로 작동한다(그림: Prof. Dr. Daniel Edelhoff).

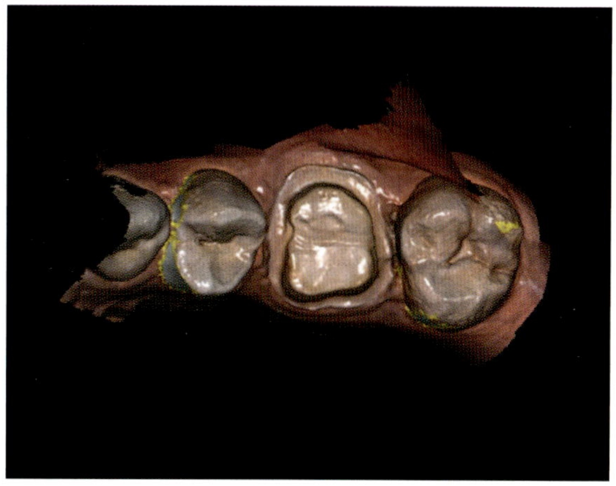

그림 60. 스캔된 3차원 데이터의 사실주의적 색채 표현(true color 기술)(그림: Carestream).

A 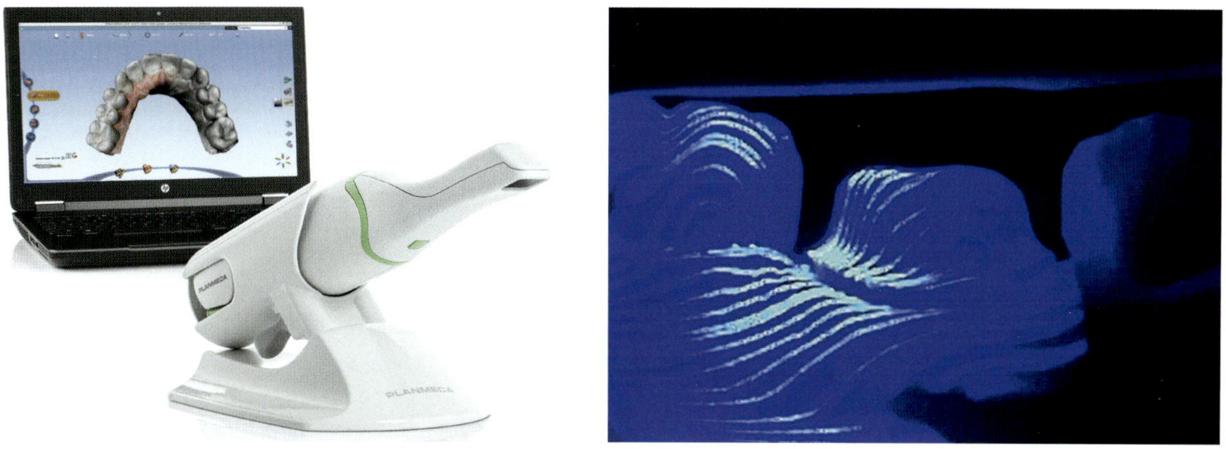 B

그림 61. A, B, 노트북 버전의 PlanScan(왼쪽 그림: Planmeca). 스캐너는 파란색 줄무늬 광선 조사를 이용한 삼각측량 원리로 작동한다.

스템으로서 이용될 수 있고 제3의 CAD 프로그램과도 호환된다. 스캔은 공개된 STL 데이터로 변환될 수 있고 별도의 색인이 필요하지 않다. True color 기술로 치아의 경조직, 연조직 그리고 수복물이 2차원 및 3차원 스캔으로 실제와 유사하게 표현된다.

PlanScan(Planmeca)

PlanScan은 노트북 버전과(그림 61) 구강내 3D 스캐너를 유닛체어에 통합시킬 수 있는 옵션이 있다. 카메라의 끝부분은 교환 가능하고, 여러 크기가 있고 멸균기에 넣을 수 있다. 작동 방식은 파란색 줄무늬 조사와 광학적 삼각측량에 기반한다. 공개된 시스템은 파우더 없이 사용하며 MacOS와 윈도우 운영 체제에서 쓰일 수 있다. STL 데이터는 스캔 후에 곧바로 업로드 서버에서 읽힌다. 거기에 완전한 In-office 워크플로가 가능하다. 여기에 더해서 Planmeca는 작은 밀링 유닛을 제공한다. PlanMill 40은 4축 습식 밀링 머신인데, 세라믹, 하이브리드 세라믹과 고성능 폴리머 작업이 가능하다.

cara Trios(Heraeus Kulzer)

구강내 스캐너인 cara Trios는 3개의 구성 요소를 가지고 있다. 3차원 색상 인상을 위한 구강내 스캐너, 통합된 구강내 카메라와 스캔 중에 계산 가능한 결과를 가져다 주는 색깔측정기(그림 62, 63)이다. 캡처 기술은 '체계적 빛'과 '광학적 단면 제작'의 조합인데, 일명 ultrafast optical sectioning 기술이라 불린다. 스캔 파우더 또는 스프레이는 필요하지 않다. 스캐너는 여러 버전이 있다. 이동식 카트 버전에서는 모든 장비가 바퀴 위에 있다. 터미널은 닦기 좋고 병원

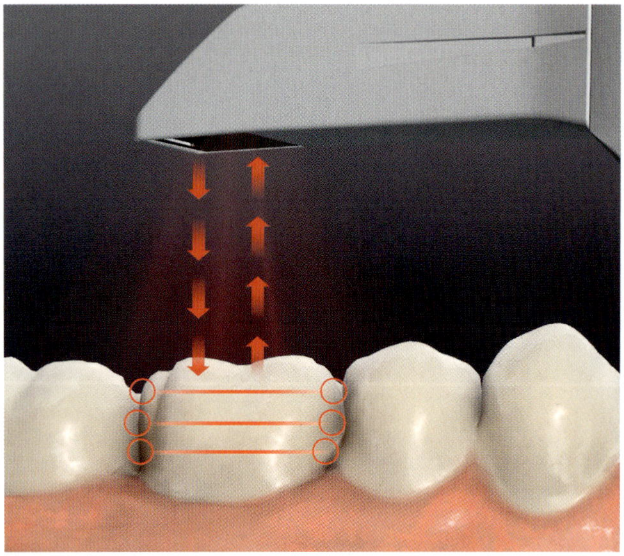

그림 62. cara Trios 구강내 스캐너의 ultrafast optical sectioning. 맨눈으로, 거울로, 또는 둘 다를 사용하여 스캔한다(그림: Heraus Kulzer).

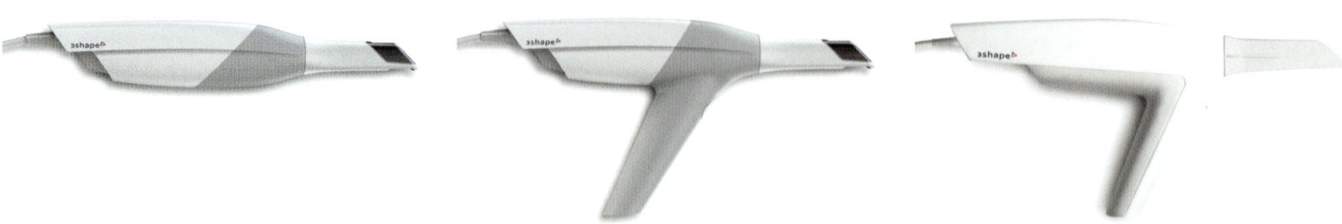

A B C

그림 63. A~C, cara Trios 스캐너 핸드피스의 여러 버전(그림: Heraus Kulzer).

의 위생 기준에 맞다. 핸드헬드 버전은 자리가 좁거나 여러 곳에서 일할 때 좋다. 스캐너는 노트북의 USB 포트에 연결된다. 모든 핸드피스(펜 모양 또는 손잡이)는 교환 가능하고 멸균기에 넣을 수 있는 마우스피스가 있다

GC Aadva IOS(GC Europe)

Aadva IOS(그림 64) 또한 오픈 시스템으로 개발되었고 파우더 없이 사용한다. 캡처 유닛은 비교적 작고 가볍다. 2개의 USB 출구로 STL 데이터가 하나의 USB 스틱에 저장되고 치과기공소에 맞는 방식으로 전달된다. 여러 기능을 가진 디지털 플랫폼 GC Aadva Connect는 치과와 치과기공소 사이의 소통을 지원한다. 스캐너(atron3D)의 프로토타입은 오스트리아 Klagenfurt의 Prof. Horst Koinig 연구 그룹에서 개발되었다.

DWIO(=Dental Wings IntraOral scanner, Dental Wings)

구강내 3차원 캡처 시스템인 DWIO(Dental Wings)(그림 65)는 활 모양의 캡처 헤드를 가지고 있어 완전히 새로운 3차원적 데이터 수집을 가능하게 하는 카트 버전 디지털 시스템이다. 4개의 광원과 5개의 카메라를 가지고 있는 활 모양의 캡처 헤드는 시스템에서 가장 눈길을 끈다. 구강내 스캐너 분야에서는 처음으로 사용된 동작 캡처는 DWIO 스캐너의 특징이다(그림 66, 67). 스캐너 핸드피스에 둥근 링으로 빛나는 부분은 사용자에게 스캔이 성공적인지(초록색) 아닌지

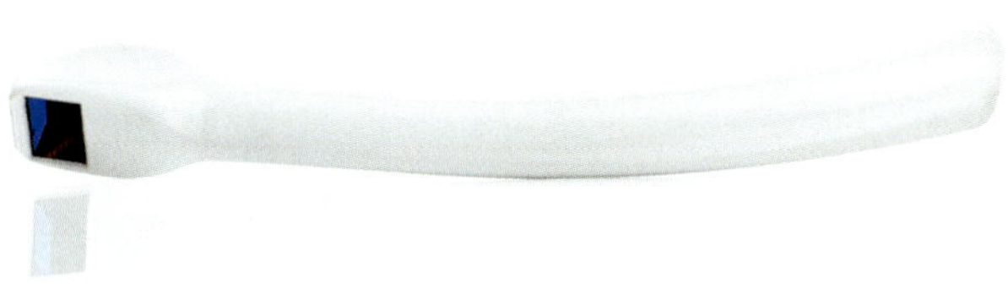

그림 64. **A,** GC Aadva IOS의 스캐너 핸드피스는 시장에 나와 있는 스캐닝 기기 가운데 가장 작은 것 중 하나이다(사진: GC Europe N.V).

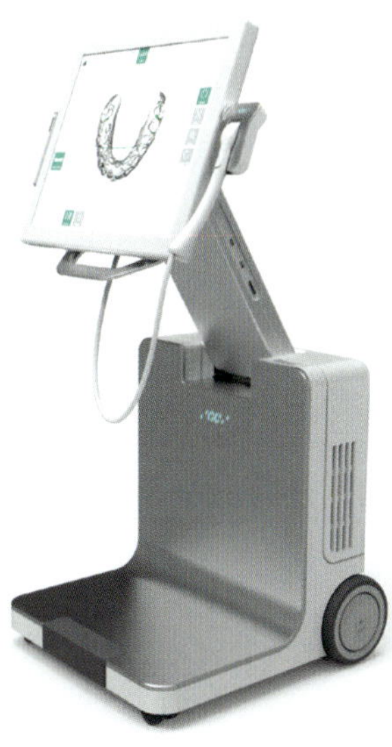

그림 64. **B,** 이 시스템은 카트 버전으로도 제공된다(사진: GC Europe N.V).

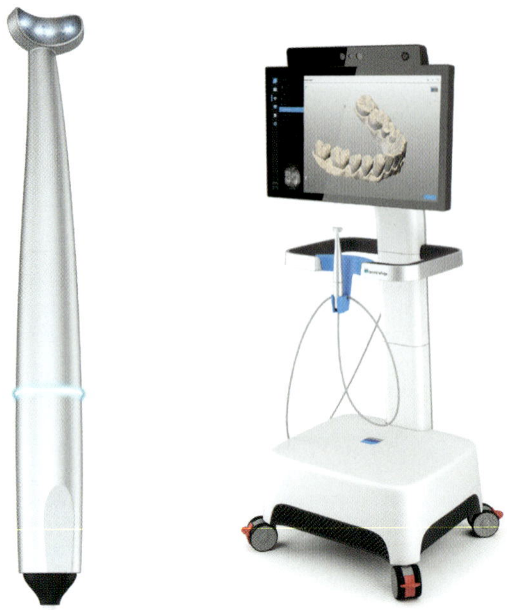

그림 65. **A, B,** 활 모양의 스캐닝 헤드는 DWIO 스캐너의 특징이다. 구강내 스캐너(DWIO)는 카트 버전으로 제공된다(그림: Dental Wings).

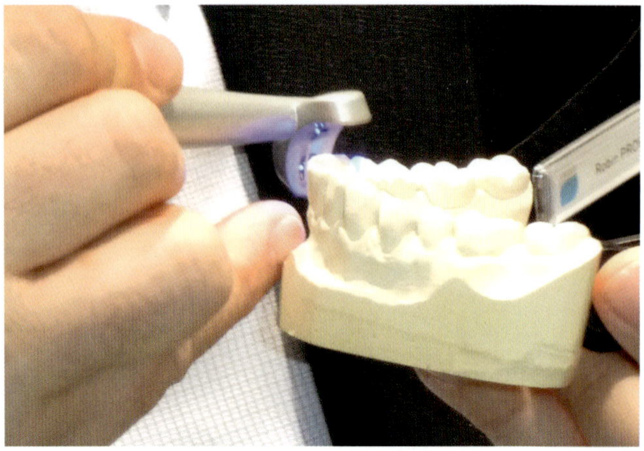

그림 66. DWIO 스캐너의 활 모양 스캐닝 헤드는 대체적으로 작은 높이를 가지며 스캔 범위를 협·설 방향으로 넓힐 수 있게 해 준다.

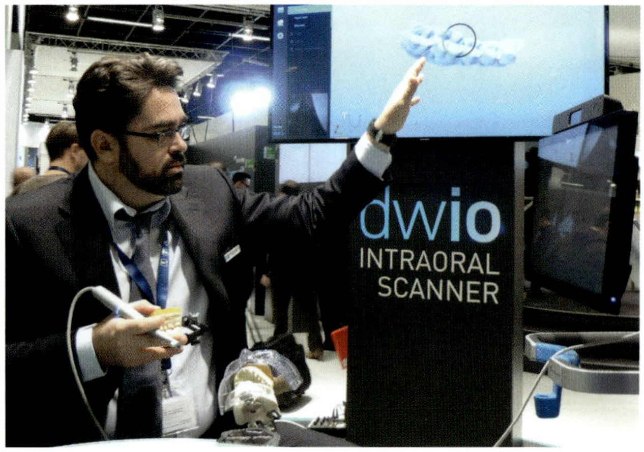

그림 67. '동작 캡처'를 사용하여 연관된 스캐닝 소프트웨어를 사용할 수 있다. 이는 제어 요소들(키보드, 마우스, 터치스크린)의 오염을 방지할 수 있다.

(빨간색)를 알려 준다. 스캔은 파우더 없이 진행된다. 스캔된 데이터는 DWOS connect를 통해 치과나 치과기공소에 전달된다.

참고문헌

Vollborn T, Habor D, Chuembou Pekam F, Heger S, Marotti J, Reich S, Wolfart S, Tinschert J, Rademacher K: Weichgewebeschonende computergestützte Abformung: Ein neues Konzept unter Verwendung eines ultraschallbasierten 3-D-Scanverfahrens. International Journal of Computerized Dentistry, 2014; 17 (4): 277-296

Duret F, Blouin J L, Duret B: CAD-CAM in dentistry. J Am Dent Assoc; 117: 715-720; 1988)

Wöstmann B: Die Abformung als Grundlage für eine langfristige prothetische Versorgung. ZM, 2005; 95: 32-39

2. 데이터 처리

2.1. CAD 설계

일반적으로 CAD는 컴퓨터의 도움을 받은 그림, 작성 또는 설계이다. 이런 의미에서 보면 CAD는 컴퓨터를 이용하여 목표물의 가상 3차원적 모형을 만드는 것이다. 오늘날은 3차원적 모형의 제작과 편집을 컴퓨터를 이용한 설계라 부른다.

기존의 계획과 제작 과정에 비해 CAD 설계의 가장 큰 장점은 물체의 자유로운 공간적 표현, 즉 모든 방향에서 물체를 관찰할 수 있다는 것이다.

3차원 디지털 스캐너는 캡처 과정의 첫째 결과로 일명 '점군(point cloud) 데이터'를 만든다(그림 68).

이 점군 데이터는 CAD 시스템의 다음 단계를 위하여 모형으로 변환되어야 한다. CAD 분야에서는 여러 종류의 모형이 사용된다.

모서리 모형

표현하려는 대상 물체의 모서리가 '와이어 모형'으로 묘사된다. 모서리 위로 그물을 던진다면 면적 모형이 나와 형체를 머릿속으로 그릴 수 있다.

면적 모형

표현하려는 대상 물체의 경계 표면들이 수학적으로 표현된다. 보통 표면들의 위상기하학(어떤

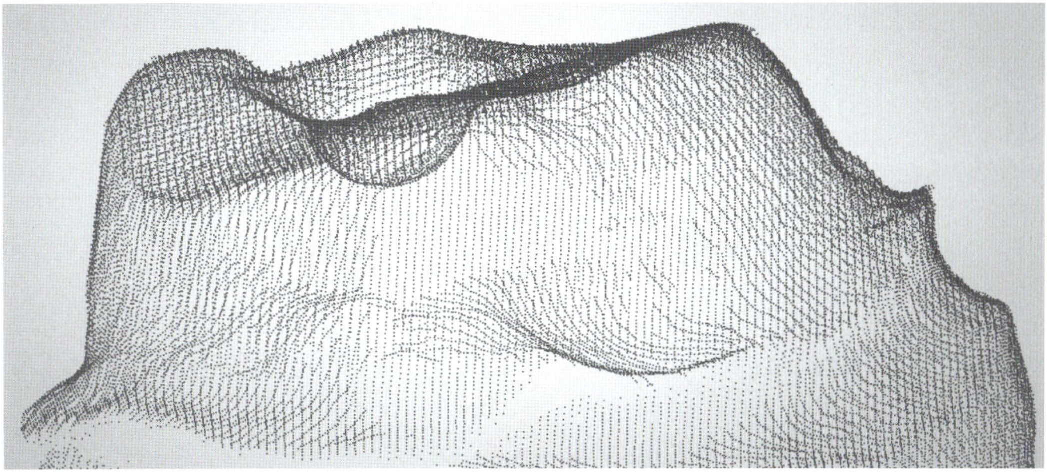

그림 68. 스캔 과정 후 구치의 점군 데이터.

표면이 어떤 표면에 맞닿았는지) 정보가 추가로 저장된다. 가장 자주 쓰이는 버전은 각 지점들이 다각형 면적으로 이어지고, 그 전체가 물체의 표면을 묘사한다. 데이터 포맷으로는 보통 STL 포맷이 쓰이는데, 표면을 묘사하기 위해 삼각형을 이용한다. 각 지점을 연결하여 삼각형을 만드는 과정을 트라이앵귤레이션이라고 한다(원래 스캔 과정의 삼각측량 원리와 혼동하지 말 것)(그림 69).

볼륨 모형

표현하려는 물체의 외부 표면 외에 추가로 어떤 측면에 물질이 있는지에 대한 정보가 저장된다. 볼륨 설명은 묘사된 물체의 볼륨을 규정하기 위함이다.

보디 모형

볼륨 모형에 있는 정보에 더해서 보디 모형에는 재료와 표면 성질에 대한 정보가 추가된다.

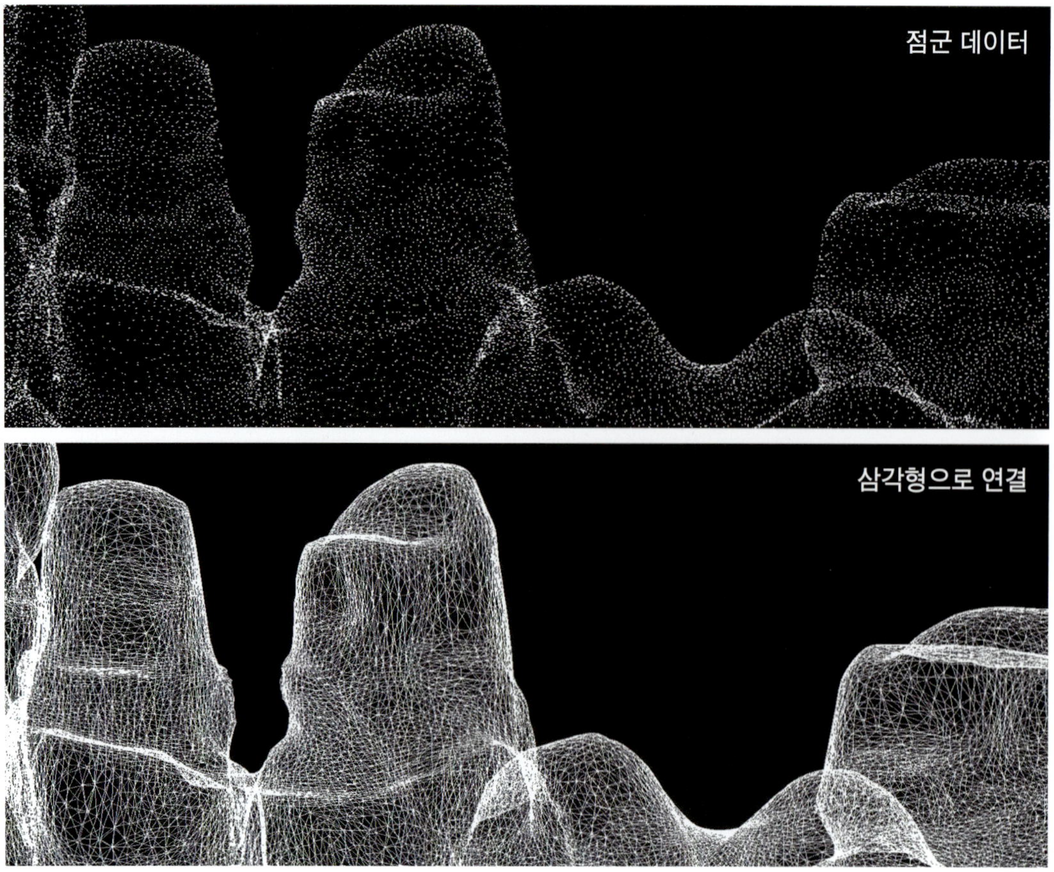

그림 69. A, B, 점군 데이터를 삼각망으로 연결(=트라이앵귤레이션).

데이터 포맷

각 시스템 사이의 데이터 통신, 설계 프로그램과 제작 기계 사이의 데이터 통신을 위해 각 시스템의 데이터 포맷이 호환되어야 한다. 그러나 대부분의 시스템들은 고유의 데이터 포맷을 가지고 있어 시스템 사이의 통신을 어렵게 한다.

대체적으로 시스템 중립적인 CAD 데이터 포맷은 IGES, SAT, IFC와 STEP 등이 있고 특별한 어플리케이션에는 STL이 쓰인다. 그러나 아직까지 CAD 데이터를 일원화하여 전달하는 국제적인 표준이 없다. 대부분의 치과 분야에서 이용되는 CAD 시스템에서는 인터페이스로 STL 포맷을 쓴다. 다각형 그물로 표현하는 다른 데이터 포맷들로는 OFF 데이터, PLY 데이터, OBJ 데이터가 있다.

STL 데이터 포맷

STL 포맷은 여러 CAD 시스템을 연결시키는 표준 인터페이스이다. STL 포맷은 3차원 물체의 표면을 삼각형 측면으로 표현한다(그림 70).

각 삼각형 표면은 3개의 꼭지점과 그에 상응하는 표면 수선(perpendicular)으로 표현된다. 그

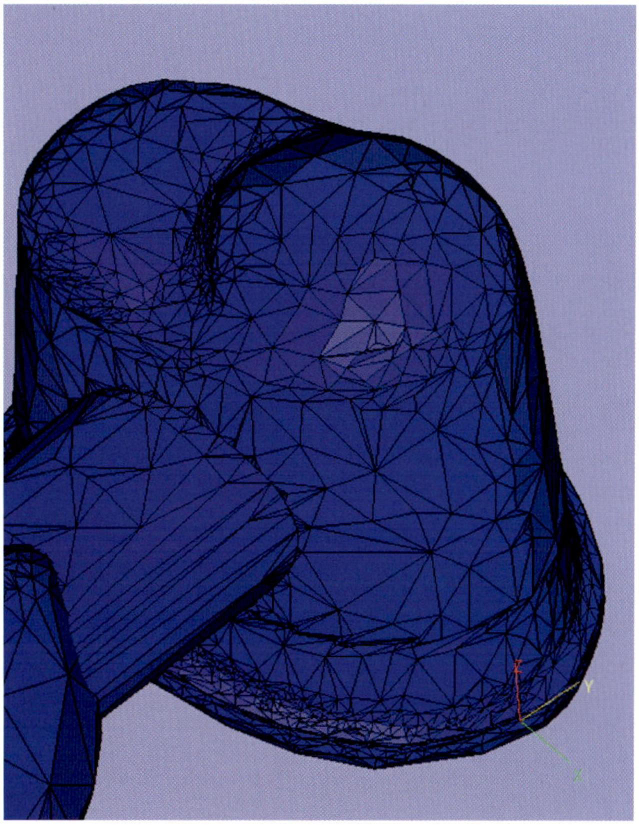

그림 70. STL 포맷은 표면을 삼각형으로 표현한다.

로 인해 최소한 3개(보통 더 많이)의 삼각형이 한 지점에 자리한다. 표면을 삼각형으로 표현하는 STL 데이터는 ASCII 코드 또는 이진법으로 저장할 수 있다.

STL-ASCII 포맷

ASCⅡ 코드에서는 삼각형의 모든 점이 최소한 3개의 삼각형에 존재하여, 큰 데이터 용량을 필요로 한다(그림 71, 72).

STL 이진법 포맷

일명 이진법 코드는 더 작고 실제적인 숫자값과 무관하여 데이터 용량이 크게 줄어든다(그림 73).

STL 데이터 ASCII

```
solid name
 facet normal n1 n2 n3
  outer loop
   vertex p1x p1y p1z
   vertex p2x p2y p2z
   vertex p3x p3y p3z
  endloop
 endfacet
endsolid name
```

그림 71. ASCII 포맷의 STL 데이터. 이때 'name'은 파일 이름을 얘기한다. Facet부터 endfacet까지는 삼각형 1개를 의미하고 삼각형 갯수만큼 반복된다. n1은 삼각형의 normal vector를 나타내고 p1~p3은 삼각형 꼭지점의 x-, y- 그리고 z-좌표를 나타낸다.

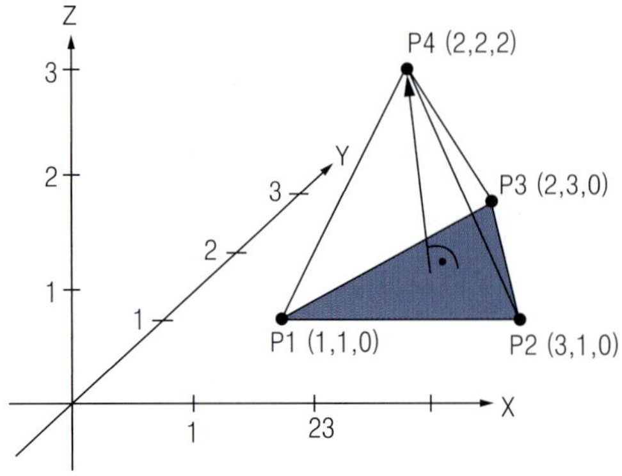

STL 데이터 ASCII

```
solid versuchsdreieck 1
 facet normal 2 2 2
  outer loop
   vertex 1 1 0
   vertex 3 1 0
   vertex 2 3 0
  endloop
 endfacet
endsolid versuchsdreieck 1
```

그림 72. Surface standard와 그에 해당하는 STL 데이터(ASCII 포맷) 세트를 가진 삼각형 면.

할선 오류

삼각형으로는 구부러진 표면을 표현하는 데 한계가 있다. 이른바 할선 오류가 작용하기 때문이다(그림 74). 이 말은 삼각형이 클수록 원래 표면과의 오차가 커진다는 것이고, 반대의 경우에는 오차가 작아진다. 그러나 삼각형의 개수를 늘리면 데이터 용량이 커진다.

구부러진 물체의 제한적인 표현 외에도 선택된 근사치 정도(선택된 삼각형의 최소한의 크기 내지는 최대 밀도)에 의해 물체의 왜곡(예: 끊긴 모서리 등)이 생길 수 있다.

충분한 정확도와 동시에 가공 가능한 데이터 용량을 얻기 위해, 지능적인 알고리즘이 필요하다(그림 75). 이때 삼각형이 각 필요조건에 맞게 크기가 맞춰지는데, 삼각형의 개수(데이터 용량)와 표면 묘사의 정확성 사이의 최적 비율을 얻기 위해서이다.

NURBS(Non-Uniform Rational B-Splines)

NURBS란 수학적으로 정해진 곡선이나 면적인데, 이론적으로는 자유로운 모형을 제작하는데 쓰인다. 기능적으로 정해진 기하학적 구성 요소로 표현된다. NURBS 면적의 장점은 예상 가능성과 직관적인 편집에 있다. 일명 조절점은 면적과 직접 연결되어 있거나, 마치 실로 면적과 연결된 것처럼 보인다. 그래서 조절점의 움직임 자체로 또는 상급의 툴로 해당 기하학적 구성 요소를 변경할 수 있다(그림 76). NURBS 면적은 STEP 또는 IGES 데이터로 저장되는데, 전달을 목적으로 하는 교환용 데이터 포맷으로 변경될 수 있다.

NURBS를 바탕으로 시스템들 간의 직접적인 데이터 교환은 불가능하며, 해당 면적은 다각형으로 변환되어야 한다.

STL 데이터 이진법

```
UINT8[80] – Header
UINT32 – Number of triangles

For each triangle
 REAL32[3] – Normal vector
 REAL32[3] – Vertex 1
 REAL32[3] – Vertex 2
 REAL32[3] – Vertex 3
 UINT16 – Attribute byte count
End
```

그림 73. 이진법 포맷의 STL 데이터.

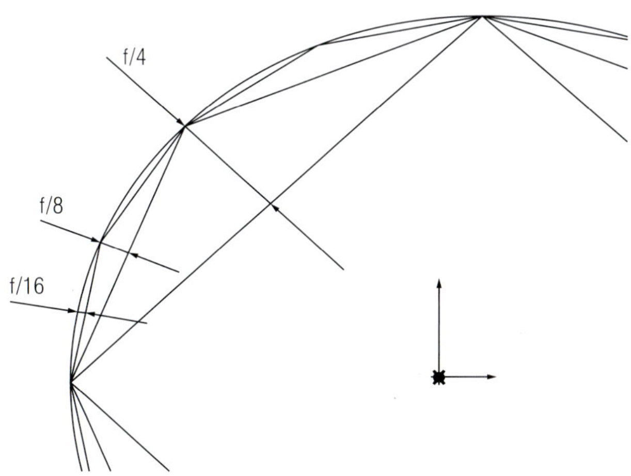

그림 74. 대표적 할선 에러(구의 단면): 삼각형이 클수록 실제 모양에서의 오차가 크다.

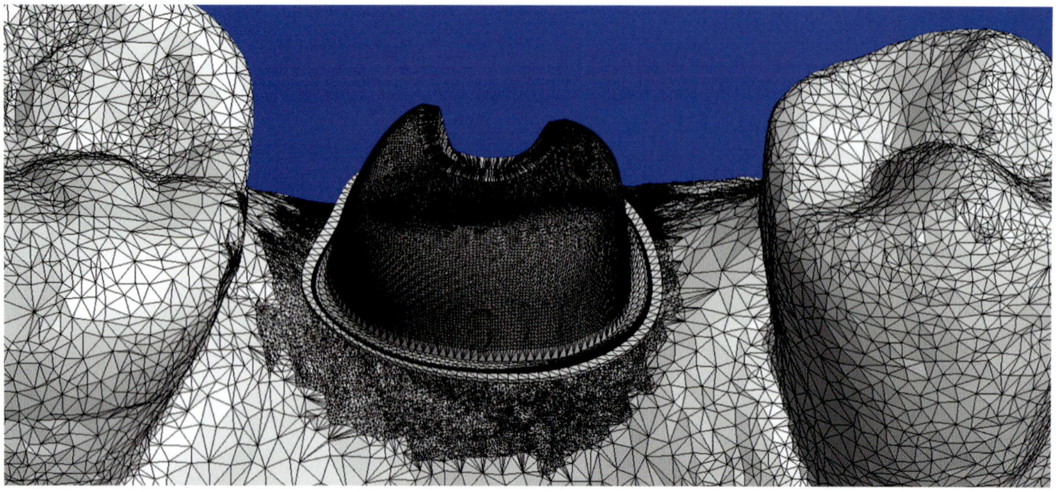

그림 75. '지능적인' 삼각형의 크기 선택: 높은 정확도를 요하는 부위(예: 임플란트 지대주)에는 작은 삼각형이 선택된다. 낮은 정확도를 요하는 부위(인접 치아)에는 큰 삼각형이 선택된다.

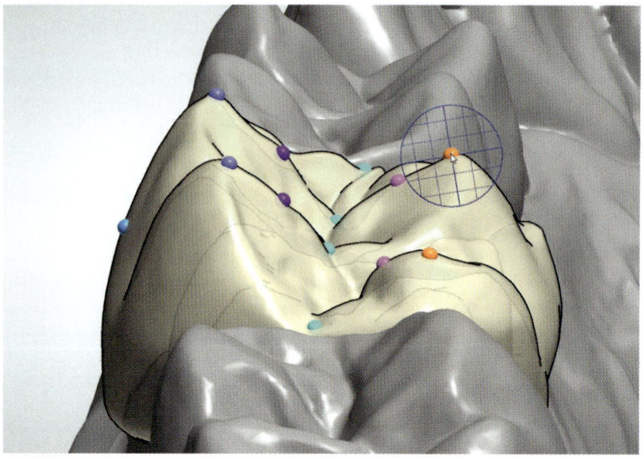

그림 76. B-Spline을 이용한 완전해부학적 구치부 크라운 조절점(control point)들이 여러 색깔로 표현된다. 조절점의 이동으로 물체의 기하학적 구조가 변한다.

인터페이스

치과용 CAD/CAM 기술들의 인터페이스 종류

세 가지의 인터페이스로 나눌 수 있다.

- 공개된 인터페이스
- 맞추어진 인터페이스
- 닫힌 인터페이스

공개된 인터페이스

공개된 인터페이스는 추가 정보 없이 작동하는 데이터 포맷이다. 예를 들어 STL 포맷이 그렇다. 이 포맷은 오로지 삼각형을 이용한 표면 묘사에 대한 정보만 가지고 있다. 추가적인 정보는 이 포맷으로 전달되지 않는다.

- 공개된 인터페이스는 보통 추가 정보 없는 데이터 포맷을 가지고 작동한다(예: STL 데이터).
- 공개된 인터페이스는 다방면으로 이용할 수 있고 특정 제공자에 종속되지 않는다.
- 표면 데이터 외에 추가적인 정보가 없기 때문에(프렙 경계, 와동 방향 등), 뒤이은 과정에 최적화되어 있지 않다(예: STL 데이터).
- 워크플로는 공개된 인터페이스로 복잡해진다. 깊은 노하우가 필요하다. 게다가 데이터 수집 시 품질 검사가 불가능하여 정확하지 못할 가능성이 커진다.

맞추어진 인터페이스

맞추어진 인터페이스는 원래 정보 외에 다른 정보를 포함한 데이터 포맷을 이용한다. 예로 3sfm 포맷을 들 수 있는데, 3Shape CAD software에서 FollowMe-Hyperdent CAM 소프트웨어로의 정보 전달을 용이하게 한다.

- 맞추어진 인터페이스는 보통 데이터 포맷에 더해서 추가 데이터로 작동한다(예: STL plus xlm, STL plus 3ox)
- 사용자의 편의성을 높인다.
- 복잡한 데이터의 전달이 크게 어렵지 않다.
- 인터페이스 '관리'가 번거롭다.

닫힌 인터페이스

닫힌 인터페이스는 추가 정보를 가진 데이터 포맷을 사용하며 하나의 닫힌 워크플로 안에서만 전달될 수 있다. 다른 시스템으로의 데이터 전달은 불가능하다

사용자는 닫힌 시스템 안에서 데이터를 전달할 때 안전하게 가이드 되기 때문에, 보통 문제가 생기지 않는다. 그러나 사용자의 프로그램이나 제작 과정 그리고 재료에 대한 선택의 자유가 공급자에 의존된다.

- 닫힌 인터페이스는 추가 정보를 포함한 데이터 포맷을 가지고 작동한다(예: cdt, dxd).
- 이 데이터 포맷들은 각 과정에 최적화되어 있다. 사용자 편의를 극대화했으며 그로 인해 진행 안전성이 향상되었다.
- 워크플로 안의 복잡한 데이터 전달이 가능하다
- 단점은 그 공급자에 종속된다는 것이다. 외부 프로그램 사용도 불가능하다. 데이터의 외부적 검사는 불가능하다.

인터페이스의 정의

인터페이스란 시스템의 일부로서, 시스템이 '소통하는' 방법이다(그림 77). 전체 시스템은 분석을 위해 부분 시스템으로 '잘라' 낼 수 있다. 이러한 부분 시스템 간의 접촉점에 작용하는 것을 인터페이스라 한다.

CAD 설계 소프트웨어의 치과적 사용

CAD 소프트웨어의 역할

기본적으로 CAD 소프트웨어의 임무는 보철물을 설계하는 데 있다. 이것은 크라운뿐만 아니라, 임플란트 위에 올릴 바 및 가철성 보철물까지를 포함한다. 가능한 한 최적의 보철물을 디지털로 만들기 위해서, 원래의 3차원 스캔 데이터 외에 3차원 X-ray(CT, CBCT), 디지털 axiography(예: Zebris, Freecorder Bluefox) 또는 3차원 얼굴 스캔이 있으면 좋다. 이러한 다양한 데이터 포맷을 하나의 소프트웨어에 통합하기 위한 CAD 소프트웨어를 위한 여러 조건이 있다. 게다가 여러 제작 기계(CAM 소프트웨어와 하드웨어)에 전달하기 위해서, 설계 데이터를 알맞게 변환시킬 수 있어야 한다.

CAD 소프트웨어의 기본적 구성

사용자 인터페이스의 구성은 다양하고 복잡하다. CAD 프로그램은 일부 소프트웨어 플랫폼을 기반으로 하지만, 각 치과업체들은 사용자 인터페이스를 개별적 용도에 맞게 변화시켰다. 그렇기 때문에—같은 CAD 소프트웨어 기반임에도—외형이나 디테일에서는 큰 차이가 나기도 하며, 따라서 사용자 편의성이 다를 수 있다.

1세대(1987년부터) CAD 소프트웨어는 2차원으로 작동했다. 예를 들면 Cerec 1 시스템(예전 Siemens Dental)을 들 수 있다. 당시에는 3차원적 상상력이라는 너무 높은 요구조건을 필요로 했기 때문에 사용자들의 관심을 끌지는 못했다. 1990년대에 들어 치과용 3차원 CAD 설계가 도입되면서 쉽고 편하게 사용하게 되었다.

치과용 CAD 소프트웨어 작업 과정을 연습용 케이스를 예로 들면서 설명하겠다. 2개의 프로그램(exocad DentalCAD와 3Shape Dental Designer)을 비교한다. 워크플로는 다음과 같은 과정으로 나뉜다.

- 과제 주문
- 스캔 과정 시작
- 스캔 데이터 로드

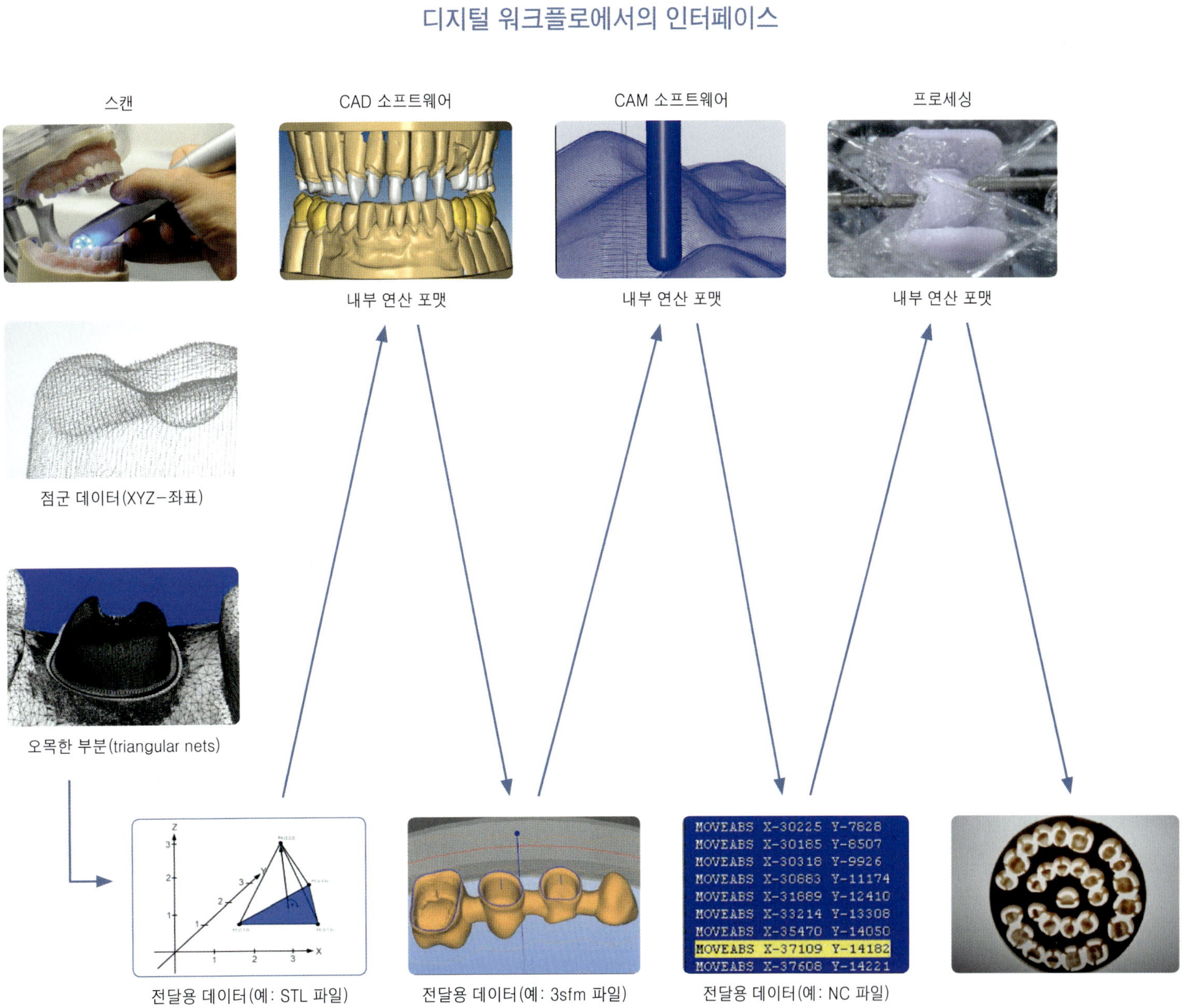

그림 77. 디지털 워크플로의 여러 전달 단계의 도식적 표현.

- CAD 설계를 위한 데이터 준비
  - 디지털 교합기
  - 모서리나 경계 설정(치아삭제 마진, 의치 경계 등)
  - 보철물 매개변수 설정(적합 매개변수, 층 두께 등)
- 보철물의 CAD 설계
- CAD 설계 데이터들의 융합
- 제작을 위해 설계 데이터 작성

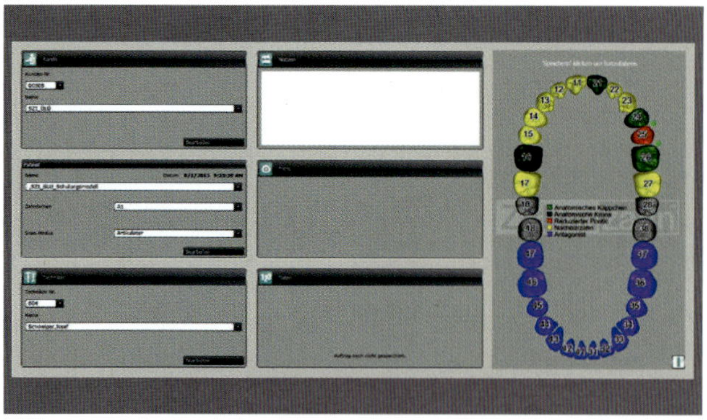

그림 78. exocad 소프트웨어 주문 서류.

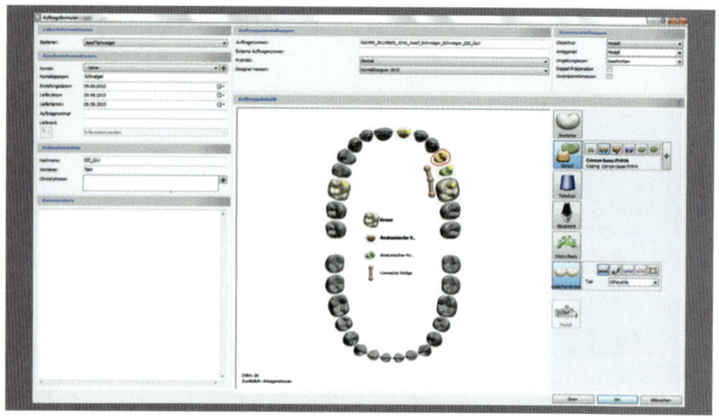

그림 79. 3Shape Dental Designer 주문 서류.

과제 주문

주문 서류에는 작업 과정에 필요한 데이터를 기입한다(그림 78, 79). 여기에는 정보 보호를 위해 환자 이름과 성을 익명으로 한다. 또한 주문 서류에는 보철물의 종류를 기입한다. 주문 내용은 모든 보철물을 포함하며 교정 장치도 있다. 일부 업체는 CAD 소프트웨어와 병행하여 네비게이션 임플란트도 제공한다. 절단되거나 절단되지 않는 모형 또는 대합 모형, 교합 바이트와 교합기에 등록된 모형 등을 선택할 수 있다. 시멘트 스페이스나 최소의 두께 등 보철물 매개변수를 여러 번 변경할 수도 있다. 뒤이은 스캔 및 제작 과정은 이러한 주문 서류의 기입 내용에 따라 영향을 받는다. 그렇기 때문에 주문 서류는 단순한 보철물 주문을 위한 서류 이상의 의미를 갖는다.

스캔 과정의 시작

주문 서류 이후에 스캔 과정이 시작된다. 대부분의 시스템은 개별적 스캔 소프트웨어가 열리는데, 사용자가 이 과정을 리드하고 스캔 과정을 조절한다(그림 80). 특히 치과기공 모형이나 구조물 캡처를 위한 스캔 템플릿은 쉽고 빠른 스캐너의 조작을 가능하게 한다. 많은 시스템들은 추가로 사용자가 정한 스캔 위치를 지원한다.

각 3차원 캡처의 수집 후에 정합 과정을 거쳐서 하나의 점군(point cloud)이 생긴다. 모든 점은 명확한 X, Y, Z 값을 갖는다. 이러한 점군은 삼각측량(triangulation)에 의해 표면 데이터로 변환된다(그림 81). 스캔 소프트웨어에서 모형의 데이터가 편집될 수 있다.

대부분의 스캔 소프트웨어에서 상악과 하악 모형의 위치는 전체 스캔 및 정합 과정을 통해서 자동적으로 정해진다(그림 82). 대안으로 수동적으로 기준점을 미리 정하여(한 점 또는 여러 점) best fit alignment를 이용할 수도 있다. 그렇게 준비된 상·하악의 데이터는 올바른 위치와 함께 CAD 소프트웨어에 전달된다.

A
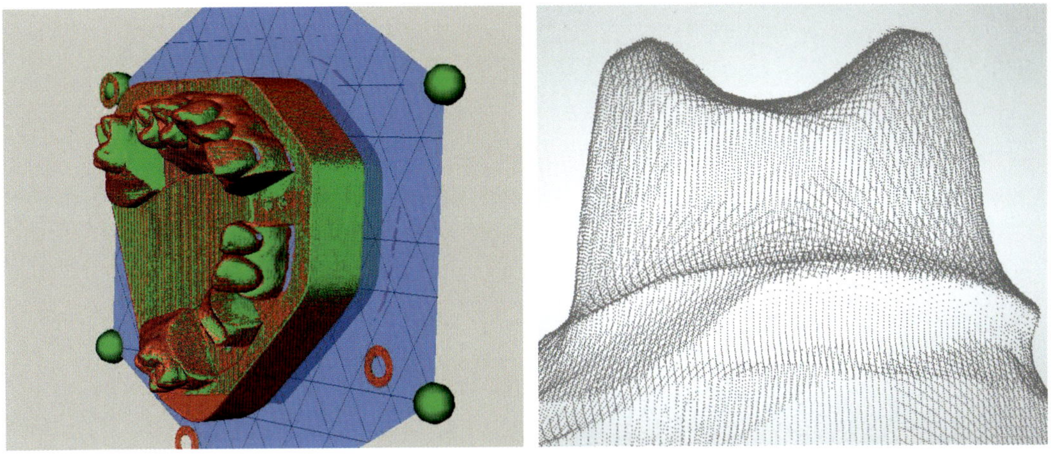
B

그림 80. A, B, 스캔 과정에서 점군 데이터가 만들어진다.

A
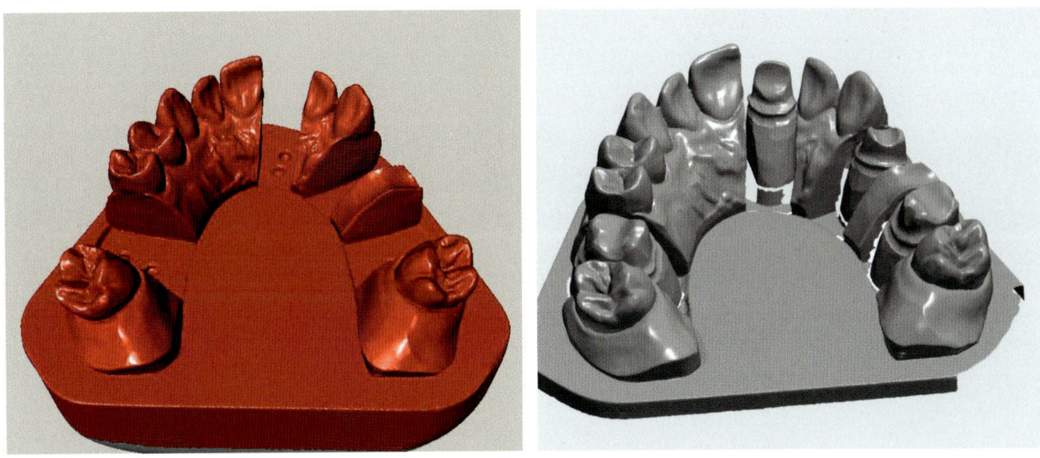
B

그림 81. A, B, 그림 80의 점군 데이터가 표면 데이터로 변환된다.

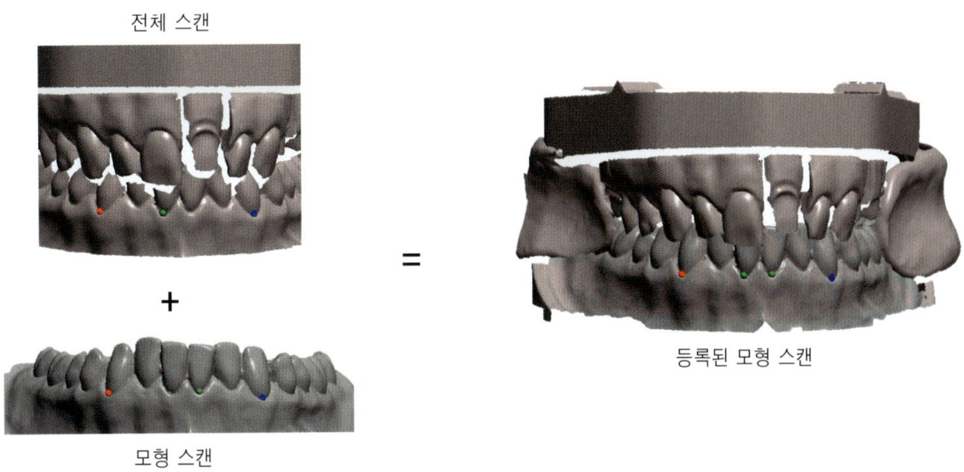

그림 82. 스캔된 모형 데이터와 전체 스캔의 '정합'은 수동적인 점 등록 그리고 이어서 최적합 배열로 이루어진다.

A

B

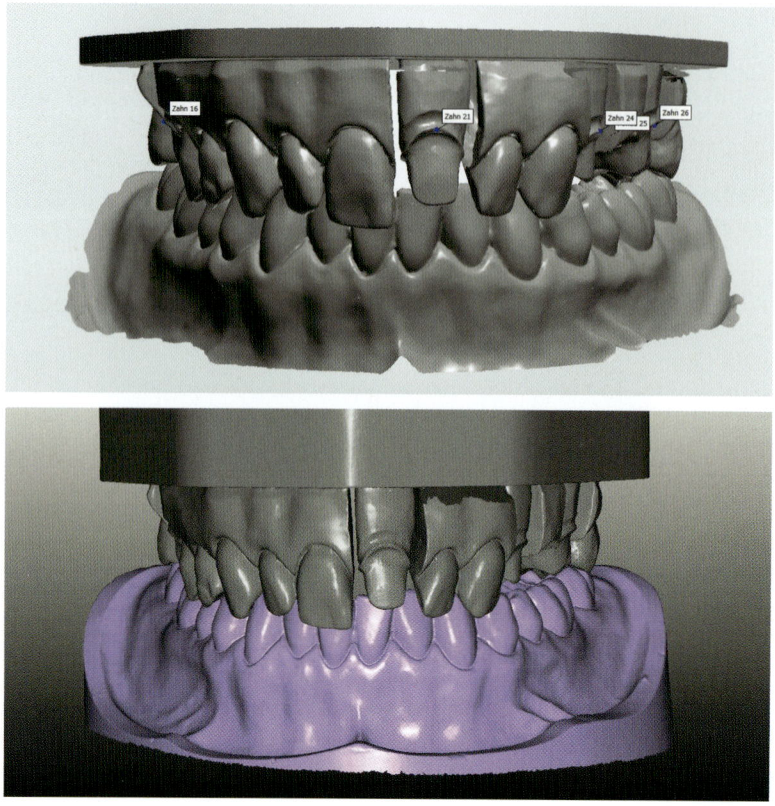

그림 83. A, B, 스캔된 모형 표면 데이터는 자동으로 CAD 소프트웨어에 로딩된다.

주의: 몇몇 시스템에서 스캔된 데이터의 추출(다른 시스템에서 사용하기 위해)은 좌표 시스템 상의 위치 정보 상실을 가져오기도 한다. 그리하여 데이터의 '새로운 조율'이 필요하다.

설계 소프트웨어로 데이터 로딩 하기

3D 스캐너로(예: 3D 구강내 스캐너, 3D 구강외 스캐너, DVT 등) 디지털 캡처 후에 스캔 데이터가 로딩되면 보통 자동적으로 설계 소프트웨어(그림 83)가 시작된다. 외부 시스템으로부터 스캔 데이터를 가져올 경우에는 모형 데이터의 새로운 조율이 필요할 수도 있다.

CAD 설계 데이터의 준비

원래 설계를 시작하기 전에, 삭제된 치아의 매개변수가 설정되어야 한다(그림 84). 이것은 보철물의 적합에 큰 영향을 주고 결국 구강내 시적 시 적합에 결정적 영향을 미친다.

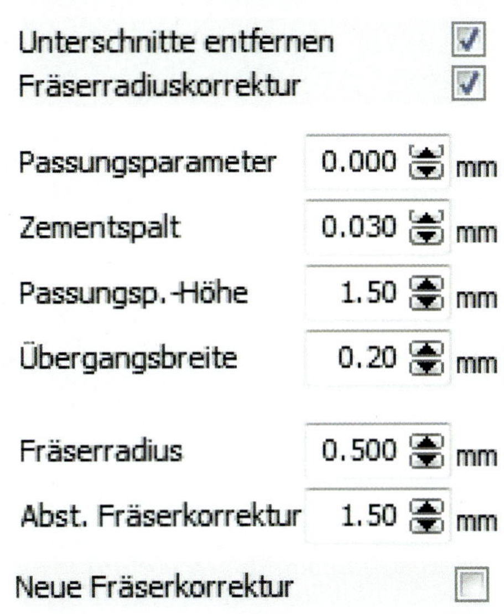

그림 84. 3Shape Dental Designer 소프트웨어상 조정 가능한 매개변수.

예: 3Shape Dental Designer

다음 값들을 설정할 수 있다.

- 언더컷 길이 켜기/끄기
- 밀링 지름 수정하기 켜기/끄기
- 적합 매개변수: 적합 매개변수는 변연 경계로부터 크라운 내부와 삭제된 치아 사이의 길이를 말한다.
- 적합 매개변수 높이: 변연 경계로부터 시멘트가 시작하는 부분의 길이를 말한다.
- 시멘트 스페이스: 시멘트 스페이스는 크라운 내부와 삭제된 치아의 적합 매개변수 높이 위의 길이를 말한다. 시멘트 스페이스는 합착 재료의 입자 크기에 맞게 설정하는 것이 좋다. 합착 시 교합이 높아지는 것을 방지할 수 있다.
- 이행 넓이: 적합 매개변수와 시멘트 스페이스 사이의 값과 크라운 내면 부위의 넓이와 삭제된 치아 사이의 차이가 커지는 부위의 넓이를 나타낸다.
- 밀링 지름 수정하기: 밀링 지름 수정하기는 크라운 내면 중 밀링 버보다 작은 지름을 가진 구부러진 면의 지나친 밀링을 방지한다(그림 85, 86). 이 작업을 안 했을 때 크라운은 그 부위에 지대치와 조기 접촉을 가지며 최종 높이가 높아져 크라운의 틈이 커진다. 게다가 세라믹 수복물은 크라운 내면에 장력이 커지는 부위가 생겨 실패율이 높을 수 있다.

(계속) 예: 3Shape Dental Designer

- 밀링 지름 수정하기의 간격: 이 값은 삭제 경계로부터 밀링 지름 수정이 허가되는 간격을 말한다(그림 84 참조). 삭제 경계에 너무 가까운 밀링 지름 수정과 그로 인한 느슨한 적합은 방지해야 한다.

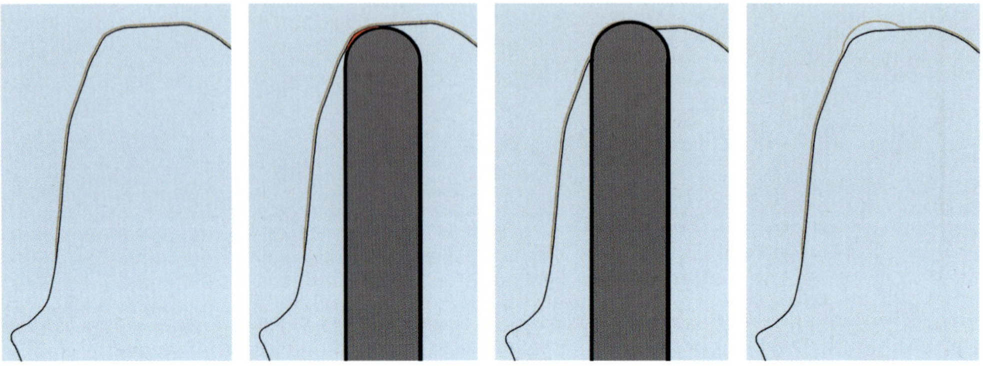

A B C D

그림 85. 절단연 부위의 밀링 버 지름값 보정. A, 시멘트 틈을 포함한 모형 단면. B, 밀링 버 지름값 수정 없이 밀링 시 밀링되지 않는 결함(빨간색) 부위. C, 밀링 버 지름값 수정을 통한 '지나친' 밀링. D, 결함 제거.

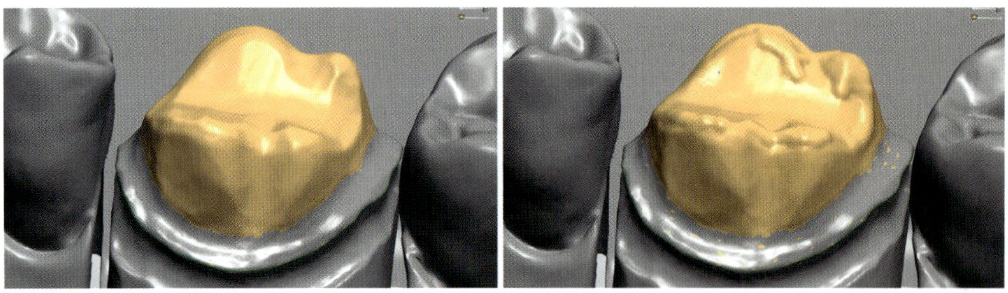

A B

그림 86. 밀링 버 지름값 수정 없는 모형 조정(A) 그리고 밀링 버 지름값 수정을 통한 모형 조정(B).

예: exocad 소프트웨어

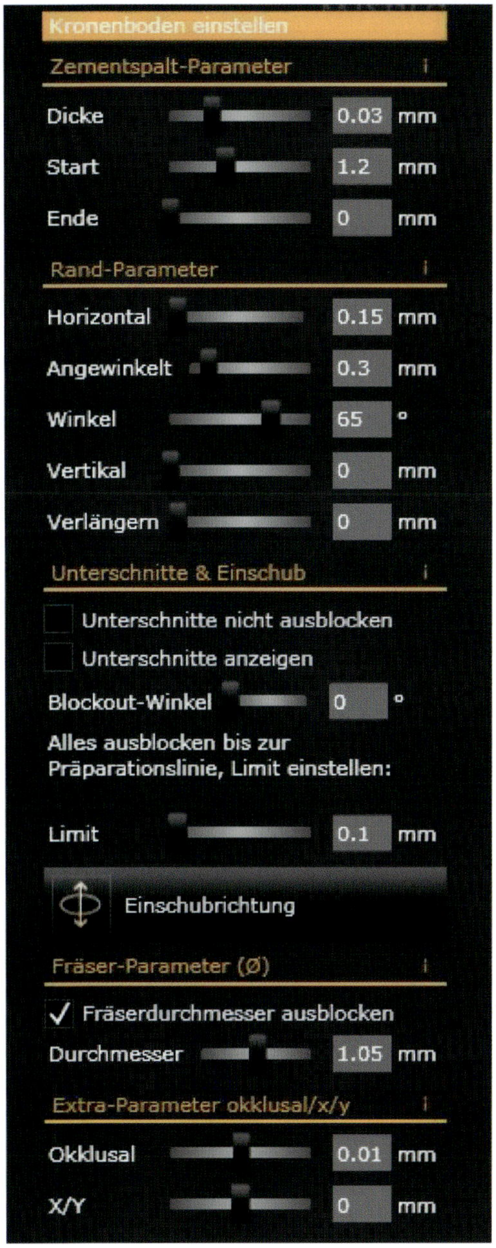

그림 87. exocad 소프트웨어의 예시로 설정 가능한 매개변수.

다음 값들을 수정할 수 있다.

- ***시멘트 스페이스 매개변수:*** 시멘트 스페이스의 두께, (삭제 경계로부터 계산된) 시작 지점과 종료 지점이 설정될 수 있다(그림 87).
- ***모서리 매개변수:*** 개별의 모서리 형성을 위해 예를 들어 다음 매개변수의 개별 변경이 가능하다(그림 88).
  - a. 수평적 강화
  - b. 각도 강화
  - c. 각도 기울기
  - d. 수직적 강화(그림 88에 없음)
  - e. 모서리 연장(그림 88에 없음)
- ***언더컷 채우기와 보이기:*** 언더컷이 있는 부위는 색깔로 표시되고 필요에 의해 채워질 수 있다. 채우기 각도는 개별로 선택할 수 있다.
- ***밀링 지름 채우기:*** 이 기능은 대체적으로 3Shape Dental Designer의 밀링 지름 수정하기와 같은 기능이다.
- ***추가 매개변수 교합 방향/X/Y:*** 이것을 통해 추가로 Z 방향과 XY 평면으로 적합을 정밀하게 조절할 수 있다.

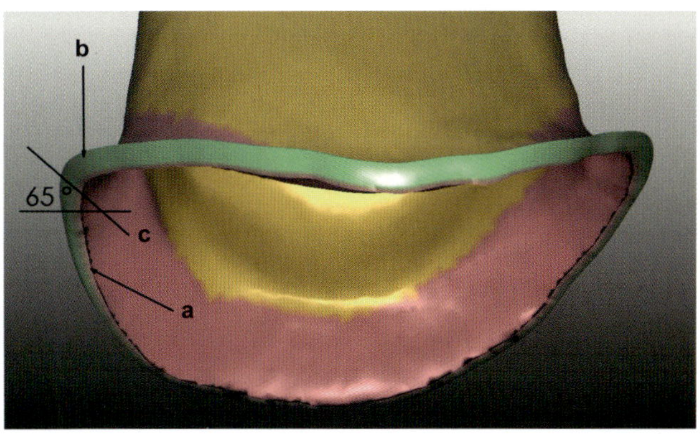

그림 88. 개별적으로 조정 가능한 변연 매개변수(a=수평적 보강, b=굴절된 보강, c=경사 각도).

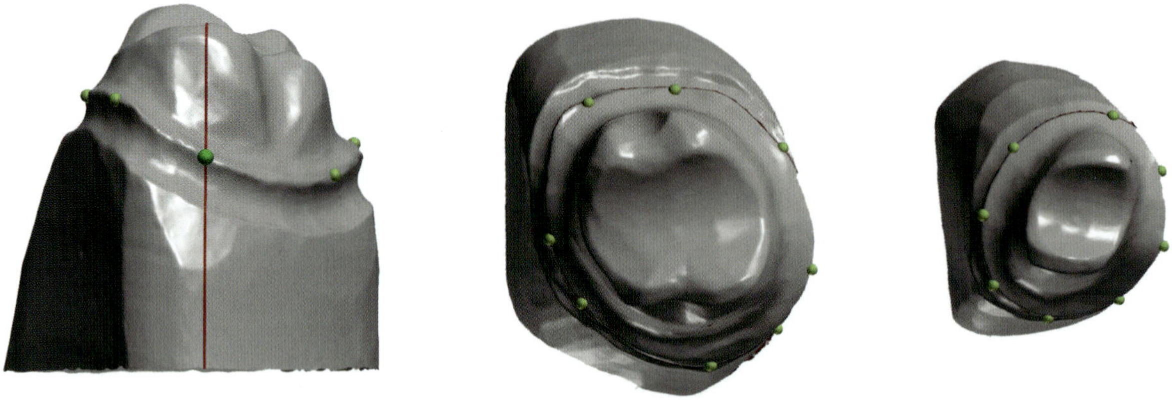

그림 89. 3Shape Dental Designer를 사용하여 사전 정의된 한도 내 배열점을 기준으로 삽입 경로 및 치아삭제 한도를 정할 수 있다.

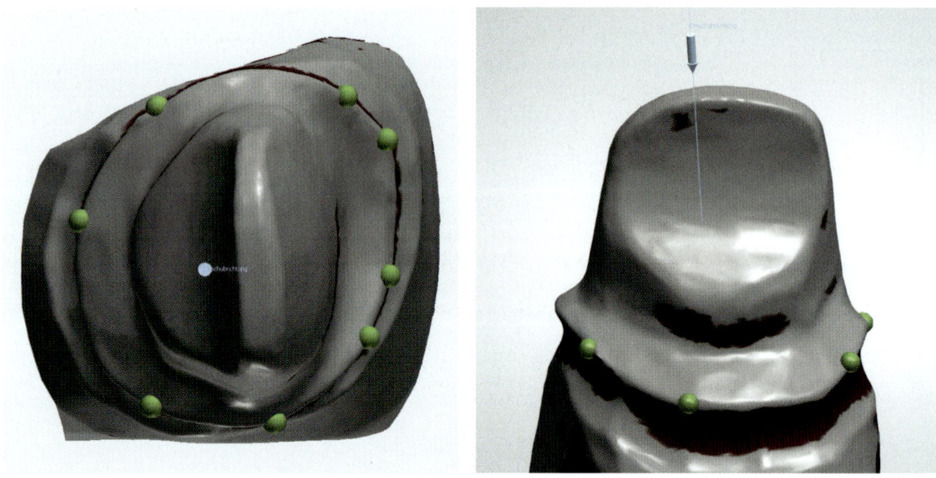

그림 90. 삽입 경로의 이동을 통해 발생 가능할 수 있는 언더컷(오른쪽)을 최소화할 수 있다.

실제 CAD 수복물의 설계

삽입 경로 또는 치아삭제 변연을 정하는 것은 CAD 설계의 필수적인 부분이다. 언더컷을 채우는 기능과 같은 많은 부분이 이 기준을 따른다. 그렇기 때문에 이 과정은 매우 신중하고 최대한 정확하게 실행되어야 한다(그림 89, 90).

치아삭제 변연을 정하는 것은 거의 모든 제조사의 CAD 소프트웨어에서 자동적으로 진행된다(그림 91). 그러나 명확하지 않은 치아삭제 변연일 경우 수동적 수정이 가능하다. 반면에 깨끗하고 정확한 치아삭제 변연일 경우 자동적으로 인지하고 잘 인식한다.

실제 설계 과정의 시작은 보통 스캔된 모형에 선택된 치아 기록들을 로딩 하는 것인데, 보통 데이터베이스에 저장되어 있다(그림 92).

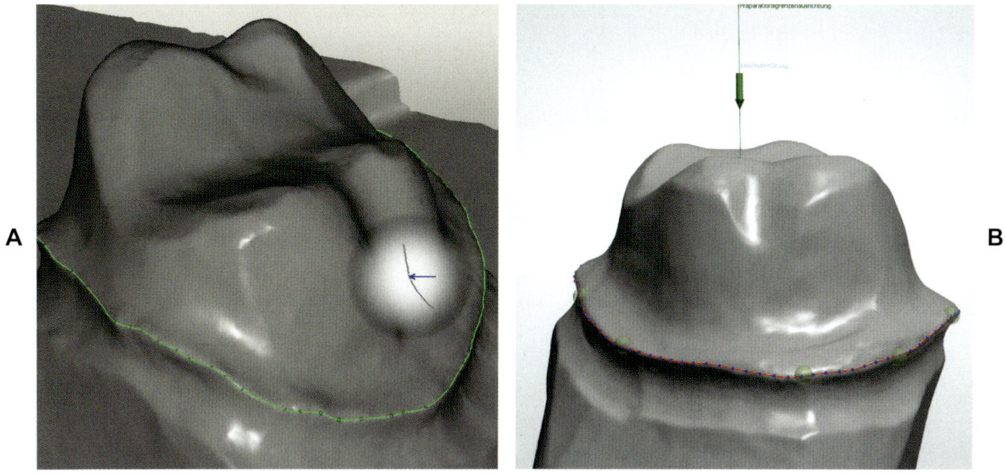

그림 91. 치아삭제 변연 정하기. A는 exocad, B는 3Shape 소프트웨어.

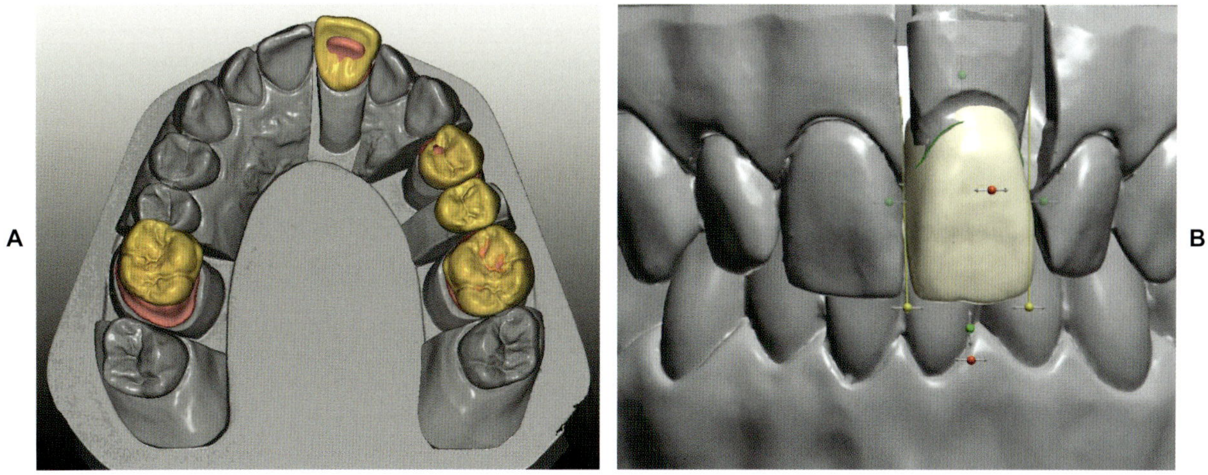

그림 92. A, B, 치아 데이터베이스에서 로딩된 치아 기록.

남은 치아의 크기에 정확하게 맞도록 치아를 위치시킨다. 다음을 통해서 치아를 조절한다.

- Translation(=옮기기)
- Rotation(=돌리기)
- Scaling(=크기 조정)

치아의 XY 평면상 위치 선정 외에도, 이 단계에서 Z축으로 이동시켜 대합치와 가능한 이상적으로 위치시키는 게 필요하다(그림 93). 이는 후에 fine-modeling 단계에서 재수정을 줄일 수 있다.

치아삭제 변연에서 수복물의 형태를 계산한 후, 다양한 가상의 도구들(모핑 툴)인 'touch point'와 '가상 왁스 조각도' 등을 이용해 개별적으로 편집한다(그림 94~96).

다음 단계에서는 디지털 교합기가 프로그래밍된다. 이를 통해 정적 및 동적 교합을 검사하고,

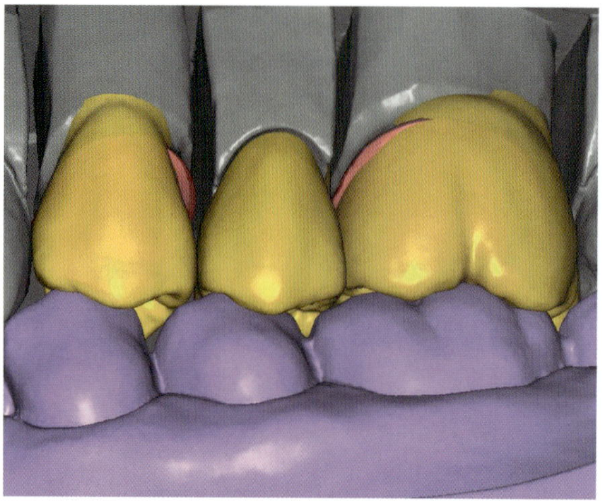

그림 93. Z축에서 대합치에 맞게 조정하기.

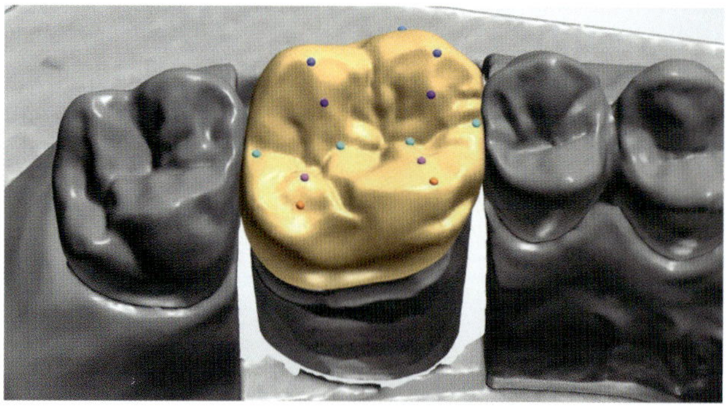

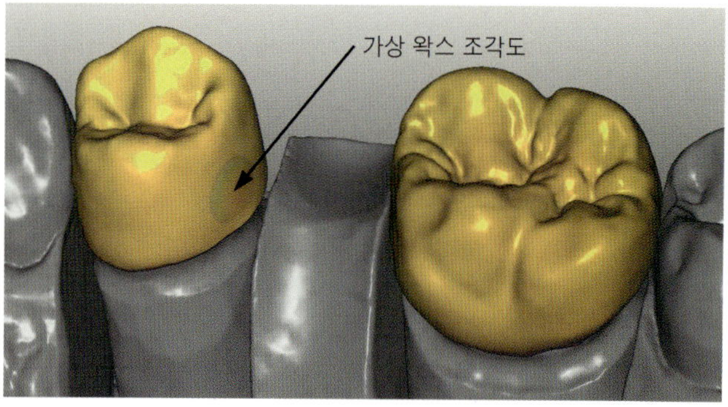

그림 94, 95. 일명 'touch points(control points)' 또는 가상 왁스 조각도를 사용하여 섬세하게 조정한다.

A

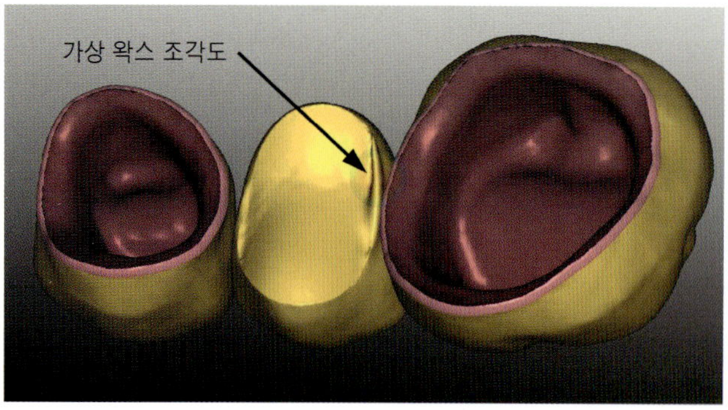

B

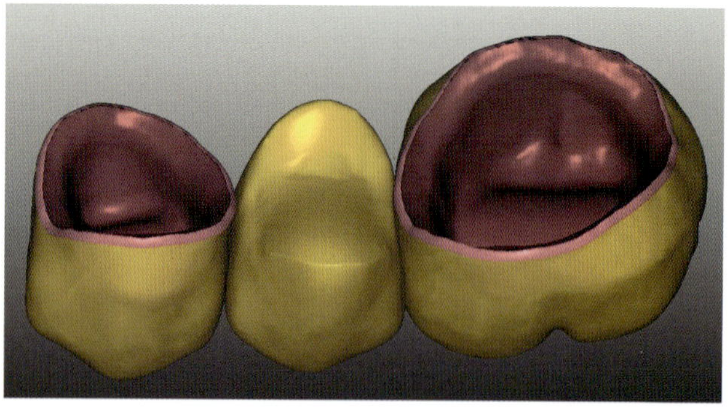

그림 96. A, B, 가상 왁스 조각도를 통해 가공치 내면 미세조정하기.

필요할 경우 가상으로 '갈아 낸다'. 여러 스캐너 또는 소프트웨어 생산자는 평균적인 디지털 반조절성 교합기와 두개골과 연관하여 가상으로 배열할 수 있는 기능을 제공한다(그림 97~99).

디지털 교합기에 다음 값이 설정될 수 있다.

A

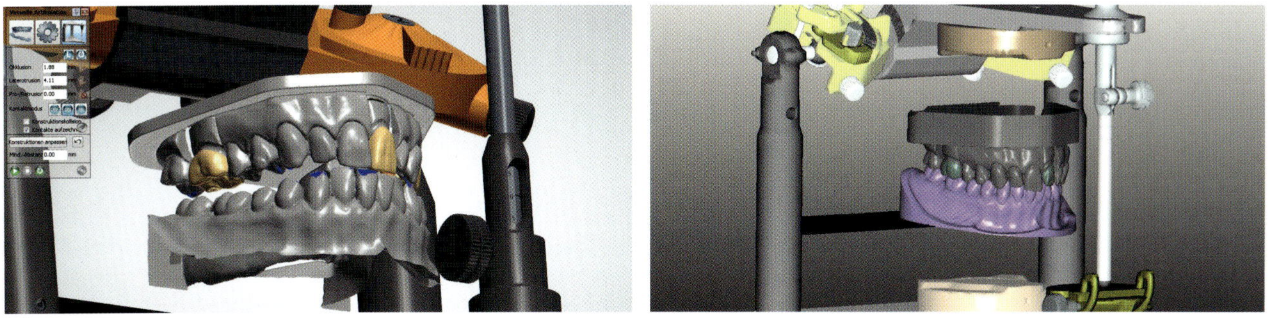

B

그림 97. A, B, 다양한 CAD 프로그램에서 구현된 디지털 교합기. 이를 사용하여 정적 및 동적 교합을 체크하며 필요시 가상적으로 조정한다.

A

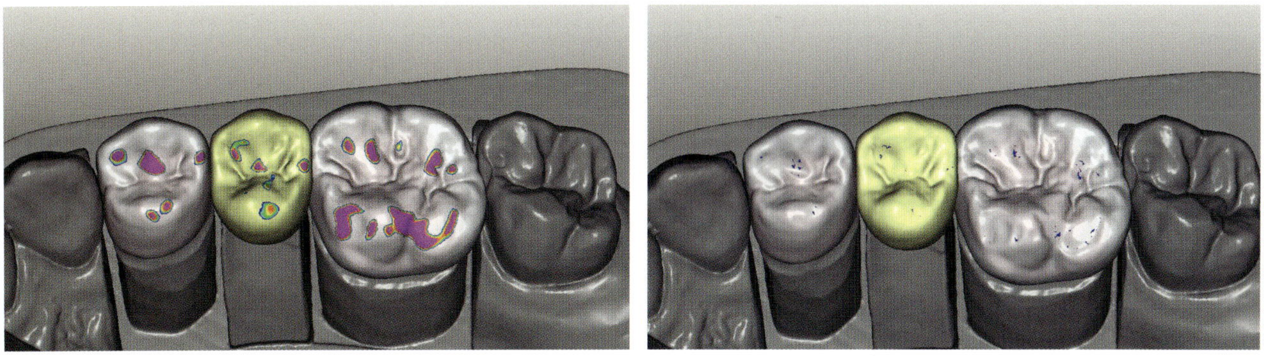

B

그림 98. A, B, 정적 교합을 가상으로 조정.

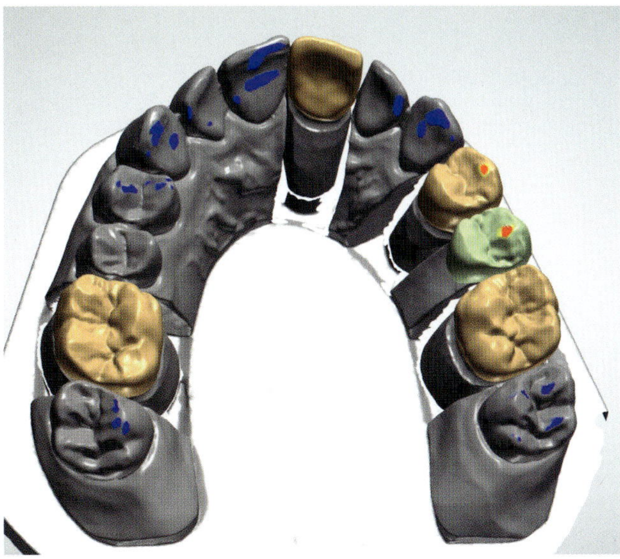

그림 99. 동적 교합의 시뮬레이션. 측방 운동(작업측)의 결함이 빨갛게 표시되며 가상에서 조정될 수 있다.

- 과두유도(condylar guidance)
- 베네트 각(Benett's angle)

• 즉각측방변위(immediate-side-shift)

• 전치 유도판(incisal guide table)

• 유도 길이(length of guide)

비니어링될 수복물은 다음 단계에서 완전해부학적 설계를 통해 정해진 비니어 두께만큼 삭제되어야 한다. 만약 부분적 삭제가 이루어지는 경우, 삭제될 부분을 표시하는 두 가지 방법이 있다.

• 완전해부학적 설계의 수복물에서 삭제되어야 할 만큼의 삭제선 그리기(그림 100)

• 삭제되지 않는 부분을 가상으로 칠하기(그림 101)

정적 및 동적 교합의 가상 적합과 비니어 부위의 삭제 후에 브릿지 보철물의 연결부가 설계된다(그림 102). CAD 소프트웨어는 연결부 형태에 대한 다양한 선택지를 제공한다. 대부분의 CAD

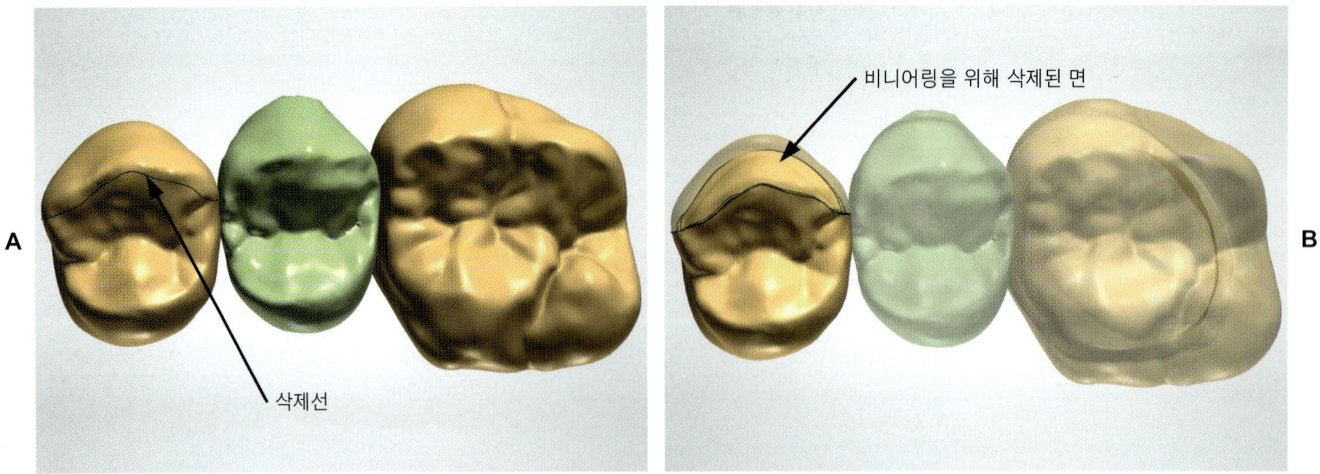

그림 100. A, B, #24 치아의 협면을 삭제하여 비니어링을 가능하게 함(3Shape).

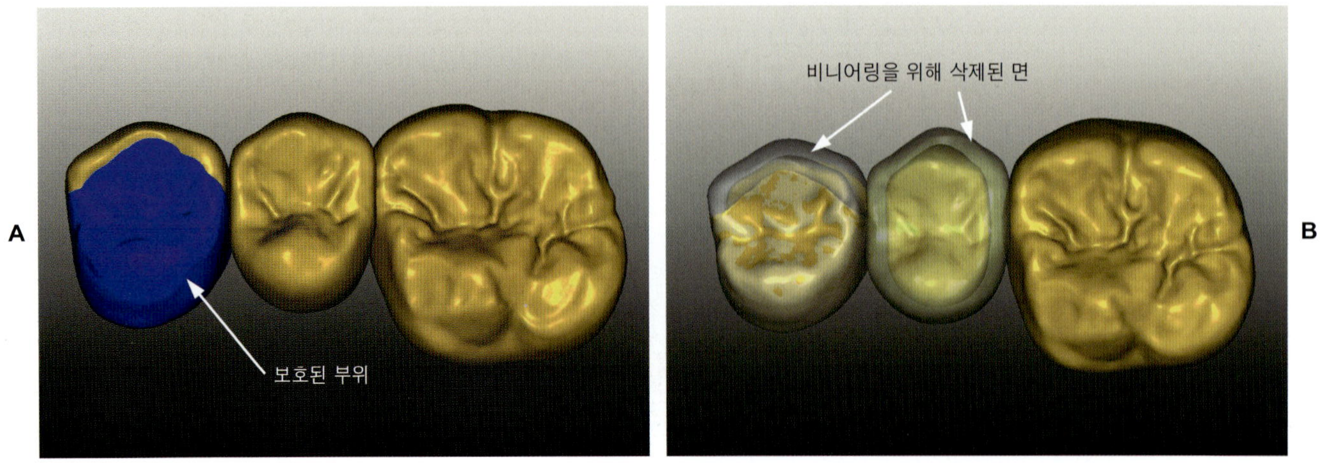

그림 101. A, B, 비니어링을 위해 삭제되지 않도록 보호되는 부위가 파란색으로 표시된다(exocad).

시스템들이 주문 서류에서 부분적으로 정할 수 있는 초기 제안을 제공한다. 이 제안은 사용자가 개별적으로 변경할 수 있다(그림 103, 104). 여기에 있어서 중요한 기본은 연결부의 높이가 브릿지의 견고함에 제곱으로 영향을 준다는 것이다. 그렇기 때문에 연결부 단면적뿐만 아니라 최적의 높이–넓이 비율을 유의해야 한다. 따라서 매우 넓고 낮은 높이의 연결부는 지양해야 한다.

CAD 설계 데이터를 융합하기

CAD 설계 과정의 말미에 여러 개의 설계 구성 요소들(예: 크라운, 연결부, 가공치)이 하나의 데이터로 융합된다(그림 105). 이 데이터는 exocad 소프트웨어에 첨가 방식(예: 레이저 용융)으로 최적화될 수 있는데, 이때에는 설계 데이터 내부의 변연이 모두 제거된다. 이러한 변연들은

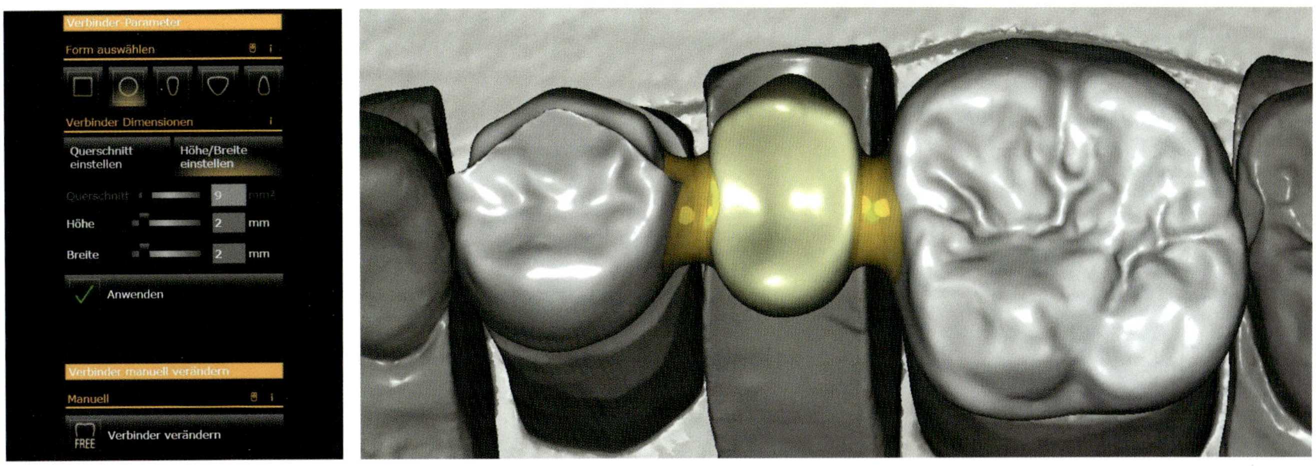

그림 102. A, B, exocad 소프트웨어의 브릿지 연결부 초기 제안. 단면은 9mm²로 설정되었다. 여러 연결부 형태를 선택할 수 있다.

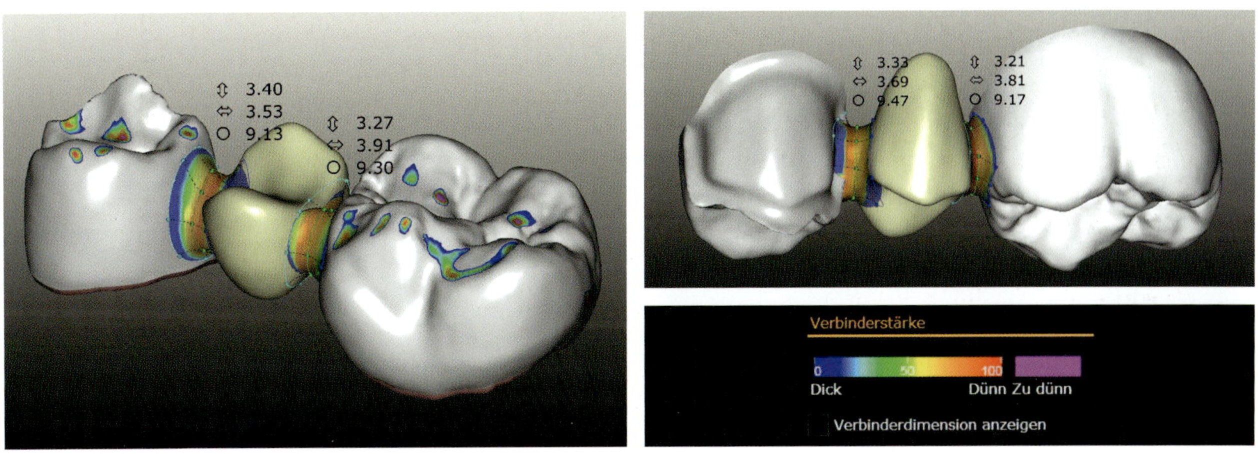

그림 103. A~C. 연결부 디자인별 적합도, 높이, 너비 및 단면이 표시됨. 색상 표시는 연결부가 견딜 수 있는 하중을 나타낸다.

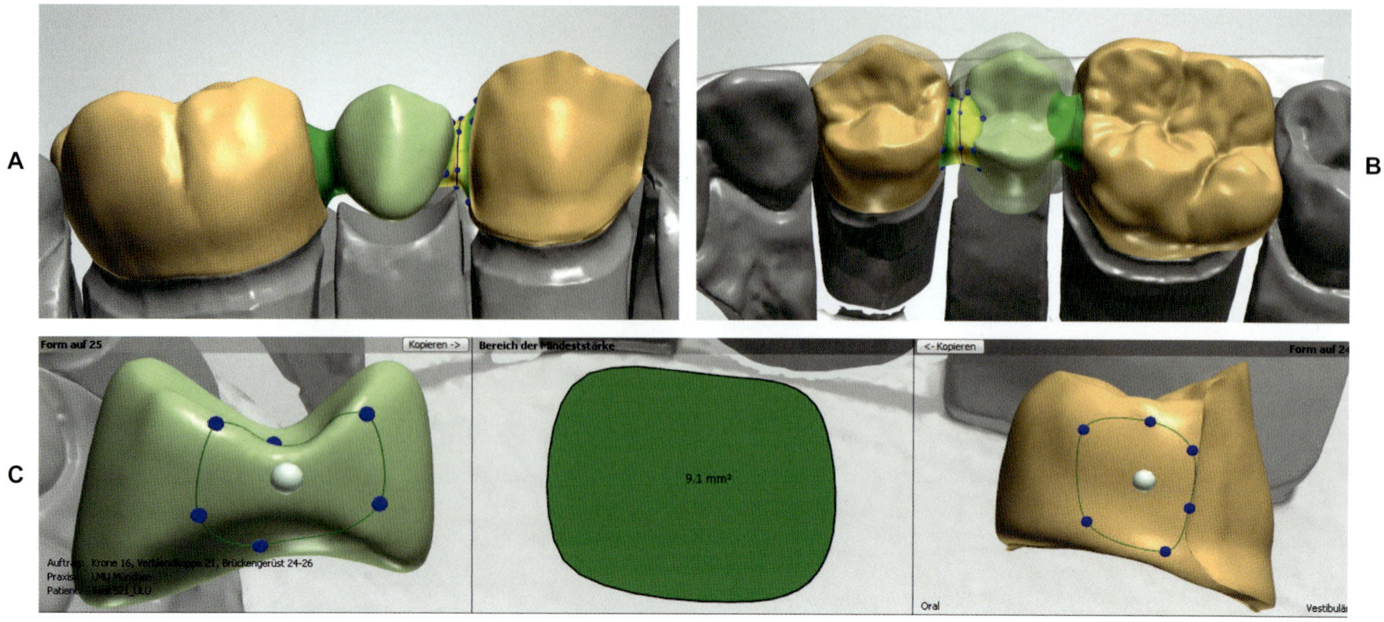

그림 104. **A~C.** 3Shape Dental Designer의 개별적 연결부 디자인. 연결부 최소 단면적인 9mm²에 도달하면 단면적 표현(**C** 가운데 그림)이 초록색으로 변한다.

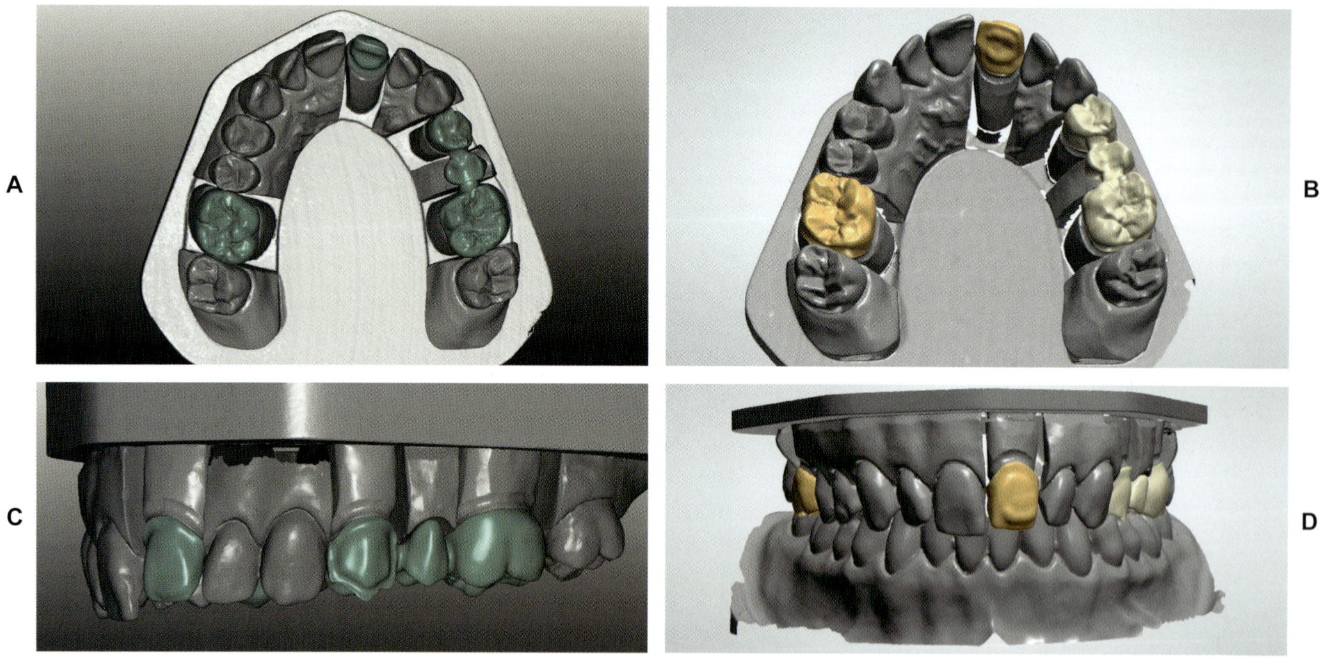

그림 105. **A~D.** 융합된 CAD 설계 데이터. 왼쪽 2개의 사진은 exocad 설계를, 오른쪽 2개의 사진은 3Shape 설계를 나타낸다.

절삭한 결과물에 부정적인 영향을 주지는 않는다.

A 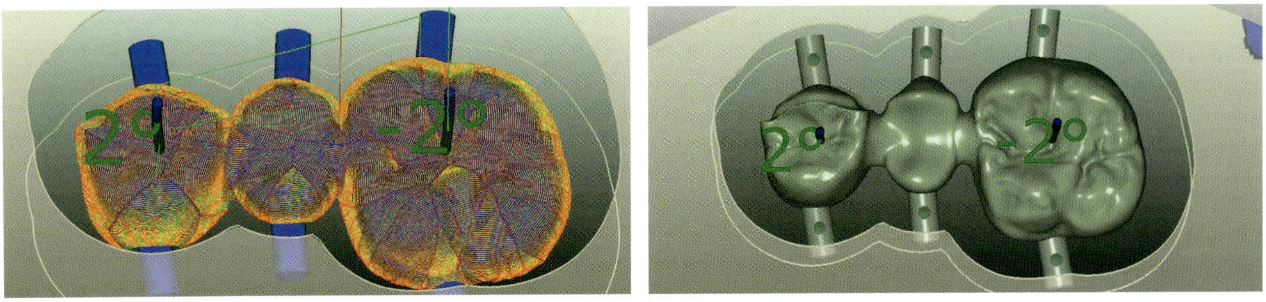 B

그림 106. A, B, 가상의 블록에 CAD 설계를 위치시킴. 밀링 경로의 계산과 고정 핀의 첨가는 CAM 소프트웨어에서 이루어진다.

제작 과정을 위한 설계 데이터 추출

제작 단계를 위해서 설계 데이터는 융합된 후에 CAM 소프트웨어에 전달된다(그림 106). CAM 소프트웨어는 밀링 디스크 관리 및 밀링 디스크 내 설계 데이터의 위치를 정해 주는 임무를 수행한다. 중요한 것은 밀링 과정 동안 수복물이 디스크에 핀으로 고정되어 있어야 한다는 것이다.

밀링 경로와 NC(numerical control) 파일의 계산으로 이 과정을 마친다.

치아 데이터베이스: 치아 구조 데이터베이스

치과용 CAD 프로그램에는 치아 데이터베이스가 포함되는데, 사용자가 설계(지난 예시 참조)해야 하는 번거로움을 덜어 주기 위함이다. 이러한 치아 데이터베이스의 기초로 쓰이는 자료는 자연치뿐만 아니라 왁스업된 치아(설계된 치아)들이다. 지금까지는 이러한 치아 데이터베이스로 치아 표면(외부 법랑질 표면)만을 표현하였다.

치아 구조 데이터베이스(Schweiger)의 개발로 인해, 개별적 치아의 각 층을 표면 데이터로 표현할 수 있다. 예를 들어 개별적 치아는 다음과 같은 구조를 가질 수 있다(그림 107).

- 치수
- 상아질 내부(상아-법랑질 경계, dentin-enamel junction; DEJ)
- 외부 법랑질 표면(outer enamel surface; OES)

치아 구조 데이터는 자연적, 이상적인 다층 구조의 보철물을 전제로 하는데, 이는 첨가하거나 절삭하는 방식으로 얻는다(그림 108).

- CNS 방법을 이용하여 개별 층의 기록을 기반으로 단계별로 치아층이 만들어진다.
- Multi-material 3D 프린트(3D-MMP)는 다층의 보철물을 한 번에 만들어지게 할 수 있다(그림 109, 110). 이 기술은 현재 레진에 한정되어 있다. 앞으로 세라믹 재료 분야의 발전이 기대된다.

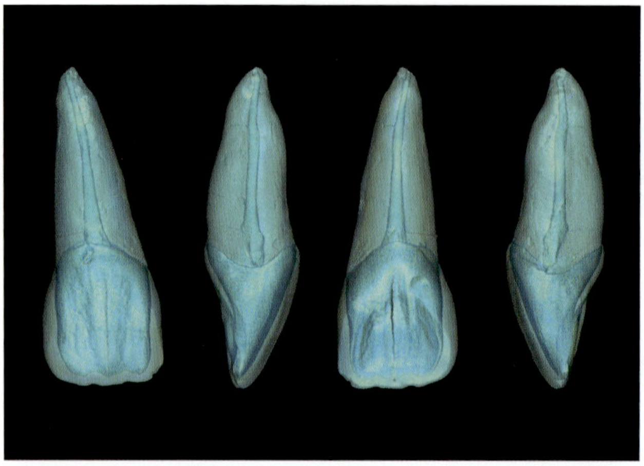

그림 107. 포맷으로 이루어진 상악 중절치의 치아 구조 데이터. 외부 법랑질 표면, 상아-법랑 경계 그리고 치수의 데이터가 나타난다.

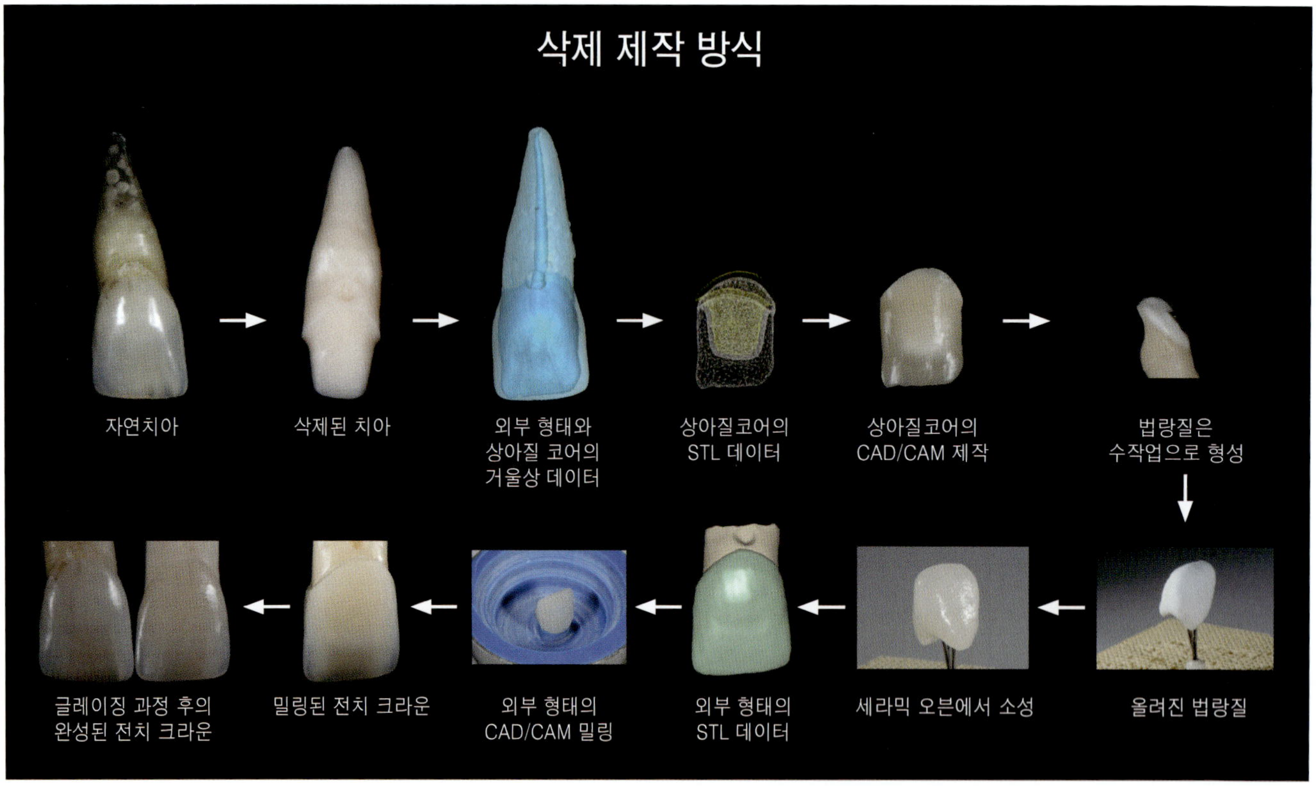

그림 108. CAD/CAM 기술을 이용한 자연치와 유사한 다층의 보철물을 제작하는 과정.

CAD 소프트웨어의 치과적 적응증

치과용 CAD 소프트웨어의 적응증은 간단한 모형 제작부터 고정성 또는 가철성 보철물, 교정용 장치까지 다양하다(그림 111). 특히 임플란트 분야에서는 개별 환자의 자유로운 모형 형태와 연결부의 기하학적 디자인 데이터를 합침으로써 치과보철물을 제작하는 새로운 방법을 제공한다.

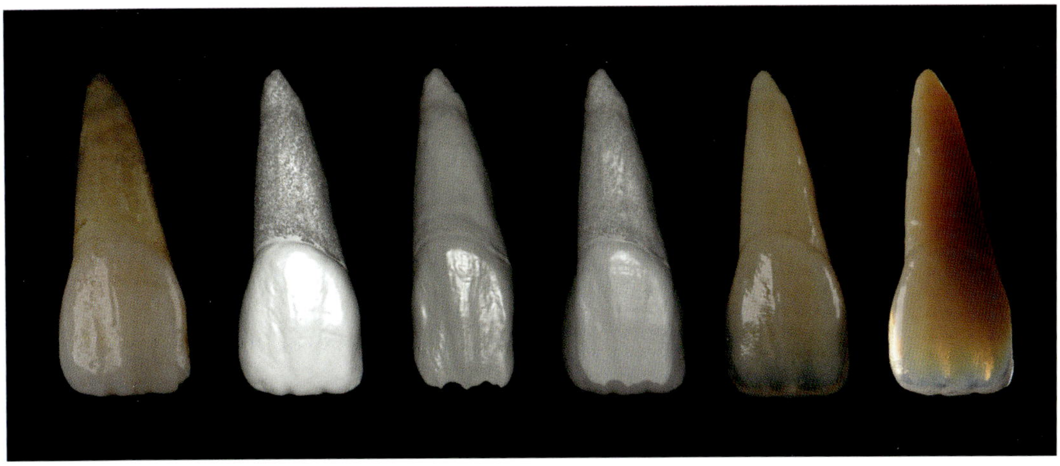

그림 109. 자연치아에서부터 치아 데이터베이스를 바탕으로 3D 프린팅된 다층의 치아까지, 위에서 아래까지 빛으로 투과한 것. Multi-material 3D 프린트(3D-MMP)는 완전히 새로운 가능성을 보여 준다.

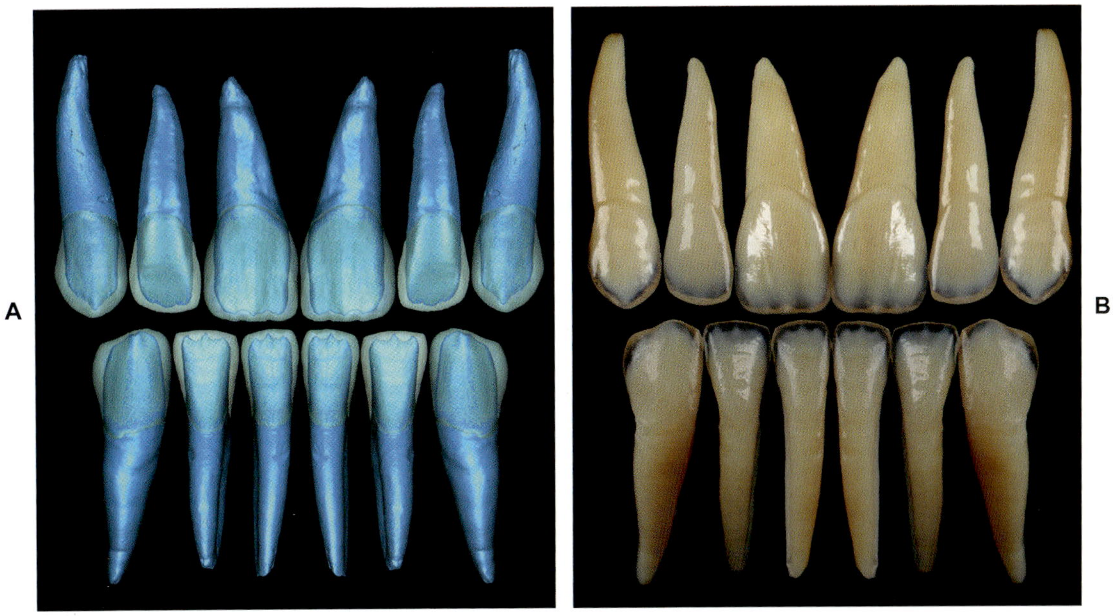

그림 110. 데이터 형식의 상악 전치 세트(**A**)와 Multi-material 3D 프린트(3D-MMP)로 프린팅된 상태(**B**).

3차원 디지털 임플란트 계획은 목표하는 보철물을 보다 예측 가능하게 하여 이른바 진정한 의미의 후향적 계획이 가능하다.

치과보철물의 제작 방법은 디지털화될 수 있는데 다음과 같은 조건이 있다.

1. 낮은 가격에 디지털 생산품의 품질이 같거나 높을 때
2. 같은 가격에 디지털 생산품의 품질이 더 높을 때
3. 오로지 디지털로 생산될 수 있을 때(예: 지르코니아)

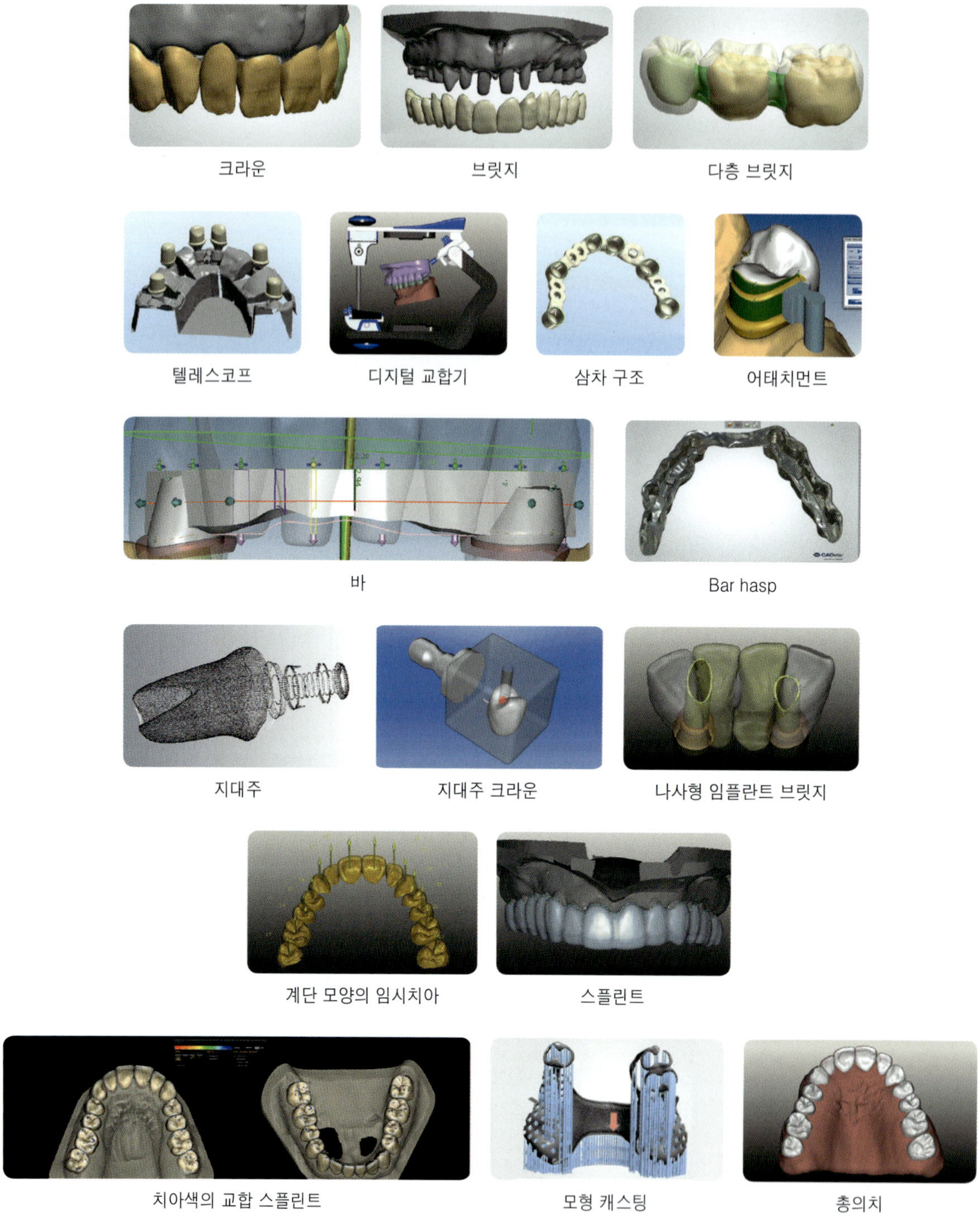

그림 111. 치과에서 사용 가능한 CAD 설계의 예시.

4. 디지털 생산 과정이 덜 힘들 때
5. 아날로그 방식을 할 줄 아는 사람이 없을 때

2.2. CNC와 CAM 소프트웨어

이론적 기본

NC 제어

NC 머신은 공구 머신으로서, 라우트 정보(=경로 정보, route information) 입력을 통해 그리고 숫자 형태의 스위치 시그널로 제어된다.

- 컴퓨터로 제어되지 않음
- 개별 시그널은 두 지점 간의 연결을 의미
- 오프라인 작동
- 순수한 하드웨어 개념

CNC 제어

CNC 머신은 공구 머신으로서, 컴퓨터를 이용하여 숫자를 가공하는 프로그램으로 제어된다.

- 컴퓨터로 제어
- 자유롭게 프로그래밍되는 컴퓨터
- 온라인 작동
- 소프트웨어로 수정 가능

CNC 프로그램

CNC 프로그램은 기하학적, 기술적 정보를 가지고 있다. 기하학적 정보는 공구의 경로에 대한 정보를 가지고 있어 원하는 결과물의 윤곽을 갖게 한다. 기술적 정보는 작업 과정에 관련된 절단 속도, 이송 속도, 스핀 회전 속도 등을 포함하고 있다. 추가로 제어 신호가 기계에 전달되는데, 예를 들어 '냉각수 켜기' 또는 '회전 방향 전환'이다. 또한 기계로부터 피드백 신호를 검사한다. 공구 머신 활판의 위치는 제어 회로를 통해 정해진다.

용어

NC = Numerical Control(숫자 가공으로 제어)

CNC = Computer Numerical Control(컴퓨터를 이용한 숫자 가공으로 제어)

CAD = Computer Aided Design(컴퓨터를 이용한 설계)

CAM = Computer Aided Manufacturing(컴퓨터를 이용한 제작/생산)

CIM = Computer Integrated Manufacturing(컴퓨터를 통합한 제작/생산)

Template = 작업 템플릿

CAM의 정의

CAM은 컴퓨터를 이용한 통합 제작의 중요한 요소이다. 바탕이 되는 개념은 기존의 스케치를 통하기보다 컴퓨터로 설계된 CAD 데이터를 NC 프로그램에 적용시키는 것이다. CNC 머신에 필요한 지시 사항 및 명령은 인쇄할 필요없이 전자식으로 제작 과정에 직접 전달된다. CAM 소프트웨어는 CNC 머신과 무관하게 밀링 경로를 만들고, NC 프로그램에 필요한 후처리 과정을 진행한다. 그러므로 NC 프로그램은 스케치를 대체한다. 스케치로부터 기하학적 데이터가 해석되지 않으므로 오차가 생기지 않는다. CNC 머신은 CAM 시스템에서 일하는 중에도 계속 생산적이다. CNC 머신을 위해 만들어진 어떤 프로그램이든지간에 소프트웨어는 항상 같은 방법으로 작용한다.

CAM 시스템을 통한 NC 프로그램으로 자유 표면을 형성할 수 있다. 만들어진 NC 프로그램은 CAM 시스템으로 빠르게 완료될 수 있고, 사전에 충돌 등의 오차를 빠르게 검사할 수도 있다. 필요한 공구들은 미리 목록으로 만들 수 있다. 공구 관리를 쓸 경우 공구를 측정하는 선조정 기계에 설정값을 직접 보낼 수 있다. 추후에 행해지는 설계의 수정은 재빨리 인식되고 CAD로부터 인식될 수 있다. CAM 시스템은 모든 CNC 머신에 맞는 후처리 프로그램(postprocessor)을 필요로 한다(그림 112).

치과용 어플리케이션

CAM 소프트웨어의 임무

CAM 소프트웨어의 치과용 어플리케이션은 다음과 같은 임무를 수행해야 한다.

- 프로젝트 관리
- 밀링 머신과 디스크 고정기 관리
- 사용하지 않은 디스크 관리(사용하지 않은 재료 관리)
- 공구 관리
- 설계 데이터(예: STL, 3sfm)의 재료상 위치(네스팅)
- 고정용 핀 위치
- 소성 프레임 생성(옵션)
- 소성 핀 위치
- 공구의 이동 경로 설정
- 후처리 과정을 통해 기계에 맞는 NC 데이터 생성
- 공구 이동 경로의 선택적 모의실험

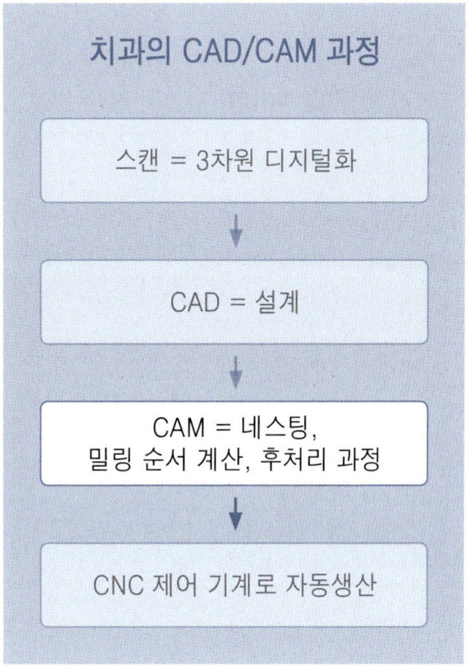

그림 112. CAM 소프트웨어와 후처리 과정은 치과 CAD/CAM 과정 중 매우 중요한 한 단계이다.

실제 과정에서 프로세스 단계

프로젝트 관리

새로운 프로젝트를 만들고 저장하거나, 기존의 프로젝트를 연다.

밀링 머신과 사용하지 않은 재료 고정기 관리

작업을 수행할 기계와 그 고정기(사용하지 않은 재료 고정)가 정의된다(그림 113). 고정기의 기하학적 형태가 충돌 조절에 영향을 주기 때문에 고정기의 선택이 중요하다.

사용하지 않은 재료의 관리

사용하지 않은 재료는 부품 관리에서 선택되어 프로젝트에 로딩된다.

설계된 대상 로드하기

STL 데이터를 선택하여 로드하고, 설계된 대상의 방향을 조절하며, 언더컷을 검사하고 경우에 따라 설계된 대상의 특징(치아삭제 변연, 가공치, 스크류 구멍, 연결 형태)이 정해진다.

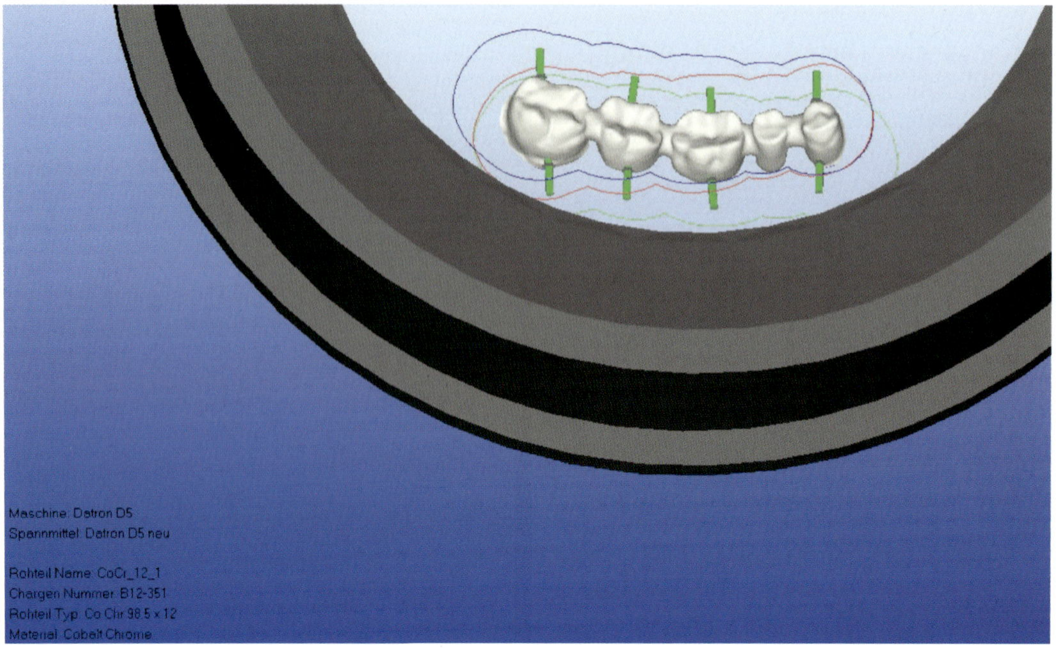

그림 113. 다른 것들과 더불어 CAM 소프트웨터는 빈 홀더에 디자인을 위치시키는 데에 사용됨.

설계된 대상의 위치 정하기

삭제되지 않은 재료 부분에 설계된 대상의 각도와 위치를 정한다. 각도가 입력되면 재료 위에 설계된 대상이 눕혀진다. 공구의 축에 대한 관계는 유지된다. 작업을 위해 필요한 대로 장착하면 된다. 3+2축 작업 또는 5축 동시 밀링이 가능하다.

밀링 전략 선택하기

설계된 대상을 위한 작업 템플릿을 선택하고 경우에 따라 편집을 한다.

연결부 정하기

이 과정에서 연결부가 위치하는데, 설계된 대상을 재료에 고정하기 위한 것이다. 자동으로 이루어지기도 하고 수동으로 할 수도 있다.

소성 핀 정하기

소성 핀은 추가로 위치시킬 수 있는데, 예를 들어 스팬이 긴 지르코니아 보철물의 경우이다. 이는 소성이 되지 않는 것을 피하기 위해서 사용된다. 소성 핀의 크기와 각도는 변경할 수 있다.

공구 이동 경로 계산하기

공구 이동 경로를 포함한 제작용 데이터가 계산된다.

NC 프로그램 만들기(후처리)

NC 프로그램이 만들어진다(후처리). NC 데이터 생성 후에 공구 이동 경로가 선택적으로 시뮬레이션될 수 있다. 시뮬레이션은 공구 이동 경로가 작업 기계의 축 이동에 부합되는지 나타낸다.

작업 제안—밀링 전략—작업 템플릿

작업 템플릿에는 제작 유닛을 위한 작업계획(가령 밀링 전략)이 포함되며, 이는 여러 종류의 재료 및 대상을 다룰 수 있다. 작업 템플릿은 품질에 큰 영향을 미치고, 정확성, 연산의 실행 시간, 작업 과정에도 영향을 미친다. 선택된 작업 템플릿은 제작 기계에 맞아야 하며 재료에 적합해야 한다. 원재료에는 여러 개의 대상이 각기 다른 작업 템플릿으로 함께 계산되고 작업될 수 있다.

작업 템플릿의 예

해부학적 지르코니아 크라운을 위한 작업 템플릿을 예시로 템플릿의 구조와 체계를 설명한다(그림 114).

Zr–ba20d2_ba18d1_ba4d0,5_copinganat_5X_D5는 다음과 같은 뜻을 지닌다.

Zr = 지르코니아 재료 정의

ba20d2 = 구 모양의 밀링 bur(ba=ball) 길이 20mm 지름 2mm

ba18d1 = 구 모양의 밀링 bur(ba=ball) 길이 18mm 지름 1mm

ba4d0,5 = 구 모양의 밀링 bur(ba=ball) 길이 4mm 지름 0,5mm

copinganat = 해부학적 크라운

5X = 5축 밀링

D5 = 밀링 머신 Datron D5

템플릿은 여러 개의 밀링 단계로 이루어져 있다. 앞의 예시에는 11개의 밀링 단계가 있다. 각 밀링 단계에는 여러 매개변수가 정의되는데, 예를 들어 회전수, 공급 속도, 밀링 전략, 냉각수 '온/오프' 등이다. 조합은 프로그래머가 개별적으로 바꿀 수 있다(그림 115).

```
BIOtec-ba20d2,5_ba16d1,5_ba16d1_ba4d0,5_bridgeanat_5x_D5
BIOtec-ba20d2,5_ba16d1,5_ba16d1_ba4d0,5_copanat_5x_D5
BIOtec-ba20d2,5_ba16d1,5_ba16d1_ba4d0,5_inlay_5x_D5
CoCr-bn14d3_ba12d2_ba12d1,5_ba10d1_ba8d0,8_bridgeanat_5x_D5
CoCr-bn14d3_ba12d2_ba12d1,5_ba10d1_ba8d0,8_copanat_5x_D5
CoCr-bn14d3_ba12d2_ba12d1,5_ba10d1_bridge_5x_basic_D5
CoCr-bn14d3_ba12d2_ba12d1,5_ba10d1_bridge_maryland_5x_D5
CoCr-bn14d3_ba12d2_ba12d1,5_ba10d1_coping_5x_basic_D5
CoCr-bn14d3_ba12d2_ba12d1,5_ba10d1_coping_5x_basic_D5_Modell
CoCr-bn14d3_ba12d2_ba12d1,5_ba10d1_coping_5x_basic_D5_modell_2
CoCr-bn14d3_ba12d2_ba12d1,5_ba10d1_primal(telescope)_5x_D5
CoCr-bn14d3_ba12d2_ba12d1,5_ba10d1_primal(telescope)_5x_D5_Stumpfmodell
CoCr-bn14d3_ba12d2_ba12d1,5_ba10d1_primal(telescope)_5x_D5_Stumpfmodell_neu
PMMA-ba20d2,5_ba16d1,5_ba16d1_ba4d0,5_bridge_Lagerschalen_5X_D5
PMMA-ba20d2,5_ba16d1,5_ba16d1_ba4d0,5_Lagerschalen
Seitenzahn_Stumpfaufbau _Kunststoff_BIOtec-ba20d2,5
Zr-ba20d2_ba18d1_ba10d0,6_ba4d0,5_bridgeanat_+marg&occ0,5+frk0,35_5x_D5
Zr-ba20d2_ba18d1_ba10d0,6_ba4d0,5_bridgeanat_5x_D5 mit Sinterpins
Zr-ba20d2_ba18d1_ba10d0,6_ba4d0,5_coping_+marg0,5+frk0,35_5x_D5
Zr-ba20d2_ba18d1_ba10d0,6_singel_abutment_5x_D5
Zr-ba20d2_ba18d1_ba4d0,5_copinganat_5X_D5
Zr-ba20d2_ba18d1_coping_basic_5x_D5
```

그림 114. Datron D5 밀링 머신(Hyperdent CAM 소프트웨어)에서 여러 종류의 재료를 작업하는 데에 이용되는 표준 템플릿.

밀링 전략

밀링 작업을 효율적으로 하기 위해 여러 개의 밀링 전략이 적용된다. 이는 밀링 작업 시간을 줄일 수 있고, 밀링 결과의 품질(예: 표면 품질)을 올릴 수 있다.

기본적으로 밀링 전략은 다음과 같이 구분할 수 있다.

- 거친 작업
- 잔존 재료 작업
- 마무리 작업
- 연결부 작업
- 특수 작업

예를 들어 그림 116은 치과 분야에서 사용되는 코발트-크롬 브릿지 프레임 작업을 위한 몇 개의 표준 밀링 전략을 보여 준다.

중요 단계의 선택(그림 117~128)

밀링 경로 연산이 끝난 후에 각 대상별 공구 경로가 한 번의 후처리 과정으로 기계에 맞는 NC

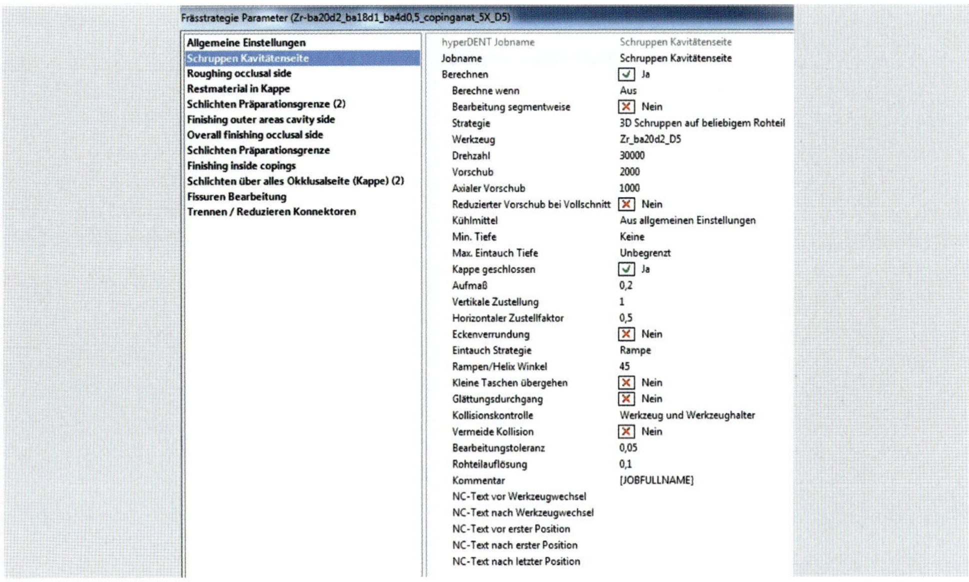

그림 115. 전체 해부학적 산화지르코니아 크라운을 템플릿으로 가공하는 과정에서 절삭 단계의 'roughning cavity side'는 프로그래머 개개인에 의해 정의된 다양한 매개변수로 인해 바뀔 수 있다(Hyperdent CAM 소프트웨어).

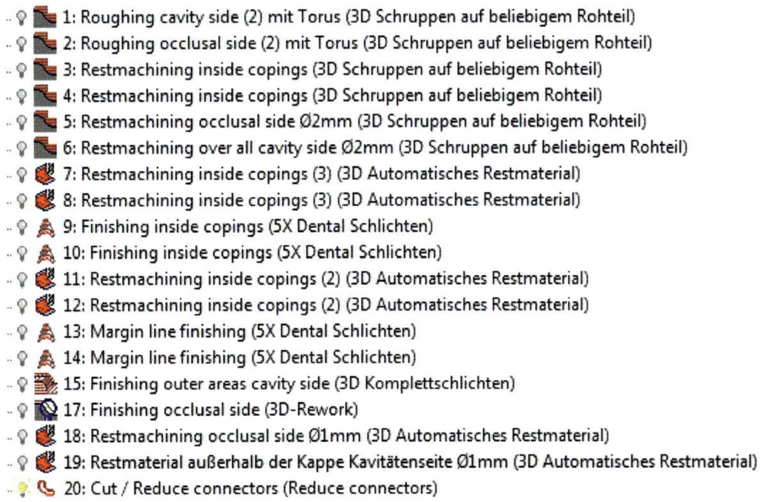

그림 116. 코발트-크롬 브릿지 프레임 단계 목록(Hyperdent CAM 소프트웨어).

데이터로 변환된다. NC 데이터는 CNC 머신에 업로드되고 이어서 밀링 머신의 움직임과 과정을 제어한다(그림 126~128).

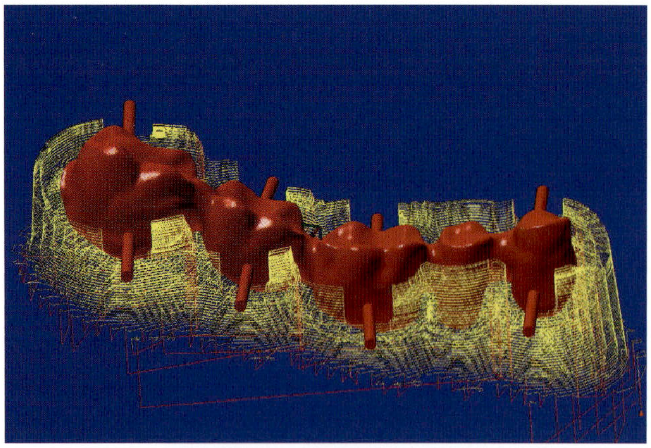

그림 117. 1. 내면 거친 삭제.

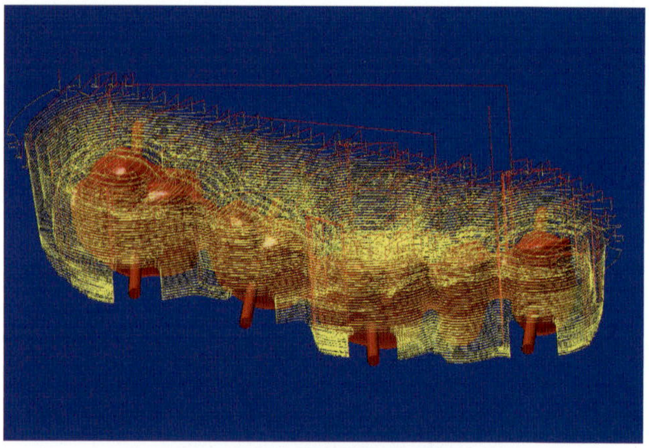

그림 118. 2. 교합면 거친 삭제.

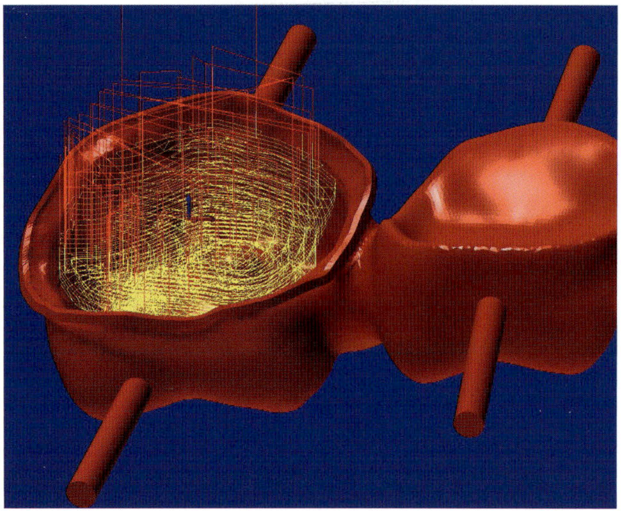

그림 119. 3. 나머지 작업 지대치 내부 거친 삭제.

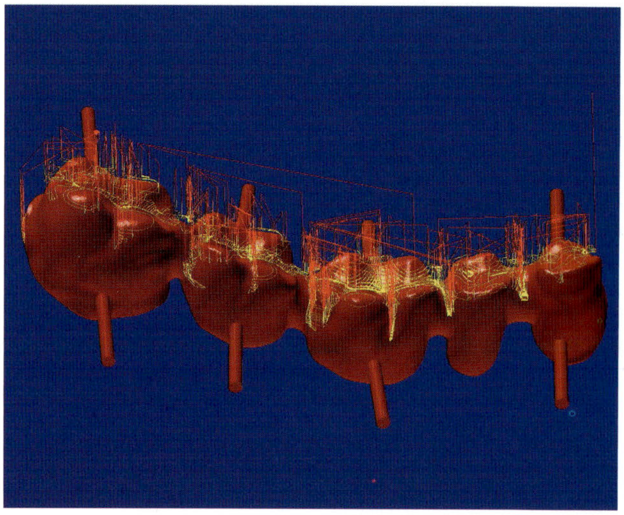

그림 120. 5. 나머지 작업 교합면 거친 삭제.

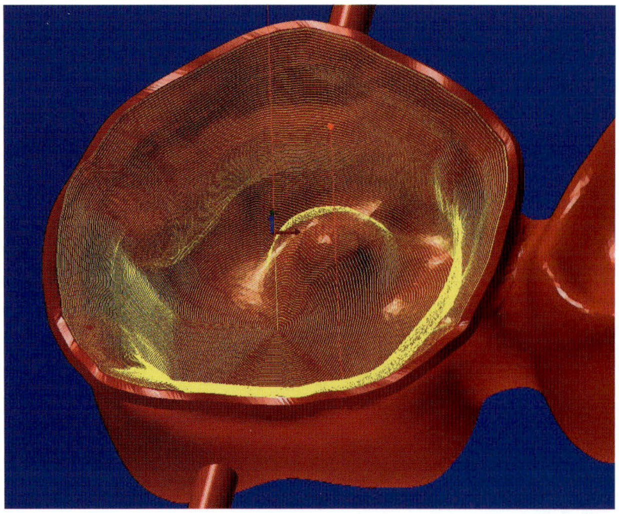

그림 121. 9. 마무리 작업 지대치 내부면 5축(5축으로 부드럽게 삭제).

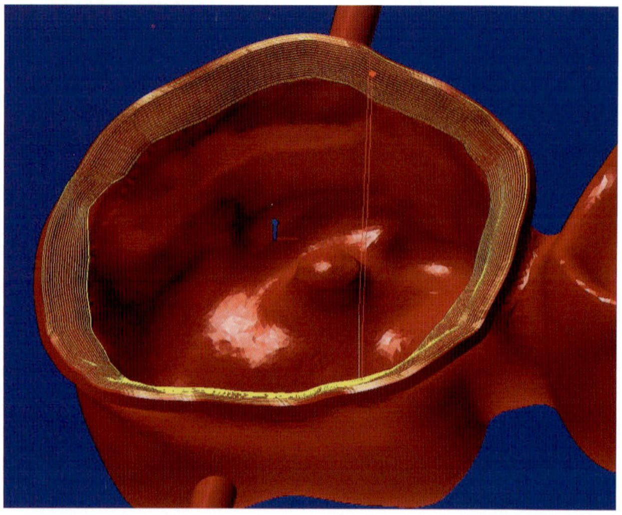

그림 122. 13. 마무리 작업 변연 부위 5축(5축으로 부드럽게 삭제).

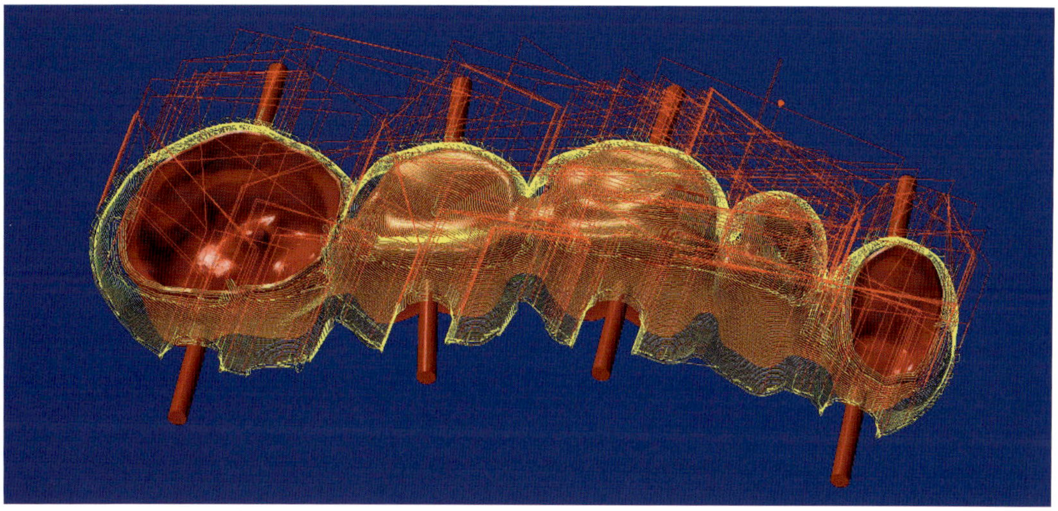

그림 123. 15. 마무리 작업 내면(3차원적으로 완전히 부드럽게 됨).

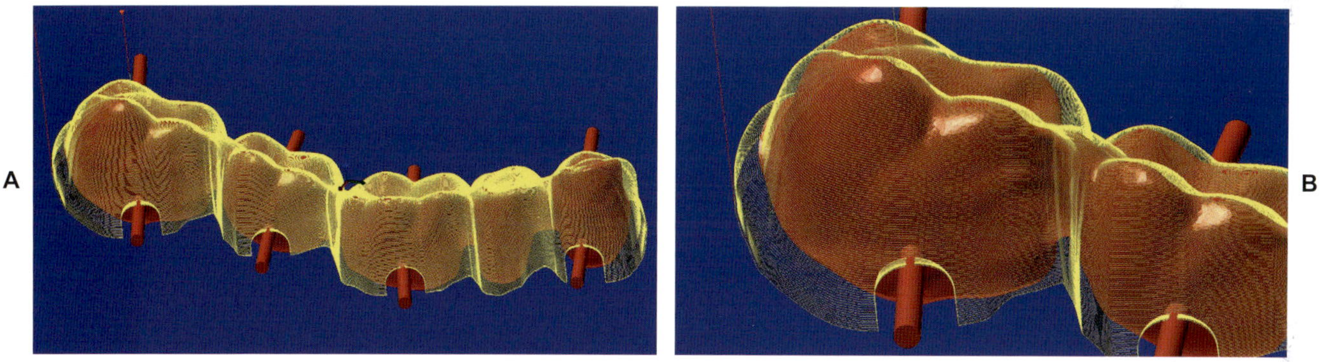

그림 124. A, B, 17. 마무리 작업 교합면(3차원적으로 다시 작업).

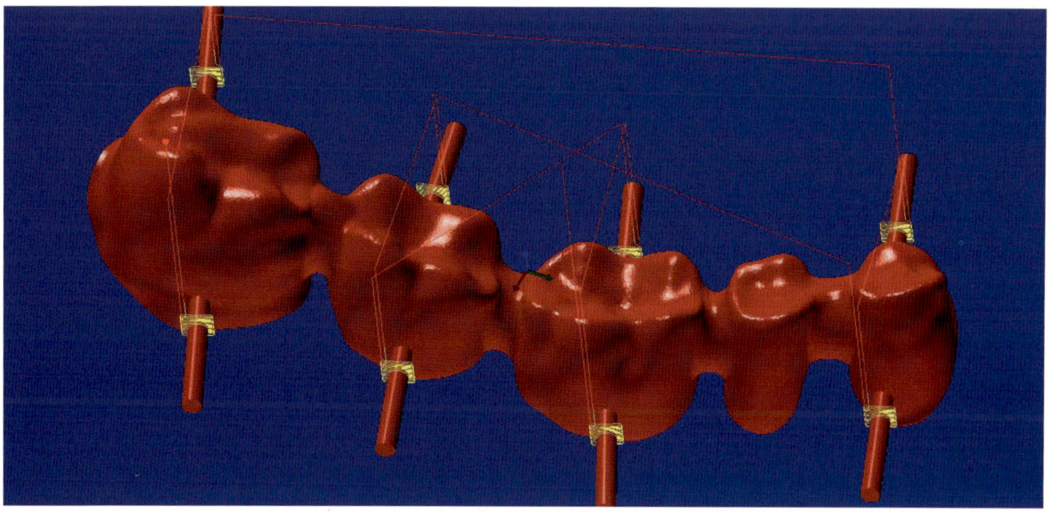

그림 125. 20. 연결부를 줄임.

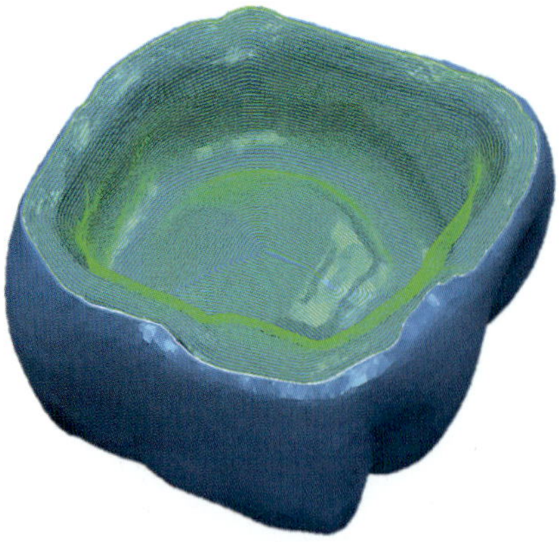

그림 126. A, 구치부 크라운의 내면과 계산된 공구 이동 경로(그림: Martin Huber).

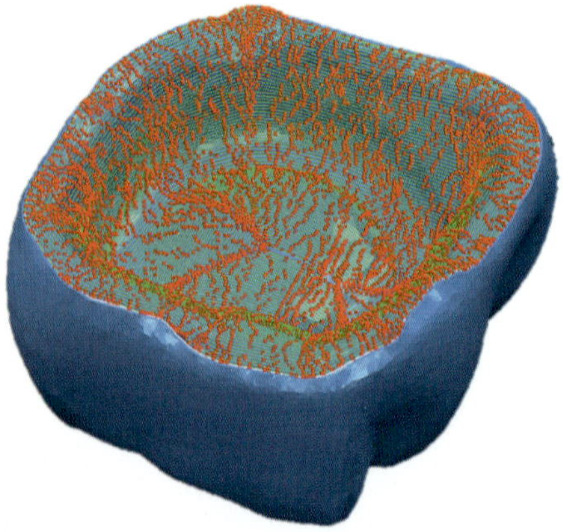

그림 126. B, 처리된 후 정해진 밀링 경로점들(그림: Martin Huber).

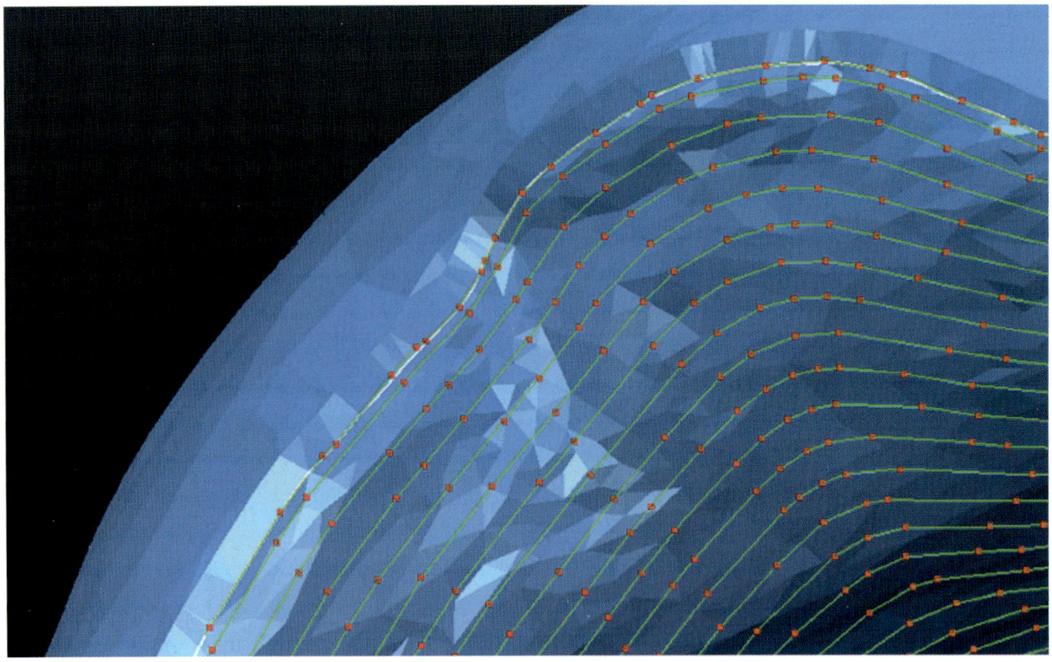

그림 127. A, 밀링 경로점의 확대(그림: Martin Huber).

CAM 소프트웨어의 예

- Hyperdent (Follow-Me! Technology Systems GmbH)
- WorkNC (Sescoi GmbH)
- Sum3D Dental (CIMsystem s.r.l.)
- DS CAM (Dental Softworks UG)

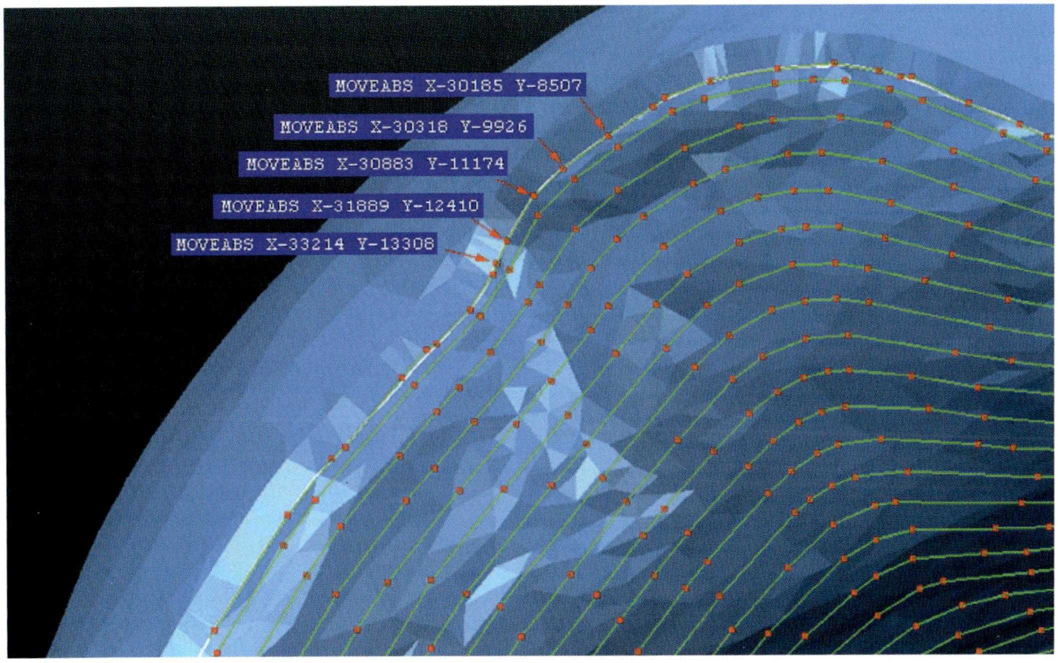

그림 127. B, 5개 밀링 경로점을 예시로 든 공간좌표(그림: Martin Huber).

```
MOVEABS   X-25837  Y11843
MOVEABS   X-26150  Y11175
MOVEABS   X-26839  Y8693
MOVEABS   X-27846  Y6779
MOVEABS   X-28641  Y5952
MOVEABS   X-28463  Y5137
MOVEABS   X-28309  Y3012
MOVEABS   X-28594  Y1135
MOVEABS   X-29356  Y-1158
MOVEABS   X-30180  Y-2519
MOVEABS   X-30098  Y-2677
MOVEABS   X-29664  Y-3997
MOVEABS   X-29669  Y-6029
MOVEABS   X-30225  Y-7828
MOVEABS   X-30185  Y-8507
MOVEABS   X-30318  Y-9926
MOVEABS   X-30883  Y-11174
MOVEABS   X-31889  Y-12410
MOVEABS   X-33214  Y-13308
MOVEABS   X-35470  Y-14050
MOVEABS   X-37109  Y-14182
```

그림 128. 연산 결과인 머신에 특성화된 NC 데이터.

참고문헌

CNC-Fachkraft des Handwerks: Handwerkskammer für Münchenund Oberbayern, 2010

Franke J, Ellermann J: 3D-Drucker, 3D-Grafik-Software und3D-Drucken. Hausarbeit hyperDent: Bedienungsanleitung 2012. FOLLOW-ME! Technology Systems GmbH

Rößner W: Vorlesungsmanuskript Werkzeugmaschinen/NC. Hochschule Augsburg; 2006

3. 자동화된 생산

3.1. 삭제 방식: CNC 생산 방식

삭제 방식의 정의

삭제 방식은 하나의 견고한 블록으로부터 커팅, 밀링, 회전, 방전 가공 등의 작업으로 재료를 덜어 내 3차원적인 물체를 만드는 과정이다. 이러한 분류에 CNC 제작이 들어간다.

기계의 좌표 시스템과 기계 영점(출처: Heidenhain)

직각의 좌표 시스템(참조 시스템)

CNC 기계 좌표 시스템은 생산업체에 의해 정해지기 때문에 변경될 수 없다. 또한 기계 좌표 시스템의 원천 지점—일명 '기계 영점'—은 변경 불가능하다. 기구의 움직임은 기본적으로 표준화된 직각의(orthogonal) 좌표 시스템상에 정의된다(그림 129).

구분되는 것은 직선축(X, Y, Z축)과 회전축(A, B, C축)이다.

직선축(그림 129 참조)

Z축은 작업추와 평행으로 간다. Z축의 양의 방향은 밀링 시에 대상 물체로부터 멀어진다. 즉, 밀링추 방향이다(파란색 화살표).

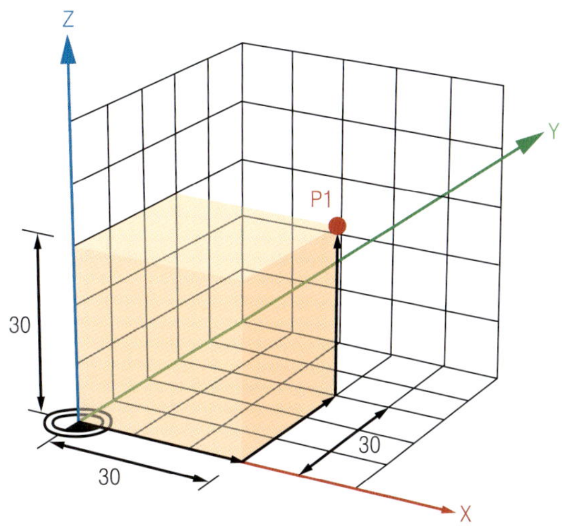

그림 129. 직각형의 좌표 시스템: 지점 1(30, 30, 30)의 위치는 좌표(보통 X, Y, Z)로 나타내며 고정된 영점을 향한다(예: 기계 영점). 작업의 모든 위치는 좌표로 명확하게 정의된다(그림: Heidenhain).

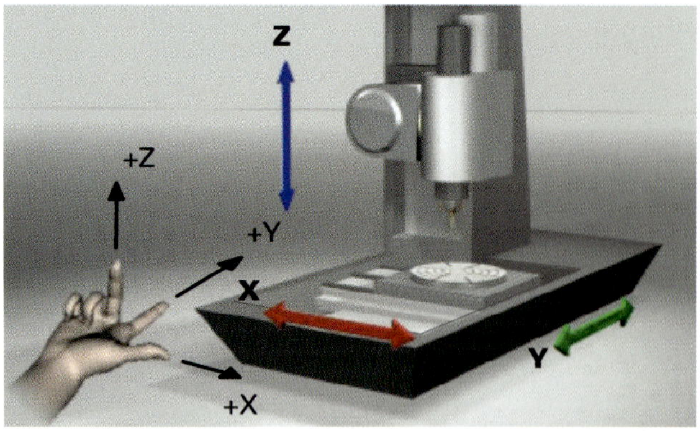

그림 130. 오른손의 '세 손가락 법칙'은 선형 축을 시각화하는 데에 있어서 도움을 주며 개관을 잃지 않고 따라올 수 있도록 도와준다.

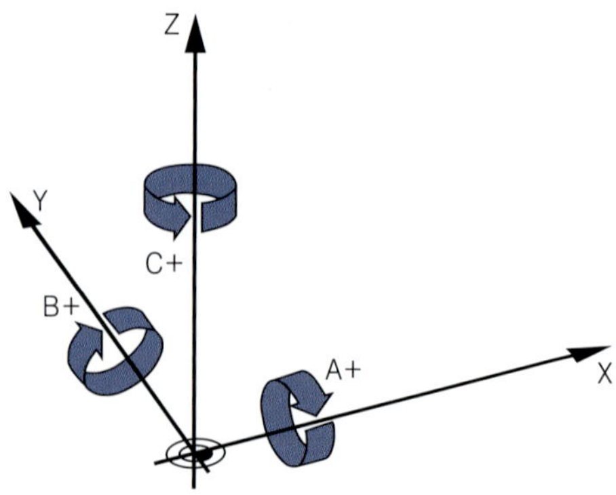

그림 131. 기계와 연관된 좌표 시스템/기계 영점을 원천으로 하는 CNC 머신의 직선축과 회전축(그림: Heidenhain).

X축은 수평적이고 고정 평면과 평행하다. Z축이 수직적일 때 X축의 양의 방향(+X)은 오른쪽을 가리킨다(빨간 화살표).

Y축은 Z축과 X축에 수직으로 가는데, 이로써 수직적인 좌표 시스템이 생긴다. Z축이 수직일 때 양의 Y축(+Y)의 방향은 뒤쪽을 향한다(초록색 화살표).

오른손 법칙

오른손의 '세 손가락 법칙'은 CNC 머신의 방향을 가늠하는 데 도움을 준다. 중지는 Z축(+Z) 따라서 대부분 기구의 축을 가리키고, 엄지는 X축(+X) 그리고 검지는 Y축(+Y)을 가리킨다(그림 130).

회전축

기계는 회전 가능한 테이블 또는 스위블 헤드(swivel head)를 가지고 있는데 그 회전축으로 A, B, C축이 있다. 회전축 A는 X축에, 회전축 B는 Y축, 회전축 C는 Z축에 적용된다(그림 131).

CNC 머신의 영점과 기준점(출처: Heidenhain Interactive Training)

기계의 영점 M

숫자로 제어되는 모든 공구 머신은 기계 좌표 시스템으로 일한다. 기계의 영점 M은 기계와 연관된 좌표 시스템의 시발점이다(그림 132, 133).

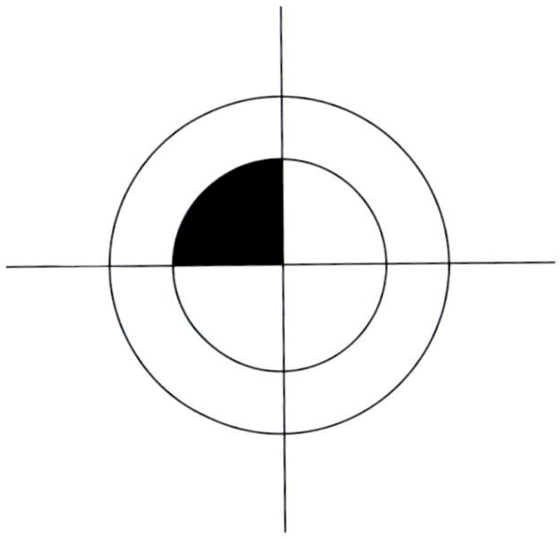

그림 132. 기계 영점 M은 기계와 연관된 좌표 시스템의 원천을 정의한다.

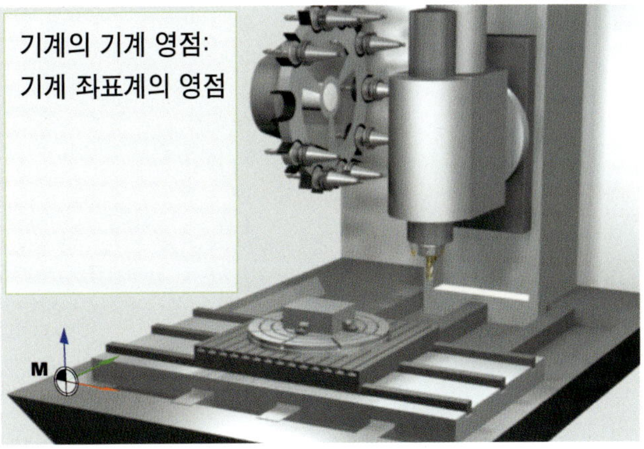

그림 133. CNC 머신의 기계 영점(그림: Heidenhain).

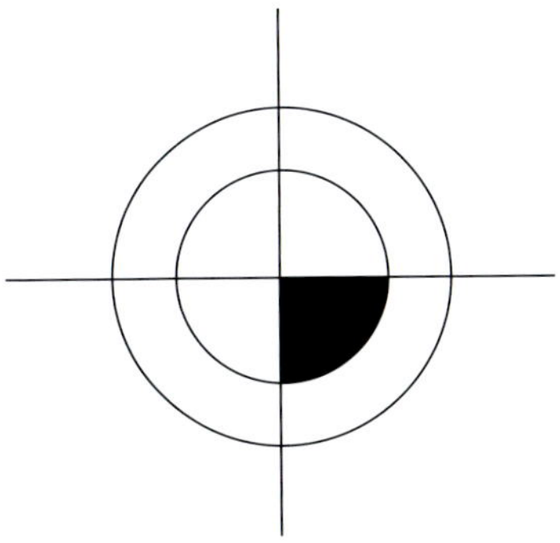

그림 134. 제조 공정에 있는 제품의 영점 W는 제조 공정에 있는 제품과 연관된 좌표 시스템의 원천이다.

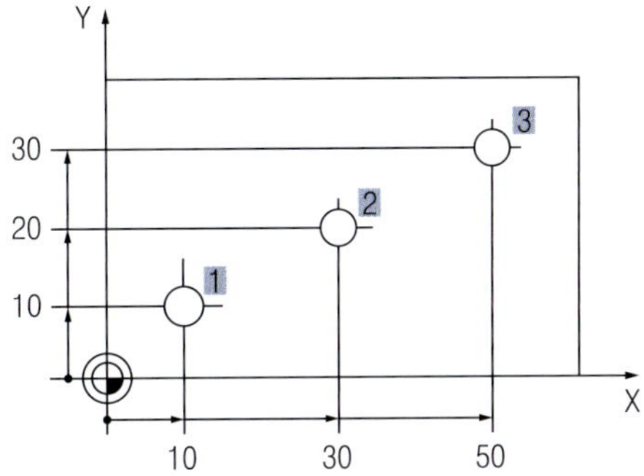

그림 135. 제조 공정에 있는 제품의 영점 W(그림: Heidenhain).

제조 공정에 있는 대상의 영점 W

제조 공정에 있는 대상의 영점은 그 대상과 관련된 좌표 시스템의 시발점이다. 그 위치는 프로그래머에 의해 실용적으로 정해진다(그림 134~136).

기준점 R

증가식 경로 측정 시스템(단계별로 정해진 만큼 변수를 올림)을 가진 기계는 그 기구와 대상의 이동량 검사를 위해 기준점이 필요하다. 이 기준점을 기준점 R이라고 한다. 그 위치는 모든 선형 축에서 리밋 스위치(limit switch)로 정확히 정해져 있다. 기준점의 좌표는 (기계의 영점에 대해) 항상 같은 값을 가진다. 이것은 CNC 제어에 정해져 있다. 기계를 켜면 증가식 경로 측정 시스템의 초기화를 위해 먼저 모든 축에 대한 기준점으로 이동해야 한다. 기준점 R은 기계 영점에 대해 하나의 정해진 거리를 가지고 있다(그림 137, 138). 그것은 CNC 머신의 첫 사용 시 측정되고 기계에 저장된다.

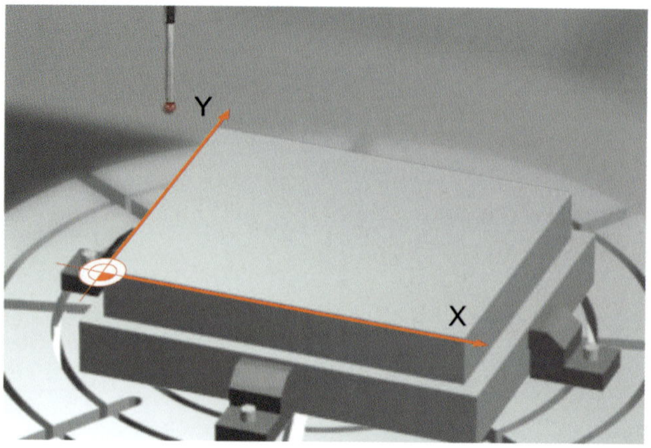

그림 136. 제조 공정에 있는 제품의 영점 W(그림: Heidenhain).

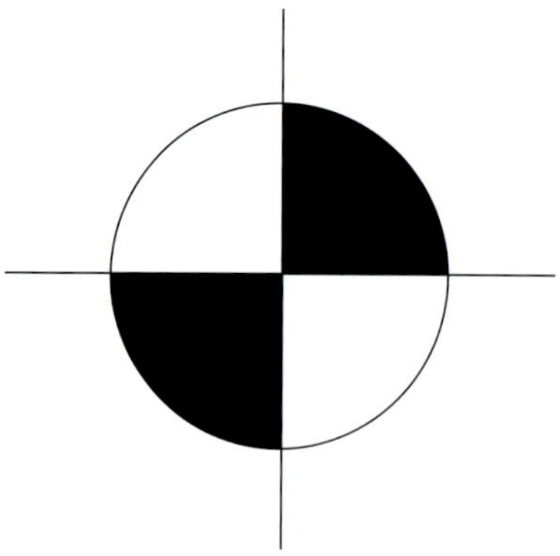

그림 137. 기준점 R은 '기준점'인데, 제조 공정에 있는 제품과 공구의 이동을 가능하게 해 준다.

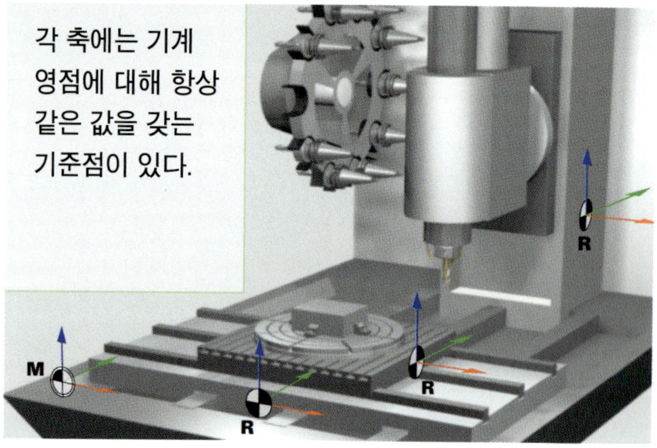

그림 138. 선형 축에 위치한 기준점 R(그림: Heidenhain).

기구 설정 지점 E

작업에 있어서, 기구의 끝 내지는 기구의 날이 대상을 따라 원하는 작업 경로로 제어되는 것이 중요하다. 기구들은 모양과 크기가 각각 다르기 때문에, 기구의 수치를 미리 알아야 하고 제어기에 그 수치가 입력되어야 한다. 기구의 수치는 프리세팅(presetting) 시 고정된 하나의 기구 설정 지점을 기준으로 한다. 기구 설정 지점 E(그림 139)는 제조사가 정한 기구 수용기상의 특정 위치에 있다(그림 140). 기구의 길이와 지름은 기구 설정 지점 E를 기준으로 한다. 이 값들은 제어기의 기구 저장소에 입력된다.

기구 수용 지점 N

기구 수용 지점 N은 제조사가 정한 작업추의 지점이다(그림 141). (보통 밀링 머신이 그러하듯이) 원뿔 모양의 공구 자루를 잡아 주는 부위의 경우 이 위치는 해당 원뿔 지름으로 정의된다.

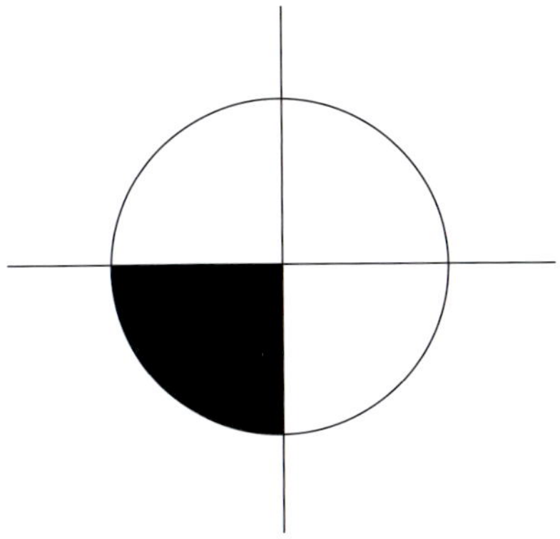

그림 139. 기구 설정 지점 E. 이것으로 공구의 크기가 가늠된다.

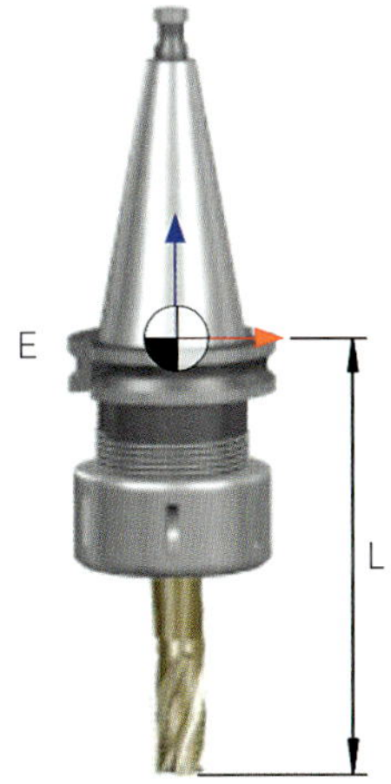

그림 140. 길이 L 및 설정 지점 E를 가진 심하게 경사진 원뿔 모양의 공구(그림: Heidenhain).

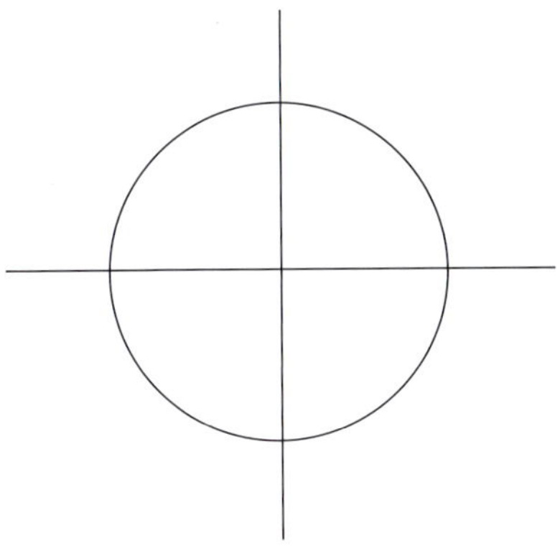

그림 141. 작업 스핀들(spindle)에서 수용점은 고정된 위치를 의미한다.

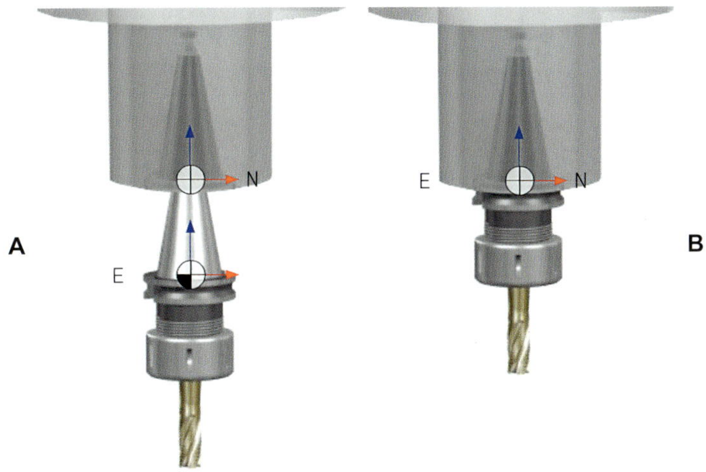

그림 142. A, B, 기구 설정 지점 E는 공구 캐리어를 (공구와 함께)스핀들에 삽입 시 기구 수용 지점 N과 같아진다(그림: Heidenhain).

기구가 수용기와 함께 추에 장착된다면, 기구 설정 지점 E와 기구 수용 지점 N은 겹친다(그림 142).

밀링 머신의 구조 유형(출처: Conrad, ddn)

플로우형 밀링 머신

플로우형 밀링 머신은 고정적이거나 이동식 스탠드를 갖고 거기에 동적 기구 캐리어(작업추)가 장착되어 있다. 스탠드는 테이블(bed)에 대해 고정되어 있거나 이동식 스탠드가 있다.

예: C 스탠드 머신

이 기계 유형은 옆에서 봤을 때 C 형태의 설계를 가지고 있다. 높은 정밀도를 얻기 위해 스탠드 기계는 매우 견고해야 하는데(무거운 중량), 레버 암으로 인한 진동을 방지하기 위함이다. 작은 공업용의 경우 3~6t은 보통이다.

콘솔 밀링 머신

콘솔 밀링 머신은 특징적으로 작업 테이블을 가지고 있는데, 한쪽 스탠드는 다양한 이동식 축을 가지고 있다.

베드형 밀링 머신

베드형 밀링 머신은 베드로 특징지어지는데, 그 위에 작업 테이블이 다양한 이동식 축을 가지고 있다.

문형 밀링 머신

문형 밀링 머신은 특징적으로 대문 형태의 프레임(portal)을 가지고 있는데, 거기에는 기구 캐리어와 2개 또는 3개의 이동식 축이 있다. C 스탠드 머신에서 발생할 수 있는 한쪽으로 치우친 뒤틀림이 없다. 기계 무게를 살펴보면 견고함에 비해 문형 방식은 가볍다.

문형 밀링 머신은 고정식과 이동식으로 나뉜다.

■ *고정된 포털*

기계의 테이블은 Y축으로 움직이고 필요에 따라 추가의 회전축을 가질 수 있다. X축은 Z축을 지니고 있고 마찬가지로 다른 회전축을 지닐 수 있다.

■ *이동성 포털*

이동성 포털은 Y축으로 앞 또는 뒤로 갈 수 있다. 문형은 X축(오른쪽–왼쪽)을 지니고 있고 그것은 다시 Z축(위–아래)을 지니고 있다.

다른 구분 방법은 테이블 밀링 머신 그리고 문형 스탠드 머신이다.

■ 테이블 밀링 머신

테이블 밀링 머신은 흔히 치과 분야에서 자주 사용되는데, 이유는 일상적인 작업대에 놓일 수 있기 때문이다. 테이블 밀링 머신은 비교적 얇은 바닥판(적은 중량)을 가지는데, 재료의 중량이 큰 경우 휘어질 수 있다. 그렇기 때문에 테이블 밀링 머신은 소성 전의 부드러운 재료(예: 지르코니아)와 고성능 레진의 작업에 사용되어야 한다. 테이블 밀링 머신은 가속이 크지 않으며, 작업 힘도 크지 않다.

■ 문형 스탠드 머신

문형 스탠드 머신에서는 바닥에 고정된 견고한 하부 구조에 의해 이동 경로가 지지된다. 물리적 견고함은 테이블 밀링 머신에 비해 월등히 높다. 따라서 문형 스탠드 머신은 간단한 금속 작업을 할 수 있다.

■ 첨형 측면을 가진 문형 스탠드 머신

이 방식의 문형 스탠드 머신에서는 안정성을 위해 첨형 모양의 측면을 가진다. 이로 인해 매우 견고하며 울리는 경향이 줄어든다. 이러한 건축 방식을 통해 무거운 기구와 높은 포워드 피드(forward feed)가 가능한데, 코발트-크롬합금과 티타늄 내지는 티타늄합금의 작업도 가능하다.

■ 갠트리 건축 방식의 문형 밀링 머신

갠트리(Gantry) 건축 방식에서는 모든 이동축이 횡단성 머신에 귀속되며, 작업 재료는 견고한 테이블에 묶인다. 위로 대들보가 놓여 있으며 대들보의 공구에 3개의 모든 이동축이 포함된 고정된 스탠드가 투입되는 경우 위에 놓인 갠트리 건축 방식 또는 브릿지 갠트리 건축 방식이라 한다. 오늘날 이러한 기계 구조는 HSC 작업에 가장 흔하게 사용된다.

치과 분야에서의 사용례

- Ceramill Motion 2 (Amann Girrbach)
- M5 (Zirkonzahn)
- KaVo Everest (KaVo)
- Zeno 4030(Imes 4030) (Wieland)
- Datron D5 (Datron, Mühltal)
- Ultrasonic 20 (DMG/Sauer)
- Roders (Röders)

CNC 머신의 제작에 쓰이는 재료

알루미늄

알루미늄은 적은 무게와 물리적 성질 때문에 간단한 작업 요건을 요하는 기계에만 쓰인다.

회주철

회주철(gray cast iron)은 높은 중량을 가진다. 탄소 함량(2%) 때문에 단조할 수 없다. 주조 기술상 특정 모양과 두꺼운 벽이 필요한데, 이것은 다시 중량의 증가로 이어진다.

철강

철강은 CNC 공구 머신의 제조에 있어 이상적인 재료이다. 건축 설계에 공동(torsion box)을 포함시킬 수 있고, 광물 캐스팅을 이용하여 보강할 수 있다.

광물 캐스팅

광물 캐스팅은 광물 필러(석영, 규사, 암분)와 에폭시 결합제 그리고 골재에 의해 재료 성질이 조절된다. 광물 캐스팅은 냉각수와 같은 화학물질에 민감하여 철강 구조에 매립되어 보호되어야 한다.

CNC 머신의 운동학

기본적으로 공구 머신은 다음과 같은 움직임으로 분류될 수 있다.

1. 장축

공구 작업 재료의 상대적 운동

2. 단축

공구 교체, 작업 재료 교체 등의 지지운동

CNC 밀링 머신은 3~6개의 장축이 있다. 추가의 단축들로 다축 밀링 머신이 나온다.

이동축에 따른 다른 분류는 다음과 같다.

1. 직선축(X, Y, Z)
2. 회전축(A, B, C)

CNC 공구 머신의 제어된 움직임에는 최소한 3개의 직선축이 필요하다. 직선축은 기계적 시스템이라 하는데, 직선의 움직임을 하며 스스로의 추진력을 갖는다.

직선축은 X, Y, Z라는 표식이 있다. 추가적으로 같은 방향을 가리키는 축으로 X1, Y1, Z1 내지는 U, V, W라고 한다. Z축은 작업추의 축과 평행하다.

작업 대상이 움직이면 오인의 가능성이 있을 경우 축이 함께 보충되는데, 예를 들어 X′이다. 좌표의 원천은 제조사에 의해 정해져 있다(기계 영점).

가능한 조합의 예

A, B 또는 A`, B 또는 B, C` 또는 A`, B′

CNC 머신의 제작 방식 외에도 작업추와 기구들 그리고 특히 직선축과 회전축의 운영과 추진력 시스템이 정확성에 결정적인 영향을 미친다.

CNC 머신의 운영(출처: Dubbel, Conrad)

공구 머신의 운영은 절단이나 포워드 피드 움직임을 수행하기 위해 정해진 구성 요소, 이를테면 슬라이드, 스핀들 박스 등이 정확히 직선 운동을 할 수 있도록 하는 임무가 있다. 나아가 관련 구성 요소와 대상들의 무게를 지탱하고 작업 중 응력에 의한 변형이 없도록 해야 한다. 머신의 운영과 수행 명령이 대체적으로 정밀도, 내구성과 유지비를 결정한다.

운영 시스템은 다음 성질을 가져야 한다.

- 전체 운영 시간에 걸친 높은 수행 정밀도
- 높은 동적·정적 견고성
- 내열성
- 기계적이나 열에 의한 끼임 방지
- 작은 정지마찰력과 작은 운동마찰력 그리고 적은 소모

운영은 다음과 같이 나뉜다.

- 작동 원리
- 운영 요소의 기하학

운영의 작동 원리

유체역학적 슬라이딩 가이드

이 방식의 운영은 공구 머신 공학에서 자주 보인다. 미끄러질 때 윤활유가 부분적으로 함께한다. 속도가 더해짐에 따라 윤활유에 압력이 가해지며, 그 사이 틈이 발생하는데 이는 미끄러지는 양쪽 부분을 분리시킨다.

따라서 속도에 따른 네 가지의 마찰 상태가 있다.

- 상대적 움직임 없음: 정지마찰
- 느린 미끄러짐 속도: 고체마찰, 스미어 막 없음
- 증가하는 미끄러짐 속도: 혼합마찰
- 빠른 미끄러짐 속도: 액체마찰(elasto-hydrodynamic; EHD)

장점

- 저렴한 생산비용
- 큰 감쇠 성능
- 높은 정밀도와 견고성

단점

- 여러 작업 상태에 따른 마찰값의 변화 폭이 큼
- 스틱 슬립(stick slip: '갑자기 미끄러짐') 위험
- 마모됨
- 과부하 또는 과소 윤활 시 큰 마모 또는 '잠식'
- 계속적 윤활재 소모

가능한 재료 조합은 회주철-회주철 그리고 회주철-레진(예: PTFE 내지는 '테플론')이다. 금속성 미끄럼 조합은 뻣뻣하고 튼튼하며 설계하기 쉽다. 그러나 모두 잠식 또는 스틱 슬립에 취약하다.

윤활한 유체역학적 그리고 기체정역학적 슬라이딩 가이드

두 미끄러지는 표면은 접촉 없이 압력이 가해진 기름막을 두고 서로 분리되어 있다. 펌프로 압력을 유지한다. 유체역학적 그리고 기체정역학적 운영은 매우 정교하고 거의 마모가 없다. 주재료로 기름이 쓰이고 기체도 가능하다. 유체역학적 운영에는 비용이 매우 많이 드는데, 두 미끄러지는 물체 사이에 기름을 고압 펌프로 밀어 넣고, 되돌아올 때 특정 필터링 시스템으로 정제해

야 하기 때문이다.

장점

- 지지되는 방향으로 높은 부하 견딤과 높은 감쇠 효과(유체역학적 운영 시)
- 마모 없음
- 적은 마찰
- 속도와 무관한 실행 상태
- 스틱 슬립 없음

단점

- 횡단되는 방향으로 적은 감쇠 효과
- 복잡하고 고가
- 지속적인 에너지와 기름 소모
- 기체역학적 운영은 시끄러우며 응수(condensation)로 인한 부식 위험

롤링 운영

롤링 운영 시 미끄러지는 표면은 서로 미끄러지지 않으며 롤링 요소(구, roll, 바늘)로 서로 분리되어 있다. 작은 롤링 요소의 접촉 면적이 좁기 때문에 큰 하중에 휘어질 수 있다. 롤링이 충분하게 빳빳함을 유지하기 위해서는 매우 큰 프리스트레스(prestress)를 주어야 한다(그림 143, 144).

롤링의 운영은 공구 머신에 자주 적용된다. 롤링 길 운영에는 profile rail guidance, telescopic rail guidance 그리고 cage rail guidance로 구분된다. 공구 머신에서 가장 자주 사용되는 방식은 profile rail guidance이다.

Profile rail guidance에서는 유도 레일과 유도 캐리어 사이에 위치한 강화된 캐리어 위에 롤링체가 있다. 캐리어의 한 회전 안에 롤링체가 운영되며, 굴절되고 나서 회귀한 뒤 다시 레일로

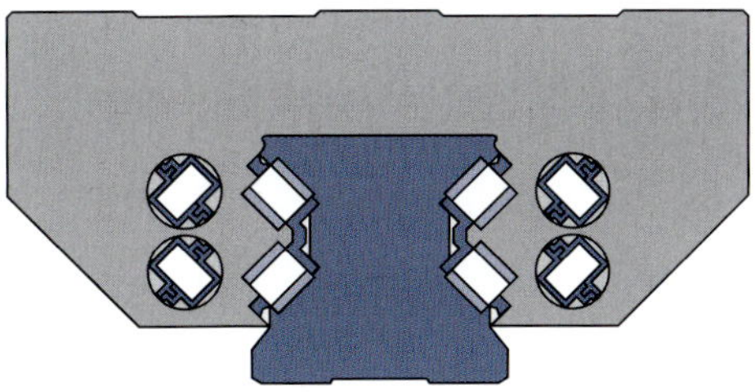

그림 143. 실린더 롤러를 이용한 롤링 가이드(그림: Ludwig Meister GmbH & Co. KG).

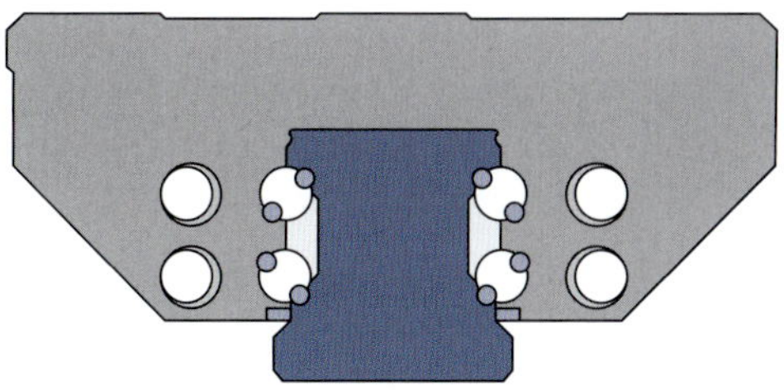

그림 144. 구를 이용한 롤링 가이드(Bildvorlage: Ludwig Meister GmbH & Co. KG).

보내진다. 이 회전은 무한한 운영을 가능하게 한다.

슬라이딩 가이드와 대비되는 장점

- 적은 롤링 마찰로 인한 가볍고 부드러운 움직임
- 적은 시작 저항
- 적은 마모
- 유지비

슬라이딩 가이드와 대비되는 단점

- 적은 감쇠 효과
- 높이가 큼
- 프리스트레스의 설정 어려움
- 수명 제한
- 오염되기 쉬움

롤링체

- 구
- 실린더
- 바늘

유도 요소의 기하학

평면 가이드

평면 가이드는 공구 머신에서 가장 자주 쓰이는 형태이다. 미끄러질 때 뜨는 것을 방지하기 위해 인컴패스 슬라이드(encompass slide)가 사용된다(그림 145A).

도브테일 가이드

도브테일 가이드(dovetail guide)는 슬라이드가 뜨지 않기 위해 측면에 55° 베벨을 주었다. 장점은 가이드의 높이가 낮다는 것이다(그림 145B). 도브테일 가이드를 한쪽에, 평면 가이드를 다른 쪽에 적용시킨 여러 버전이 있다.

프리즘 가이드

프리즘 가이드는 두 방향의 힘을 흡수한다(그림 145C). 평면 가이드를 한쪽에, 프리즘 가이드

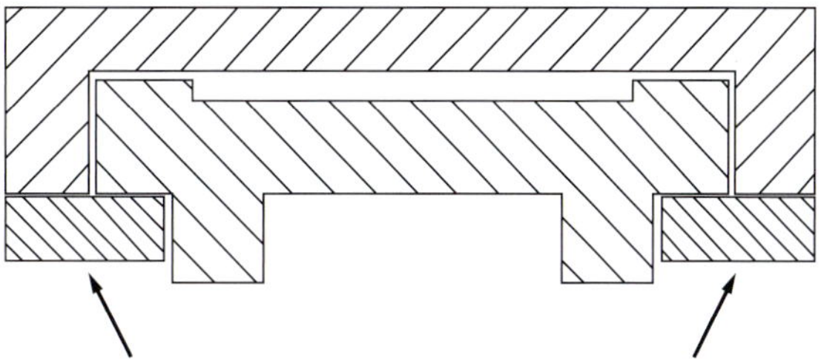

그림 145. A, 인컴패스 슬라이드를 가진 평면 가이드.

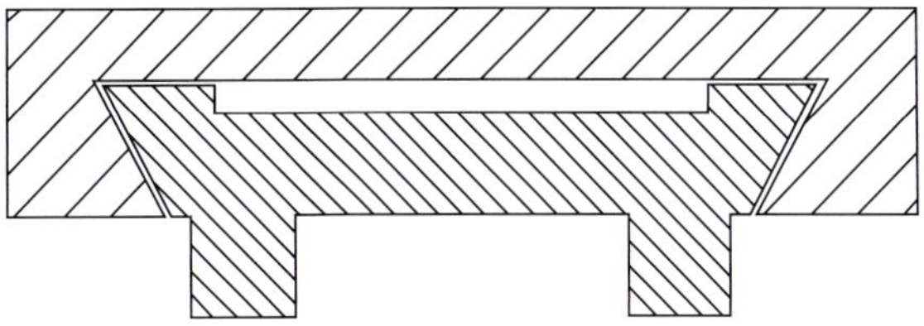
그림 145. B, 도브테일 가이드.

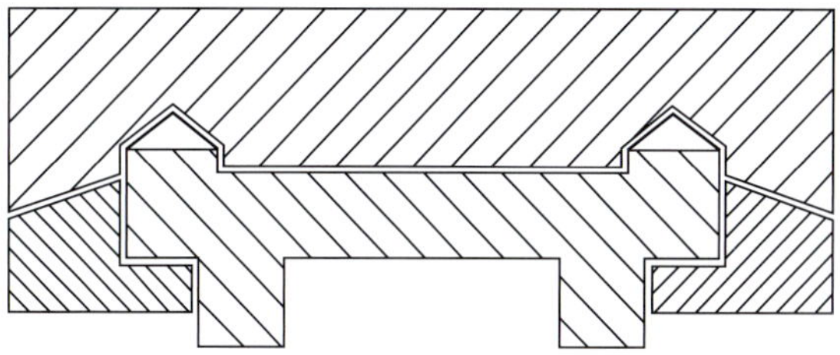
그림 145. C, 프리즘 가이드.

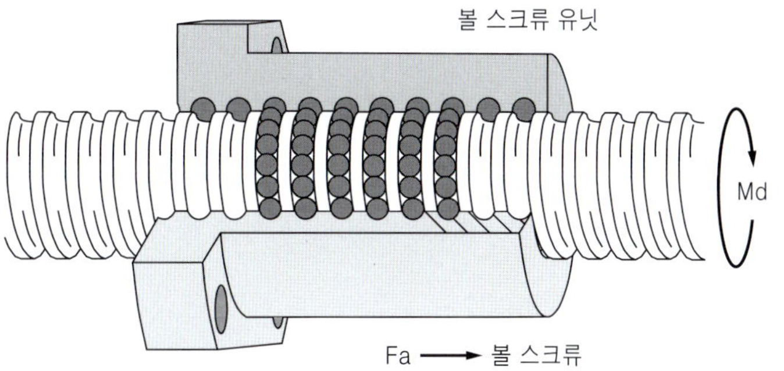

그림 146. A, 볼 스크류 이송계의 원리. 추진 엔진은 직접적으로 또는 기어 유닛을 통하여 볼 스크류와 연결된다(그림: Nadella GmbH).

를 다른 쪽에 하는 조합도 가능하다.

CNC 머신의 이송계

이송계의 임무는 이동을 수행하는 것이다. 이때에 공구나 작업 재료가 움직일 수 있다. 기본적으로 2개의 추진력으로 구분할 수 있다.

- 회전 엔진을 이용한 이송계
- 직선 엔진을 이용한 이송계

회전 엔진을 이용한 이송계

이동은 볼 스크류 드라이브를 통하거나 받침대를 이용한다. 볼 스크류 드라이브는 회전 방향

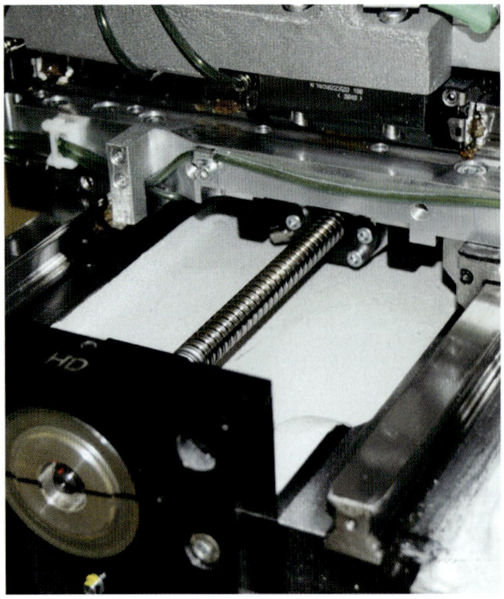

그림 146. B, 볼 스크류 드라이브의 사진.

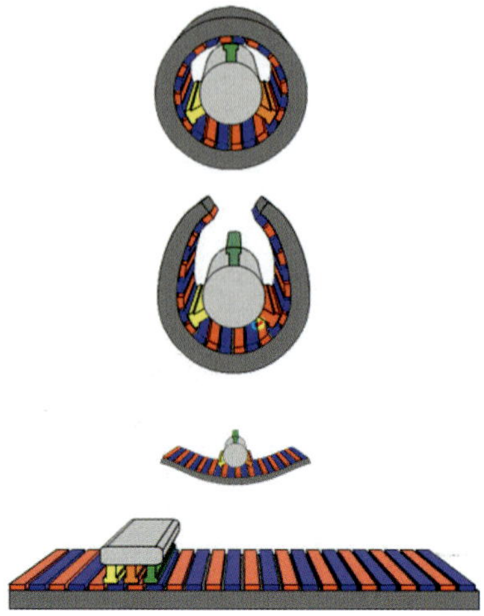

그림 147. 직선 엔진의 원리(그림: Schnibbi678(Own work)[CC BYSA 3.0(http://creativecommons.org/licenses/bysa/3.0)], via Wikimedia Commons).

을 직선 방향으로 바꾼다(그림 146). 기본적으로 하나의 볼 스크류 스핀들과 볼 스크류로 이루어진다.

전동식 직선 엔진을 이용한 이송계

이 방식에서는 회전 엔진 대신 직선 엔진이 사용된다. 이것은 회전 엔진을 방사상으로 끊어서 직선으로 풀어 놓은 엔진이다(그림 147).

직선 추진은 이동하는 1차 부위와 고정된 2차 부위가 있다(그림 148). 1차 부위는 여기 권선(excitation winding)을 포함하고 2차 부위보다 짧다. 2차 부위에는 영구자석이 있다.

직선 엔진은 매우 빠르게 가속할 수 있고 대체적으로 HSC(high speed cutting) 작업에 쓰인다. 매우 빠르고 정밀하게 위치 선정이 이루어진다.

CNC 머신의 추진 엔진 종류

CNC 머신에는 다음과 같은 여러 추진 엔진 종류가 사용된다.

스테퍼 모터

스테퍼 모터(stepper motor)는 이송계를 위한 간단한 방법인데, 정확한 위치로 갈 수 있고 복잡한 경로 감지가 없어도 된다. 스테퍼 모터의 모든 이동은 하나의 정확한 각도에 해당한다. 전

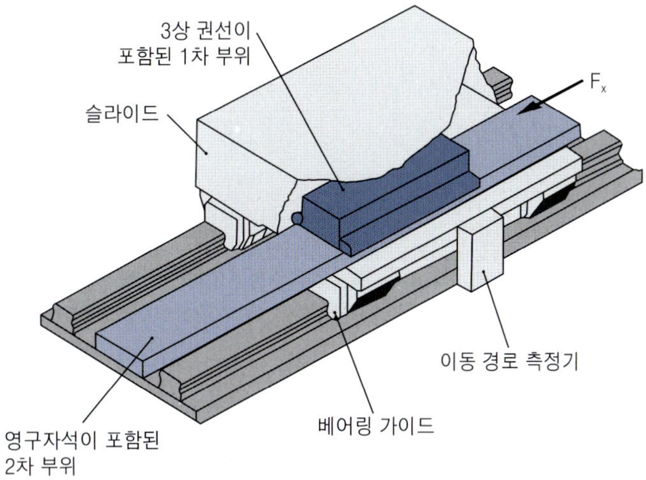

그림 148. 1차 및 2차 부위가 포함된 선형 드라이브(그림: Conrad KJ: Taschenbuch der Werkzeugmaschinen. Carl Hanser Verlag, 2. Auflage, 2006, ISBN: 3446406417, p.208).

자기기가 모든 왼쪽/오른쪽 걸음을 세어 항상 축의 위치를 정확히 알 수 있다.

외부의 부하 토크 또는 움직여야 할 재료에 의한 과부하의 경우 걸음이 건너뛰게 되면서 정확한 위치에 대한 정보가 없어질 수 있다. 이것을 일컬어 '걸음 상실'이라고 한다. 그 결과로 피드(feed)의 부정확한 위치가 생긴다.

서보 모터

'서보 모터(servomotor)'라는 표현은 예전의 사용 분야였던 보조 동력[servus(라틴어): 노예]과 물리적인 작동 원리를 설명하는 단어가 아니다. 다른 모터와 차이점은 모터 자체가 아니라 오로지 제어에 있는데, (스테퍼 모터와는 달리)닫힌 제어 루프로 운영된다. 서보 모터와 서보 제어는 서보 추진체를 구성한다. 전자식 제어는 현재의 위치와 설정값 위치 사이를 비교한다. 오차가 생겼을 때에는 모터가 설정값에 도달할 때까지 작동한다. 서보 추진체는 CNC 머신과 같이 고가속운동과 정밀한 운동이 필요할 때 사용된다.

토크 모터

토크 모터(torque motor)는 근본적으로 직선 엔진을 감아올린 것에 지나지 않는다. 특히 제작센터의 회전 테이블이나 회전축의 직접 추진력으로 사용된다. 힘은 직접적으로, 다시 말해 변속 없이 이동되어야 할 물체에 전달된다. 모터는 고출력이 아닌 특별히 높은 토크에 최적화되었다. 토크 모터는 그래서 짧고 큰 직경을 갖는다.

토크 모터 장점

- 높은 토크
- 빠른 가속
- 강한 견고성
- 높은 신뢰도
- 적은 마모
- 긴 수명

NC 축의 제어

모든 공구 머신은 직선축과 회전축을 갖는다. 축의 정밀한 제어는 복잡한 과정이다. 하나의 NC 축에서 전기 모터가 스크류 스핀들 또는 받침대를 이용하여 머신 슬라이드를 움직인다. 제어는 작업 프로그램을 연속적인 위치값들로 변환시키는데, 공구의 연속적인 경로 움직임에 해당한다.

제어 루프는 축의 움직임을 감시하고, 프로그래밍된 위치로 정밀하고 알맞은 속도로 움직일 수 있게 한다(그림 149). 제어기는 계속적으로 전달되어 온 현재 위치와 설정 위치값을 비교하며 이를 토대로 축의 이동을 계산해 낸다. NC 제어는 모든 축에 대해 이동해야 할 거리를 계산하고, 정보를 위치 설정값으로 제어 가능한 추진체에 전달한다. 설정 위치값에 아직 도달되지 않았다면 추진체가 계속 움직이고, 다른 경우에는 제어가 축을 도달한 현재 위치에 머무르게 한다.

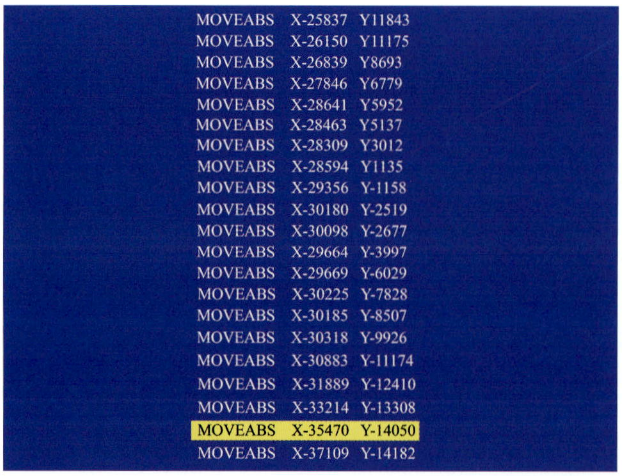

그림 149. 제어 루프는 축의 움직임을 감시하고 프로그래밍된 위치로 정밀하고 알맞은 속도로 움직일 수 있게 한다.

이동 거리 측정 시스템

위치 또는 NC 축의 이동 거리는 정밀하고 신뢰성 있게 측정되어야 한다. 위치 측정에는 두 가지 방법이 있다.

거리 측정기를 통한 위치 측정(폐 루프)

거리 측정기가 슬라이드 위치를 측정하는 데 이용되면, 위치 제어 루프는 모든 추진기공학을 포함한다(그림 150). 이런 경우 '폐 루프'라 한다.

머신 전달 요소들의 오차와 부정확성은 위치 측정의 정확도에 영향을 미치지 않는다. 측정의 정확도는 실제적으로 오로지 거리 측정기 설치 장소의 정확성에만 영향을 받는다. 치수 눈금으로 이동체에 줄을 쳐 놓았다. 접촉 없이 이동되는 더듬이 헤드가 줄을 광학적으로 측정하고 시그널을 만든다. 뒤이어 스위치된 전자 분석기는 숫자 임펄스를 생성한다. 이동 방향에 따라 숫자 임펄스를 더하거나 빼서(일명 increment) 그로부터 이동 거리를 0.1㎛까지 정확하게 계산해 낸다.

특징

- 직선 계량봉
- 맞춤 스핀들의 오차와 부정확성은 대체적으로 의미가 없음
- 슬라이드와 측정 시스템 사이에 기계적 연결 고리가 없음
- 맞춤 스핀들의 힘과 관계없는 측정
- 온도 변화와 관계없는 측정
- 매우 높은 정확도
- 고가

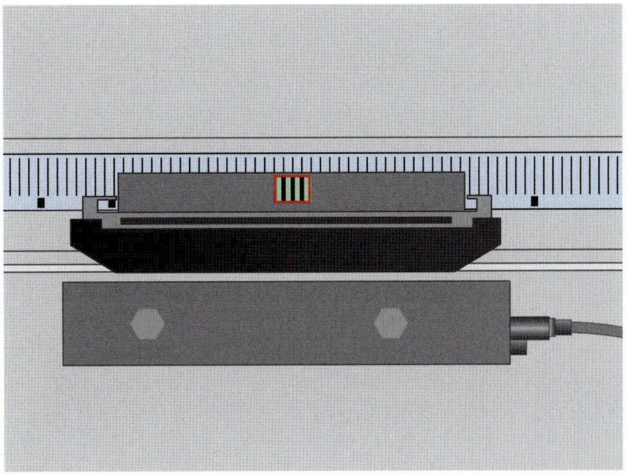

그림 150. 거리 측정기를 이용한 위치 측정(폐 루프)(그림: Heidenhain).

로터리 인코더와 스핀들을 이용한 위치 측정(준 폐 루프)

추진력 위치는 볼 스크류 드라이브의 경사에 따라 로터리 인코더(rotary encoder)를 이용해 구한다. 마모 및 온도로 인한 변화를 추진공학으로 상쇄하지 못하기 때문에, 이를 준 폐 루프라고 한다(그림 151). 추진에서의 위치 오차는 작업물 품질에 큰 영향을 미친다. 축의 슬라이드가 이동하는 거리는 스핀들의 경사와 회전 움직임을 통해 구한다. 로터리 인코더 안에는 유리로 줄이 새겨진 둥근 원반이 있는데, 이는 광학적으로 읽힌다. 이렇게 생성된 전자 신호는 뒤이어 시퀀스(sequence) 전자공학에 의해 측정 가능한 펄스로 된다.

특징

- 슬라이드의 이동 거리는 회전 움직임으로 변환되고 로터리 인코더에 전달
- 받침대—톱니바퀴 드라이브—드릴 원리
- 단순한 설계
- 저가

증분 거리 측정과 절대적인 거리 측정

증분(increment) 측정 기계는 축 슬라이드의 이동을 측정 가능한 펄스로 바꾼다. 이렇게 생긴 신호는 간단한 전자식 방법으로 검사할 수 있다. 절대적인 거리 측정 기계는 기계 슬라이드의 위치를 절대적인 값으로 제어에 전달한다. 그렇기 때문에 기계를 다시 켜면 곧바로 작업 가능하다.

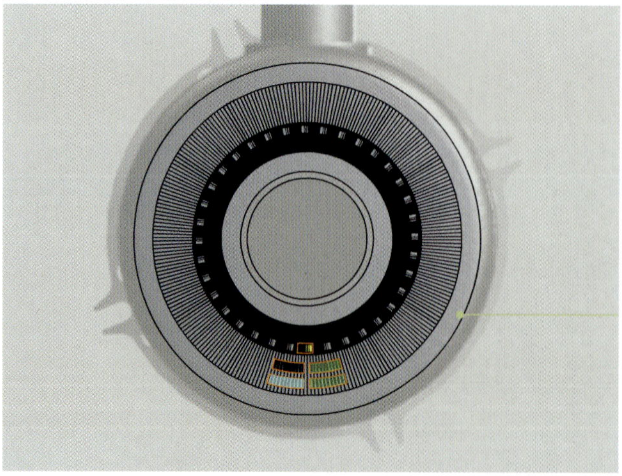

그림 151. 로터리 인코더를 이용한 위치 측정(준 폐 루프)(그림: Heidenhain).

증분 측정 방법

증분 측정 방법에는 분할이 일정한 격자 구조로 되어 있다(그림 152). 위치 정보는 각각의 증가분에 의해 하나의 임의의 영점으로부터 구한다. 위치를 정하는 데 있어 절대적인 기준이 있어야 하기 때문에, 측정 스케일이나 줄자에는 기준점 표시가 있는 추가의 트랙이 있다. 기준점 표시에 의해 정해진 측정 스케일의 절대적인 위치는 정확히 하나의 측정 스텝에 해당한다. 따라서 마지막으로 선택된 기준점이 다시 찾아지거나 절대적인 기준이 구해지기 전에 기준점 표시를 거쳐야 한다. 제어는 이동한 거리를 측정 가능한 펄스의 덧셈이나 뺄셈을 통해 구한다. 증분 측정 기계는 절대적인 기준을 위해 기준점 표시가 필요하다.

절대적인 측정 방법

절대적인 측정 방법에서는 측정 도구를 켜는 즉시 위치 값을 다음과 같은 전자 장비에 의해서 얻는다(그림 153). 기준 위치를 구하기 위해서 축의 방식은 필요하지 않다. 잣눈(scale)을 통해서 절대적인 위치 값이 정해지고, 이것은 연속적인 암호 구조나 여러 분할 혹은 코드 트랙으로 이루어진다. 유리 스케일이 스캔 그리드보다 먼저 움직인다면 개별 위치에서 하나의 디지털 값을 얻을 수 있다.

공구 수용기와 고정 시스템

생산 시간의 감소와 동시에 완벽한 밀링 절삭 결과를 얻기 위해서는 '공구—머신 공구—공구 고정' 시스템의 높은 요구조건을 필요로 한다. 특히 클램핑(clamping) 시스템이 특별히 중요한 의미를 가진다.

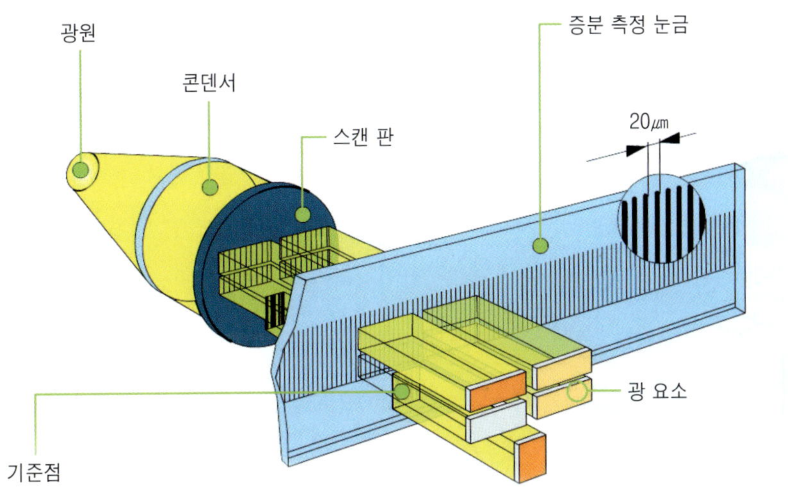

그림 152. 유리 스케일을 이용한 증분 측정 시스템(그림: Heidenhain).

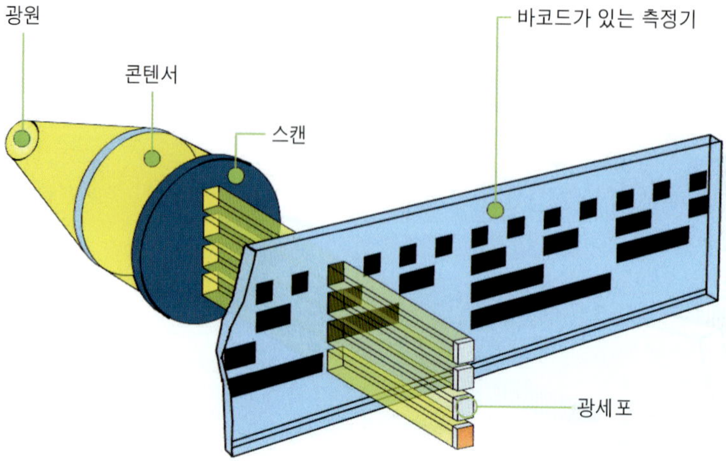

그림 153. 유리 스케일을 이용한 절대적인 측정 방법(그림: Heidenhain).

현대적 고정 시스템에 요구되는 조건은 다음과 같다

- 높은 동심도(concentricity)
- 높은 균형도
- 안전한 공구 고정

공구 수용

공구 수용기는 고정 장치로서 공구 머신을 수용하고 고정시킨다. 기본적으로 수작업으로 공구를 교체하는 교체 시스템과 테이퍼 수용기를 위한 교체 시스템, 압축공기에 의한 직접 교체 시스템으로 구분된다.

수작업으로 공구를 교체하는 교체 시스템

수작업으로 공구를 교체하는 시스템에서는 사용자에 의해 공구가 수작업으로 교체된다.

수작업으로 공구를 교체하는 예

- 밀링 머신 M5 (Zirkonzahn): 밀링 스핀들로서의 핸드피스는 제조사 W&H가 사용되며, 공구 교체를 위해서는 클램프(clamp)를 열고 닫으면서 공구를 교체하게 된다.
- KaVo Everest (Kavo): KaVo Everest 밀링 머신 역시 공구가 수작업으로 교체된다. 공구를 고정하는 데에는 그러브 나사(grub screw)가 사용되며, 이는 공구 몸체의 챔퍼(chamfer)에 직각으로 조여지면서 그로 인해 공구가 떨어지지 않도록 보호한다.

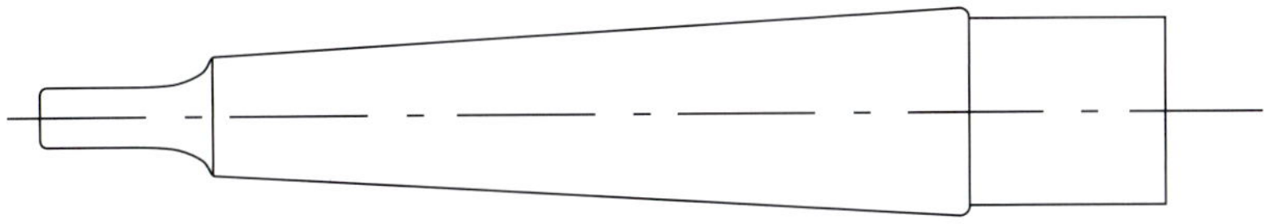

그림 154. 모르스 테이퍼(MK).

테이퍼 캐리어를 위한 교체 시스템

Taper carrier의 세 가지 중요한 교체 시스템은 모르스 테이퍼(MK), 가파른 테이퍼(SK)와 중공축 콘(HSK)이 있다. 공구 캐리어는 공구와 스핀들 사이의 인터페이스이며 표준화되어 있다. 역사적으로 보면 모르스 테이퍼가 먼저 사용되었고, 나중에 가파른 테이퍼로 교체되었다. 기술 발전으로 인해, 특히 높은 회전 수의 HSC 머신들은 오늘날 점점 더 HSK 캐리어를 쓴다.

■ *계량 콘(ME)과 모르스 콘(MK)(DIN 228-1, -2)*

모르스 콘은 19세기 미국 설계자 Stephen Morse의 이름에서 땄다. 토크 전달 원리는 추진되는 공구 스핀들의 속이 빈 콘(슬리브)으로부터 그 안에 고정된 공구의 축에 전달되는 마찰력이다.

모르스 콘은 7개의 다른 크기가 있다. MK 0~6까지 표시된다. 자루는 약 63mm까지의 지름을 가진다. 계량 콘(ME)의 콘 테이퍼는 1:20이며, 모르스 테이퍼는 1:19.002~1:20.047까지이다(그림 154). 경사는 평균적으로 1°26′이다. 슬리브는 여러 다른 콘의 지름에 맞춰질 수 있다. 모르스 콘은 자동적인 공구 교체 시스템에 적합하지 않으며, 일반적인 드릴링이나 밀링 공구의 고정 장치로 적합하다.

■ *가파른 테이퍼 홀더(SK)(DIN 69871-1, DIN 2080-1, -2, MAS-BT)*

가파른 콘은 공구 머신의 주요 스핀들(DIN 69871, DIN 2080 또는 MASBT)의 공구 콘을 고정시키는 데 표준화된 형태이다. 가파른 콘은 추가적인 고정 장치의 도움을 통해 머신 스핀들과 고정된다. 그립 플랜지의 여러 기능 표면들은 공구들을 고정체와 보관체에 고정시키고 위치시키는 임무를 띤다(그림 155).

낮은 스트레스에서는 콘의 마찰 연결에 의해서 토크의 전달이 일어난다. 보다 높은 토크와 강한 충격의 부하일 때에는 키 블록이 토크 전달의 대부분을 담당한다. 가동 휠은 스핀들 정면에 비대칭적으로 배열되는데, 이는 공구의 명확한 방향을 부여하기 위함이다.

가파른 콘의 주요 사용 분야는 CNC 공구 머신인데, 특히 제작 센터에서 사용된다. 가파른 콘은 고속 작업(HSC)에는 덜 적합하다.

가파른 콘의 장점

- 쉬운 제작
- 스스로 중심 잡기
- (모르스 콘과는 달리)스스로 고정됨, 빽빽함 없는 공구 교체
  이것은 자동적인 공구 교체를 위해 매우 중요하다.
- 작은 고정 거리, 따라서 짧은 고정 시간
- 날과 스핀들 베이스 사이의 짧은 거리로 인한 비틀림 경도(짧은 전체적인 길이)

가파른 콘의 단점

- 높은 회전수에 의한 스핀들 중심의 확장(원심력으로 인한 변형)
  그 결과로 함입력으로 인한 공구의 축 정렬 불량이 발생할 수 있다.
- 원심력으로 인한 변형은 또 다른 단점이 있는데, 서로 접촉하는 면적이 작아지면서 마찰력에 의한 토크 전달이 줄어든다. 최악의 경우 공구가 미끄러진다. 높은 회전수로 인한 축 정렬 불량으로 공구의 길이 설정이 없어질 수 있다.
- 또 하나의 단점으로 지적될 수 있는 것은 pull studs이다. 이것은 부품의 마모인데, 비스듬한 삽입, 한쪽으로 치우친 스핀들 베이스와 콘, 안 좋은 중심성 등으로 인해 생길 수 있으며, 공구와 스핀들 베이스의 수명이 짧아진다.

■ *중공축 콘(HSK)*

중공축 콘(HSK)은 공구 머신에서 공구 캐리어로 이용된다. 가파른 콘(SK)의 개량품 내지는 후속품으로 보기도 한다. 1996년에 HSK가 개발되었으며 DIN 69893의 표준을 따른다.

HSK 콘 머신 스핀들에 고정되어, 콘과 편평한 면 사이의 높은 마찰에 의해 연결된다. 그로 인해 높은 반경 반향의 강성을 얻을 수 있다. HSK 캐리어에서는 내부 형태에 의해 고정되며, 따라

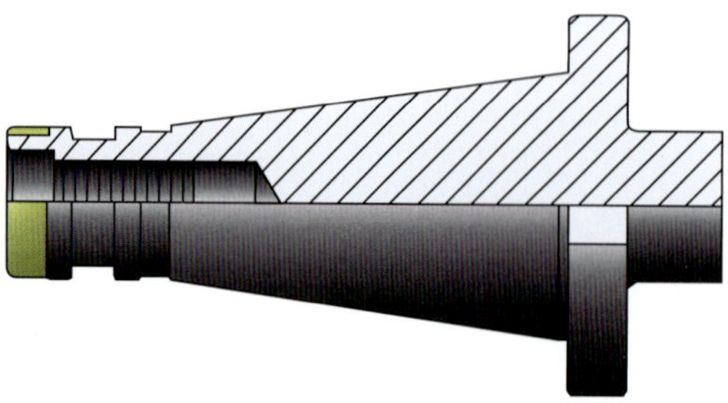

그림 155. DIN 2080을 따르는 가파른 콘(그림: Diebold-Goldring Werkzeugfabrik: Tool holder steep cone. Product information, 2012).

서 높은 회전수에도 적합하다. 콘 자루의 끝에 있는 드라이버는 높은 토크를 전달하고, 비틀림에 저항하여 공구를 보호하며, 정해진 방사상의 위치에서 벗어나지 않는다.

HSK 홀더에는 HSK-A, HSK-C, HSK-E, HSK-F 같은 버전이 있다.

- HSK Form A는 제작 센터에서 선호하는 타입이며 위치 기반의 자동화된 공구 교체가 가능하다.
- HSK Form C는 손으로 고정하는 스핀들 및 줄이고 늘리는 모듈식의 공구로 쓰인다.
- HSK Form E는 스핀들 회전수가 25,000rpm 이상인 HSC 머신에 쓰인다. 완전한 회전대칭을 만든다(그림 156, 157).
- HSK Form F는 스핀들 회전수가 20,000rpm 이상인 목재 작업 또는 알루미늄 작업 시에 쓰인다. 작은 콘에 크고 편평한 지지대가 특징이며, 회전대칭 형태로 제작된다. 토크 전달은 오로지 마찰연결을 통해서 이루어진다.

중공축 콘의 장점

- 변형 가능한 콘과 높은 동적 그리고 정적 견고성
- 인터페이스의 높은 교체 내지는 <0.002mm의 반복 정확성
- 좋은 토크 전달력
- 고속 작업(HSC)에 매우 적합함
- 벌어짐 없는 콘, 회전 원심력으로 인한 더 높은 압축력
- 콘의 겨냥된 고정이 원심력으로 인한 스핀들 벌어짐을 보상한다. 따라서 방사상의 틈이 발생하지 않는다.

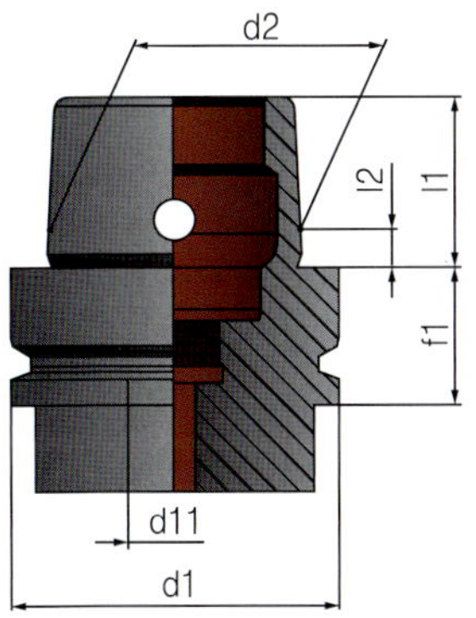

그림 156. HSK-E 중공축 콘의 단면(그림: Diebold Goldring-Werkzeugfabrik: Diebold HSK Werkzeugaufnahmen DIN 69893. Product information, 2012).

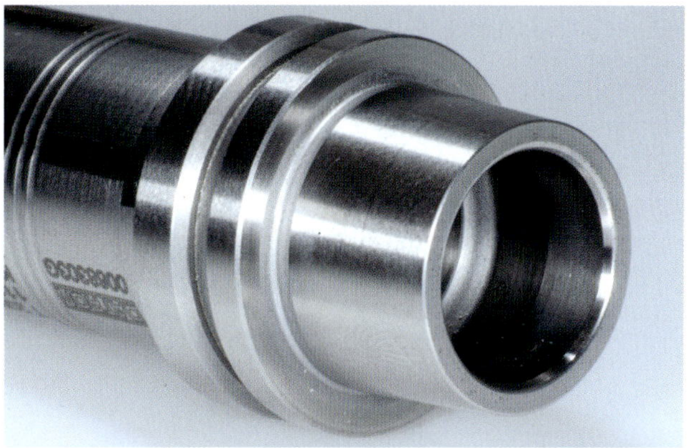
그림 157. HSK 홀더의 예시. Tribos SPF-RM HSK-E 25.

- 전체적으로 낮은 높이로 짧은 교체 시간(경사진 콘에 비해 1/3 수준) 및 가벼운 무게
- 오염에 민감하지 않은데, 공구 교체 시 청소되기 때문이다.
- DIN 그리고 ISO를 통한 표준화. 냉각수 보급과 최소한의 윤활유 사용이 가능하며, 냉각수 보급기 세트의 장착이 쉽다.

중공축 콘의 단점

- 가파른 콘보다 고가

유체역학적 직접 교체 시스템

■ *SD 교체 시스템*

SD 교체 시스템에서는 작업 공구가 자루에 직접 맞춰진다. 이를 위해 모터 자루는 홀더를 갖는데, 높은 힘으로 콜릿(collet)으로 당긴다. 고정시키는 힘은 컴 스프링으로 만들어진다. 콜릿은 유체역학적으로 짧은 스트록 실린더로 열린다. 공구 교체기는 서보 제어를 가진 기기에서만 사용될 수 있다. 공구의 길이는 고정시키는 링에 의해 제한되는데, 밀링 공구에 의해 당겨진다.

예시

- Ceramill Motion 1 그리고 Ceramill Motion 2 (Amann Girrbach)

공구 교체는 유체역학적으로 이루어진다. 이때 SF 스핀들 내부에 하나의 역학이 작동하는데, 이것은 공구 교체 또는 콜릿을 고정하거나, 풀거나, 뱉어낸다. Ceramill Motion 2에서는 교체 시스템이 열려 있는데, 6개의 공구를 가지며, 그 중 3개는 'sister tools'로 설치되었다.

- Imes-Icore 4030 (Imes-Icore)

여러 작업 공구들은 열려 있는 교체 시스템에 있다. 따라서 유닛이 작게 만들어질 수 있다. 여러 공구의 위치가 기계 제어 내부와 내포된 길이 측정 탐침에 있다.

- Dental Concept DC 5 (Dental Concept)

DC 5에는 제조사 IBAG(Kloten, CH)의 고주파 스핀들이 사용되는데, 최대 회전 속도 60,000rpm의 6mm 콜릿 홀더를 가진 유체역학적 직접 교체 시스템을 갖는다.

고정 시스템 예시

폴리곤 고정 기술(Tribos-System: Schunk)

Tribos 폴리곤 고정 기술은 Schunk사에 특허가 있는 방식이며 높은 정확도와 사용자편의를 고려한 고정 기술이다(그림 158). 이 시스템은 높은 중심성 정확도를 가지며(<0.003mm) 높은 진동 흡수 능력이 있다. 자루 지름 0.3~32mm까지의 공구들이 고정될 수 있다.

폴리곤 고정 시스템의 원리는 금속의 자체 장력이다. 공구를 고정할 때 폴리곤 모양의 공구 홀더 내부와 고정 장치에 압력이 가해지면 변형되어 원통 모양으로 변한다(그림 159). 이제 공구(밀링 버, 드릴링 버 등)는 공구 홀더에 삽입되어 그 길이가 설정될 수 있다(그림 160). 뒤이어 고정 장치의 압력이 빠지는데, 자체 장력으로 인해 고정 장치는 원래 상태로 복귀하여 내부의 폴리곤 모양이 다시 생기게 된다. 그러므로 공구는 공구 홀더에 안전하고 깨끗하게 가운데에 고정된다(그림 160, 161).

폴리곤 고정 시스템의 장점

- 매우 우수하고 역동적인 원형(<0.003mm)
- 일반적인 자루 형태인 0.3~32mm까지 고정할 수 있음
- 우수한 진동 흡수
- 높은 방사형의 견고성

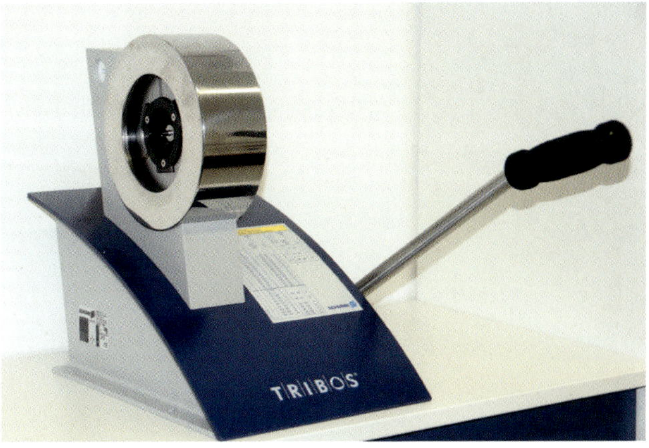

그림 158. 수동 펌프를 가진 Tribos 폴리곤 고정 장치(Schunk사).

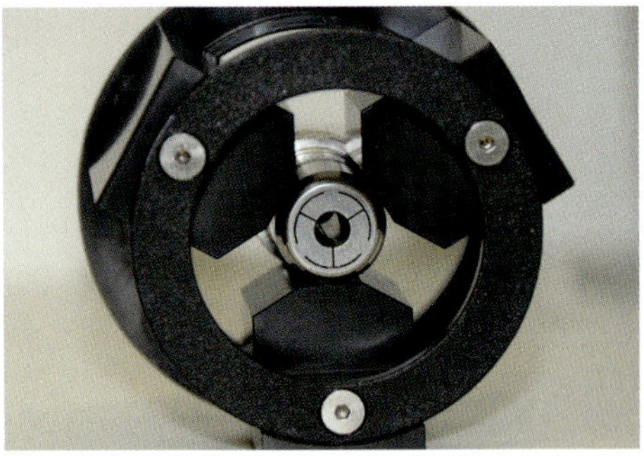

그림 159. 폴리곤 공구 홀더 Tribos SPFRM HSK-E 25를 장착한 reduction insert.

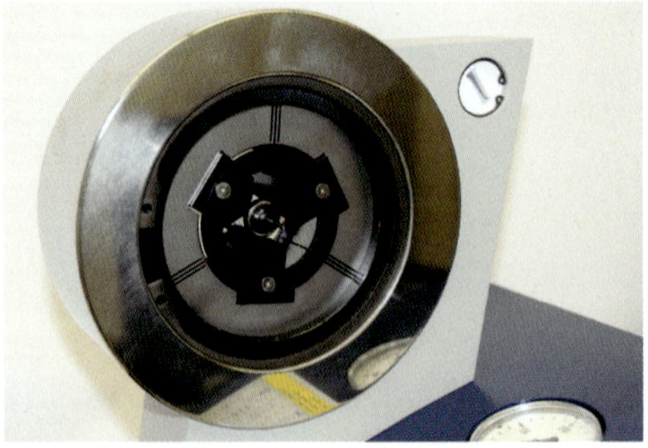

그림 160. Reduction insert가 고정 장치에 고정되었으며 밀링 공구가 장착.

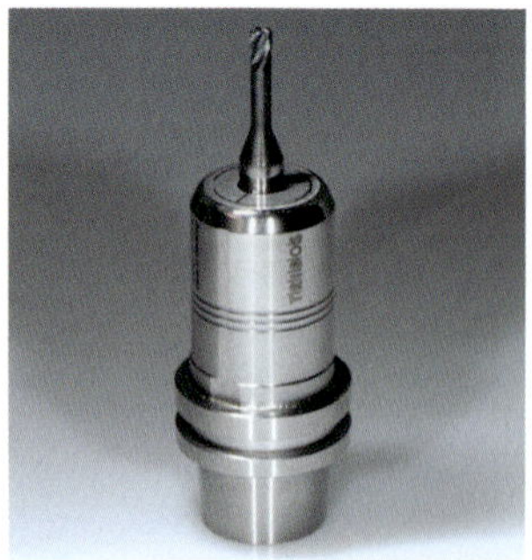

그림 161. 폴리곤 공구 홀더 Tribos SPF RM HSK-E 25와 장착된 밀링 공구.

열 고정 시스템(ThermoGrip-shrink 기술: Diebold)

■ *접촉 수축 기기*

수축 기계의 고정 장치 외부가 가열됨에 따라 팽창한다. 그래서 절삭 기구(밀링 버 또는 드릴링 버, 리머)를 빠르고 간편하게 삽입할 수 있다. 절삭 기구를 빼기 위해서는 이 과정이 반복된다. 고정 장치 외부가 빨리 가열되며, 공구 자루는 아직 차가운 상태로 뺄 수 있다.

첫 수축 기계는 Marquart사에 의해 1990년 전후로 개발되었다. 이 기기들은 온풍기였는데, 척(chuck)이 오랫동안 가열되었다. 이 부품들은 800℃ 이상으로 가열되었다. 이 과정의 단점은 부품들이 지나치게 가열되었다는 것이다. 거기에 더해 공기는 좋은 열전도체가 아니어서 가열 시간이 길었다. 또 다른 단점은, 공구 전체가 가열되어 공구의 코팅이 상처를 입는다는 것이다. 1996년도에 Diebold사가 시장에 접촉 수축 기계를 출시했는데, 척이 접촉에 의해 가열되었다. 가열 과정이 전자식으로 제어되어서 온도가 400℃로 제한될 수 있었다. 내열 척은 (500℃까지) 더 이상 과열되지 않으며, 시간을 대폭 줄였다.

■ *유도 축소 기기*

여기에서는 전기가 30,000 Hertz까지 고주파로 된다. 전류로 인한 자기장이 생기며, 철 이온이 자기장에 따라 방향을 잡는다. 이때 내부 마찰력으로 인한 열이 생성되며 이를 유도 가열이라 한다. 유도 축소 기기는 1999년부터 시장에 나왔다. 축소 척의 중심부는 유도를 통해 340℃까지 가열된다. 공구의 팽창(3~7㎛까지)으로 인해 접합과 냉각 후에 수축 접촉이 일어난다.

열에 의한 고정 시스템의 장점

- 높은 토크 전달력
- 높은 방사상 견고성

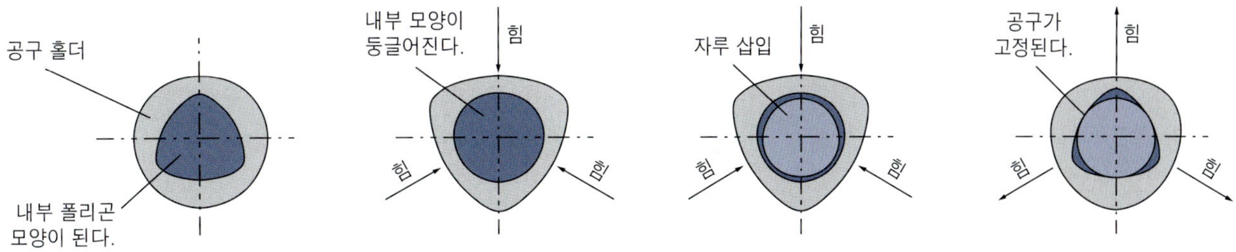

그림 162. Tribos 폴리곤 고정 기술의 원리(그림: Schunk GmbH & Co. KG).

- 높은 절삭력
- 짧은 작업 시간
- 우수한 중심성
- 아주 부드러운 작동
- 더 나은 표면 품질
- 안전한 공구 교체

열에 의한 고정 시스템의 단점

- 비교적 고가
- 추가적인 유도 기기와 냉각 기기가 필요함

공구 고정 장치의 작동 원리

공구의 고정을 위해서는 우선 미리 마무리된 고정 시스템이 사용된다. 자동화된 공구 교체 CNC 머신에는 스프링에 의해 작동하는 고정 장치가 사용된다. 이때 삽입력은 경사진 콘의 자루의 끝에 있는 장력 볼트에 의해, 평판 스트링 번들을 통해 펜치 요소에 적용된다(그림 163). 이로써 고정력은 유체역학적, 수력 또는 전력이 끊기더라도 영향을 받지 않는다. 제거하기 위해서는 인장막대의 압축공기가 줄고, 끊기 위해서는 콘 연결부가 앞으로 밀린다. 자동적인 공구 교체를 위해, 그리고 안전한 고정을 위해 공구 캐리어(SK, HSK)와 공구 고정 장치에 고정시키는 부분이 있다.

회전 기구를 통한 기계 가공, 밀링, 절삭

기계 가공

제조 방식인 '기계 가공'은 독일에서 DIN 8589에 의해 표준화되어 있다. 이것은 재료를 끊는 것이고, DIN 8580에 의한(형성되는) 기계 가공이라고도 하며, 다음과 같은 모든 기계적 작업 방식 기술을 일컫는데, 재료를 원하는 모양으로 만드는 과정에서 남은 재료를 칩 형태로 제거하는

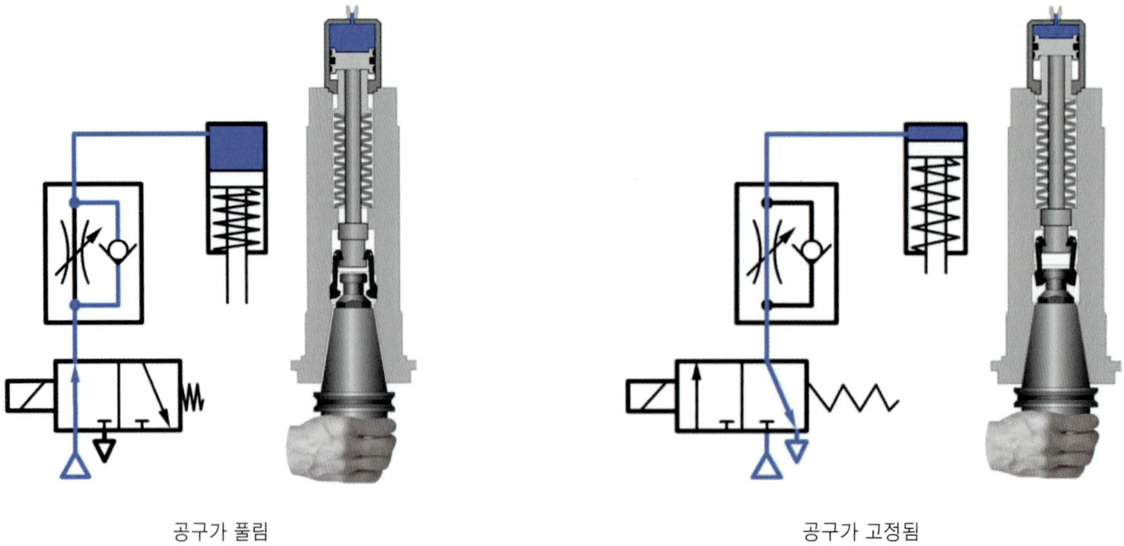

그림 163. A, B, 판 스프링 번들과 압축공기를 이용한 공구 고정 장치의 작동 원리(그림: Heidenhain).

것이다.

클램핑의 기본 원리는 쐐기 모양의 절삭 기구의 날을 작업 재료의 표면에 집어넣는 것인데, 뒤이어 얇은 층의 재료를 벗겨 내는 것, 즉 기계 가공이다. 공구는 항상 가공되는 재료보다 경도가 높아야 한다. 비교적 부드러운 재료를 가공할 때에는 간단한 금속 공구로 충분하다. 더 단단한 재료를 가공할 때에는 강철, 소성된 재료, 세라믹, 코런덤 또는 다이아몬드가 공구 재료로 쓰인다. 날은 특정 기하학을 가질 수 있는데, 밀링(DIN 8589 3부)이 그 예이다. 날이 일정하지 않을 수도 있는데, 회전하는 기구(DIN 8589 10부)로 하는 경우가 그 예이다.

밀링

밀링은 특정한 공구의 날의 기하학을 이용한 제작 방법이다(그림 164). 밀링 시에는 공구와 작업 재료 사이의 상대적인 이동이 필요한데, 이것은 공구의 회전식 절삭운동과 공구의 축에 대해 직각 또는 비스듬한 움직임을 통해 얻는다. 날이 항상 이용되는 것은 아니기 때문에, 기계적이나 열적으로 번갈아 발생하는 변형에 노출된다.

밀링 방식의 종류는 표준 DIN 8589에 의해 다음과 같은 특징으로 분류된다.

- 만들어진 작업 재료의 표면
- 밀링 과정의 운동 방식
- 밀링 공구의 형상

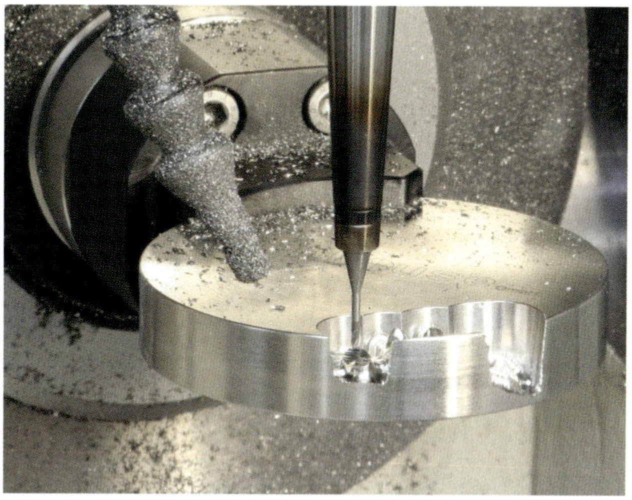

그림 164. 예: 밀링(그림: GF Machining Solutions).

표준 DIN 8589 3부에 의해 밀링 방식이 다음과 같이 나뉜다.

- 플랫 밀링
- 둥근 밀링
- 나선 밀링
- 롤 밀링
- 윤곽 밀링
- 형태 밀링

CNC 제조 방식에서는 특별히 정면 밀링과 측면 밀링으로 나뉜다.

정면 밀링

정면 밀링에서는 공구의 축이 작업 면적에 대해 수직이다. 정면 밀링 버는 주 절삭날과 부 절삭날이 있다.

측면 밀링

측면 밀링에서는 밀링 공구가 작업면에 대해 평행하다. 반대 방향 운동 밀링과 같은 방향 운동 밀링으로 구분된다.

■ *반대 방향 운동 밀링*

밀링 공구의 회전 방향은 작업 재료의 진행 반대 방향이다.

- 장점: 단단한 표면의 재료 작업 시 '내부로부터' 작업된다.

• 단점: 공구의 높은 마모도와 수명 단축

■ 같은 방향 운동 밀링

밀링 공구의 회전 방향과 작업 재료의 진행 방향이 같다.

• 장점: 더 매끈한 표면, 같은 시간에 더 높은 공급 움직임, 더 높은 절삭 속도

• 단점: 밀링 두께가 가장 두꺼울 때 톱니가 재료에 즉시 들어가며, 그로 인해 날이 일정 충격에 노출된다.

절삭(밀링)

절삭(밀링)이란 여러 날을 가진 공구로 잘라내는 것이다. 날의 모양은 기하학적으로 정해지지 않았다(그림 165). 날의 개수와 위치, 모양은 변한다. 절삭 각도는 대개 음의 값인데, 즉 90°까지이다. 주축과 부가축에 차이는 없다. 공구는 여러 절삭 기구를 사용한다.

절삭 기구

절삭 기구의 재료는 절삭 재료와 접합 재료로 나뉜다. 절삭하기 위해서는 절삭 재료가 충분히 강해야 하는데, 작업 재료로부터 칩을 떼어낼 수 있어야 한다. 동시에 연마용 석질은 충분히 깨지기 쉬워야 하는데, 충분히 무뎌지면 떨어져 나가 새로운 날카로운 날이 생기기 위함이다. 또한 중요한 것은, 절삭 입자가 충분히 열적·화학적 내구성을 가져야 한다는 것이다.

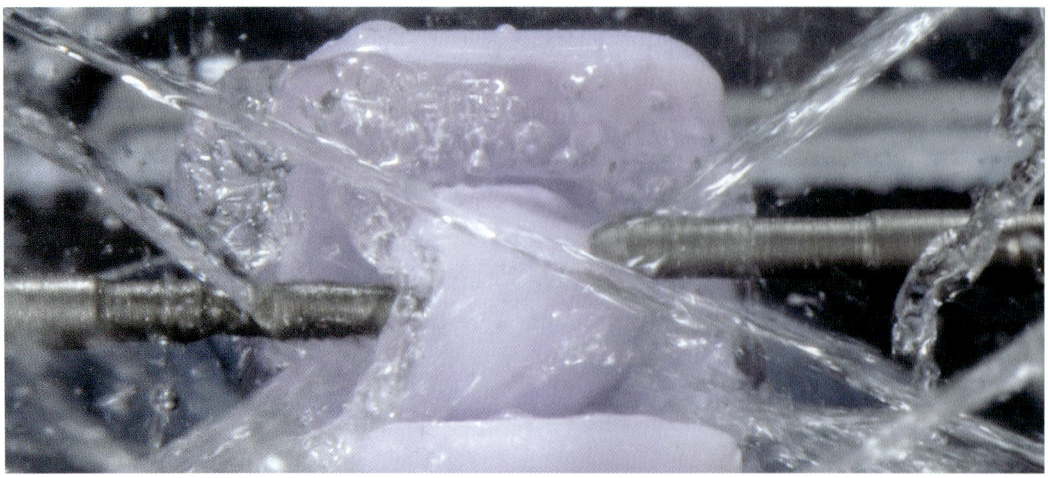

그림 165. 예시: 절삭(밀링).

■ *절삭 재료*

- 자연적 입자 재료: 석영, 석류석, 천연 커런덤, 천연 다이아몬드
- 인공적 입자 재료: 전기-커런덤(electrocorundum), 탄화규소, 다이아몬드, 질화붕소 그리고 탄화붕소

■ *접합 재료*

- 무기화합물 접합: 세라믹, 광물 및 금속 접합
- 유기 접합: 천연수지성 접합, 인공수지 접합

공구

고속 작업용 철(High speed steel; HSS)

HSS는 고합금 기구용 철인데, 아주 단단하다. HSS는 주로 플라스틱이나 경금속에 쓰인다. HSS 공구는 질화티타늄(TiN: 매우 강하며 금색)으로 코팅될 수 있으며, 마모에 대한 내성과 작업 속도를 높이기 위함이다.

강철(Hard metal; HM)

강철은 HSS보다 월등히 강하다. 강철은 강재료(탄화텅스텐, 탄화티타늄 또는 탄화탄탈)와 접합 재료들(코발트)과 함께 소결된다. 강철은 마모가 없고, 상용 온도가 높다. 그러나 HSS보다 온도 변화나 충격에 약하다.

강철 역시 마모에 대한 내성을 위해 코팅될 수 있다. 코팅으로는 질화티타늄, 탄화티타늄 그리고 산화알루미늄이 진공상태와 온도 1,000℃에서 여러 겹으로 코팅된다.

절삭 세라믹

절삭 세라믹은 강철보다 강하다. 작업 온도는 1,200℃까지 올라간다. 일정한 절삭 환경에서 쓰이며 강철보다 속도가 빠르다. 절삭 세라믹은 금속 재료를 작업할 때 주로 쓰인다.

절삭 세라믹은 다음과 같이 나뉜다.

- 산화물세라믹(순수 Al_2O_3)
- 혼합세라믹(Al_2O_3 + 탄화티타늄)
- 질화세라믹(Si_3N)

다이아몬드

다이아몬드는 모든 공구 재료 중에 가장 강하지만 충격에 매우 약하다. 다이아몬드 공구는 특히 비금속 재료와 그 합금, 복합재료, 강철, 유리와 세라믹에 쓰인다. 다이아몬드 공구는 금속 재료 작업에 적합하지 않은데, 다이아몬드의 탄소가 철에 넘겨지고 공구가 금세 마모되기 때문이다.

치과용 밀링 공구

밀링 공구에는 여러 모양과 기하학이 있다. 작업 재료에 의한 필요조건과 작업 방식 그리고 원하는 결과는 공구가 가져야 하는 여러 필요조건에 대한 힌트가 된다(그림 166).

날의 기하학과 각도의 정의(그림 167)

개방각 α

개방각은 작업 재료와 날의 마찰력을 줄여서 열의 발생을 줄인다.

쇄기각 β

쇄기각의 각도는 작업 재료의 견고함과 강함에 따라 다르다. 쇄기각이 작을수록 밀링이 쉬워지나, 날의 마모가 커지며 날이 수명이 적어진다.

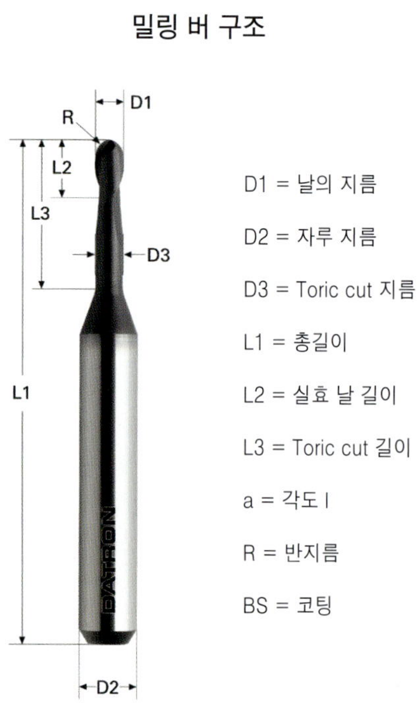

그림 166. 밀링 공구의 특징(그림: Datron).

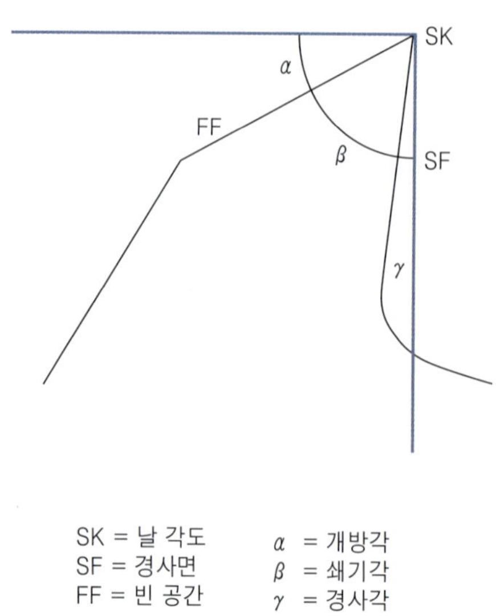

그림 167. 각도의 정의에 따른 공구 날의 구조.

경사각 γ

경사각은 칩 형성과 절삭력에 영향을 미친다. 경사각이 클수록 절삭력이 작아지나, 삭제 잔사로 인해 파절 위험과 날의 마모가 커진다.

밀링 버의 기하학

구형선단

치과기공산업에서 가공되는 작업물의 대부분은 3차원적인 자유표면이다. 구형선단은 자유로이 정의된 기하학에 적합한데, 그 이유는 공구가 날의 옆쪽으로 자유로이 움직일 수 있기 때문이다(그림 168).

블노우즈

블노우즈(bull nose)는 밀링 초기 거칠게 깎는 공구로 적합하다. 블노우즈 공구 절삭날 지름에 대해 일정한 비율을 유지한 코너 반지름을 가진다. 편평한 끝부분과 마찬가지로 블노우즈는 앞면으로 밀링 한다. 먼저 사용하는 공구로서 이상적이며, 높은 밀링 성능을 가진다(그림 169).

엔드밀

보통 '엔드밀' 또는 '플랫밀'이라 불리는데, 이 공구는 납작하고 깨끗하고 거친 부분이 없는 표면에 쓰이는데, 90°의 형태를 전제로 한다. 특히 임플란트의 연결부 모양과 지대주 또는 드라이버 표면의 편평한 삭제 때 이 공구가 여러 길이와 크기로 이용된다(그림 170).

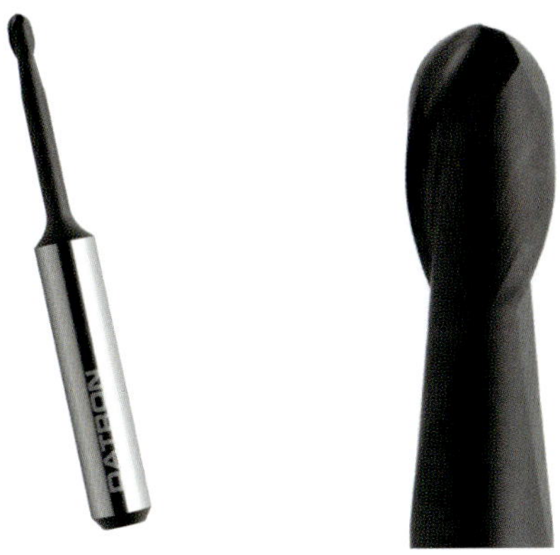

그림 168. 구형선단(그림: Datron).

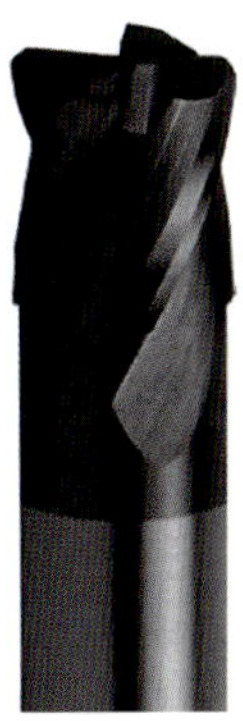

그림 169. 블노우즈 4개의 날(그림: Datron).

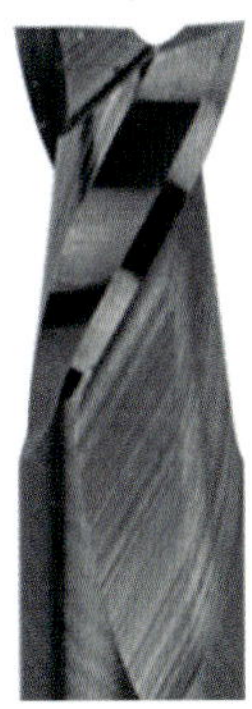

그림 170. 엔드밀 2개의 날(그림: Datron).

롤리팝

롤리팝은 구 전체로 일할 수 있는 장점이 있다. 그 기하학적 모양으로 인해 치과기공물의 외부 표면이나 내부 표면이 작업될 수 있는데, 머신의 여러 축이 없어도 된다. 심지어 3개 축으로 된 시스템으로 어느 정도의 언더컷을 밀링 할 수 있다(그림 171).

센터드릴

센터드릴은 먼저 사용하는 공구인데 정확한 드릴링 시 드릴링 버가 접촉할 때 미끄러지지 않는다(그림 172).

드릴링 버

드릴링 버는 특별히 나사 구멍 제작에 쓰인다. 긴 유효 버 길이를 통해 두꺼운 재료의 가공도 가능하며, 오차를 걱정할 필요가 없다(그림 173).

싱글날 커터

싱글날 커터는 특별히 비교적 연한 재료, 플라스틱, 알루미늄 그리고 비철금속의 HSC 작업에 쓰인다. 칩 제거용 세로 홈으로 인해 많은 양의 칩을 깨끗하게 운반한다. 이로써 짧은 가공 시간에 효율적인 밀링 효과를 얻을 수 있다. 좋은 경제성과 높은 날카로움에 최적화된 날이다. 이것은 버가 없는 작업을 가능하게 하고 같은 버로 거칠게 하며 이어서 마무리할 수 있게 한다(그림 174).

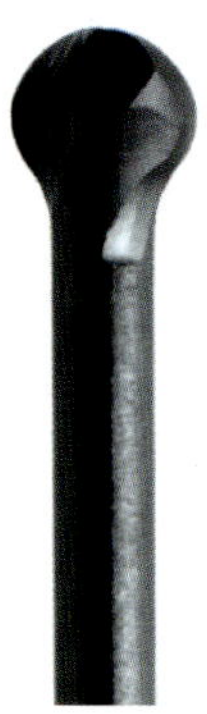

그림 171. Kuge 롤리팝(그림: Datron).

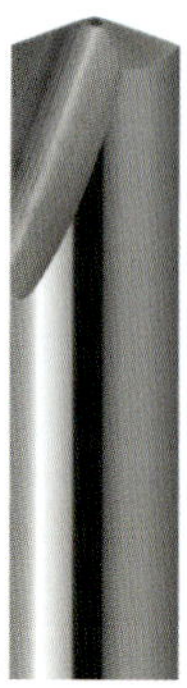

그림 172. 센터드릴(그림: Datron).

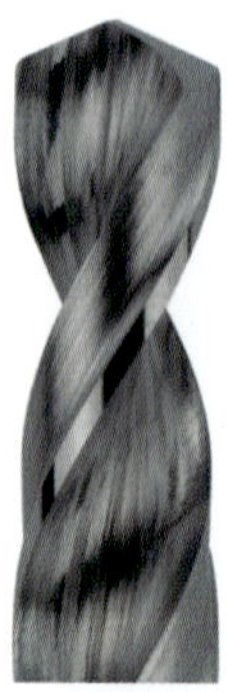

그림 173. 드릴링 버(그림: Datron).

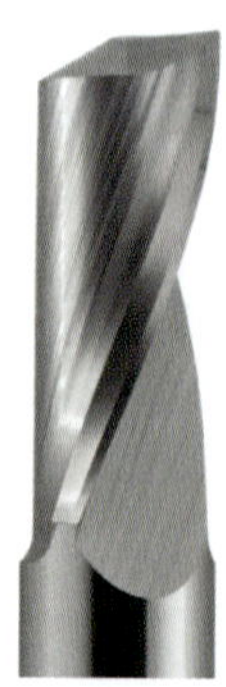

그림 174. 싱글날 커터(그림: Datron).

버의 코팅의 예

다이아몬드 코팅

다층으로 다이아몬드가 코팅된 재료의 특징은 지르코니아와 같은 매우 높은 마모를 가져오는 재료의 작업에 적합하다. 10,000 HV가 넘는 강도와 마찰값 0.15의 조합으로 인해 수명이 길다.

AlTiN 코팅(티타늄질화알루미늄)

X.CEED(Datron)의 경도, 내산성 그리고 내열성은 고속 그리고 강한 재료의 작업에 최적화되었다. 코발트-크롬 및 티타늄과 같은 밀링이 힘든 재료에도 사용될 수 있다.

치과용 Inhouse 밀링 머신의 예(그림 175~190)

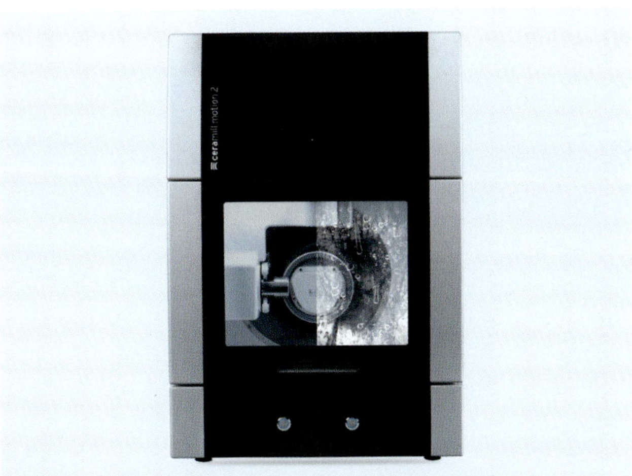

그림 175. Ceramill Motion 2(5X)(그림: Amann Girrbach GmbH).

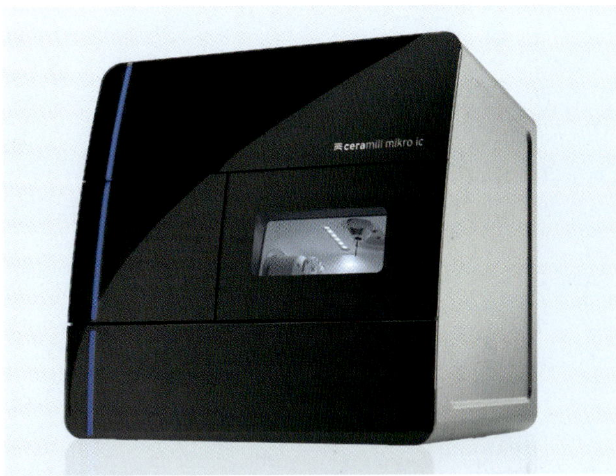

그림 176. Ceramill mikro ic(그림: Amann Girrbach GmbH).

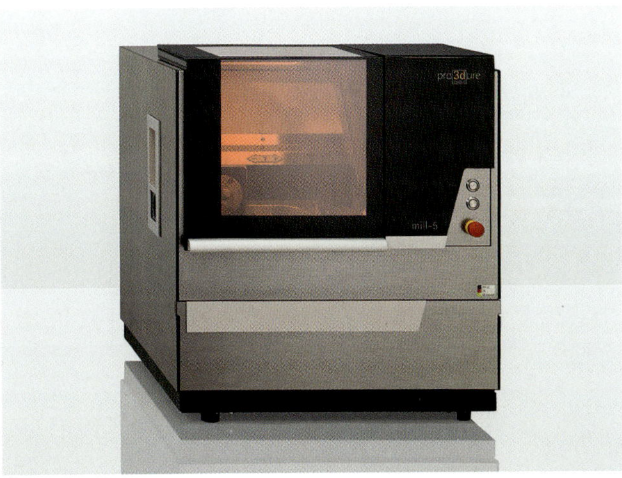

그림 177. Pro3dure Mill(그림: Dentona AG).

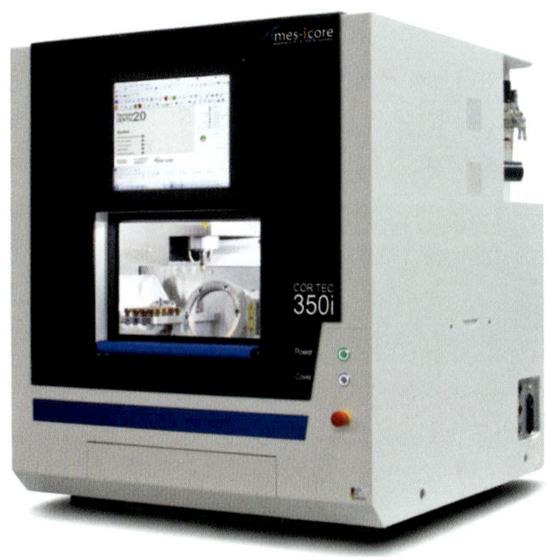

그림 178. CORiTEC 350i(그림: imesicore GmbH).

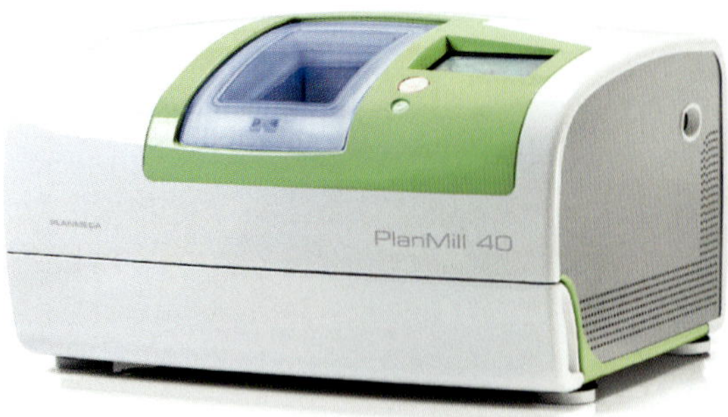

그림 179 PlanMill 4(그림: Planmeca GmbH).

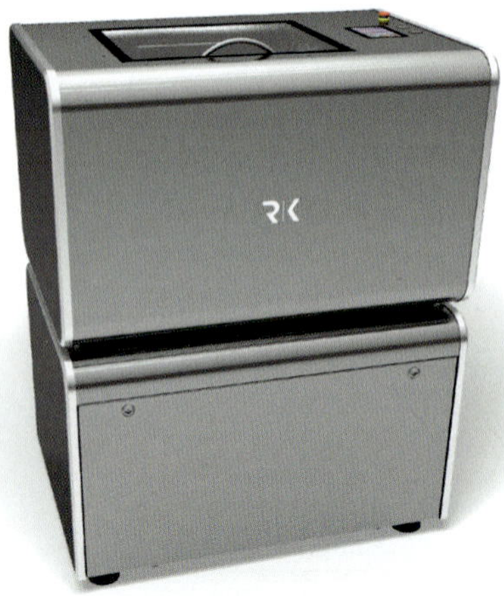

그림 180. Organical Desktop 8(그림: R+K CAD/CAM GmbH & Co KG).

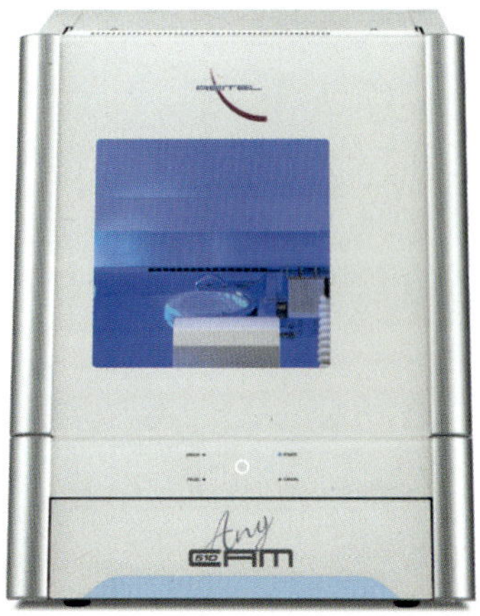

그림 181. AnyCAM 51D(그림: Reitel Feinwerktechnik GmbH).

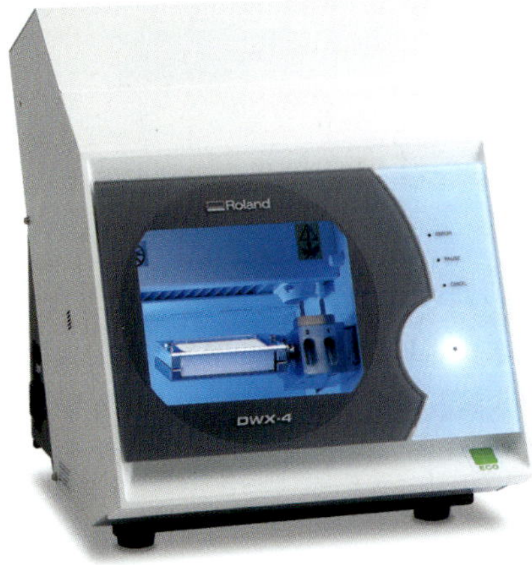

그림 182. DWX-4(그림: Roland DG GmbH).

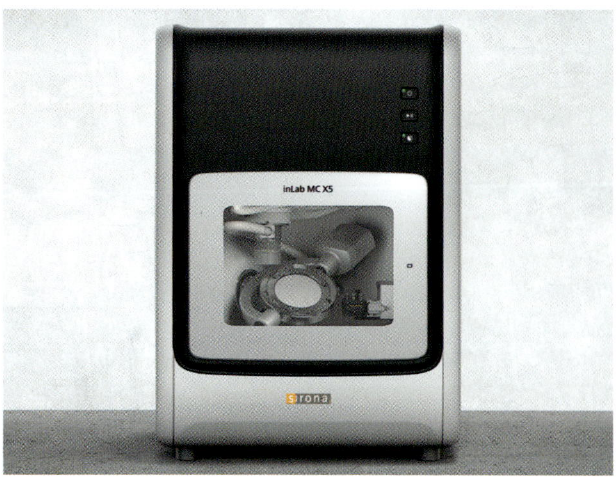

그림 183. inLab MC X5(그림: Dentsply Sirona).

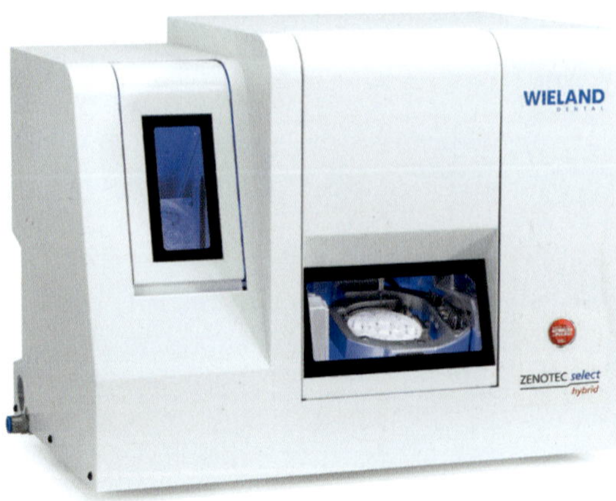

그림 184. Zenotec select hybrid(그림: Wieland Dental & Technik GmbH).

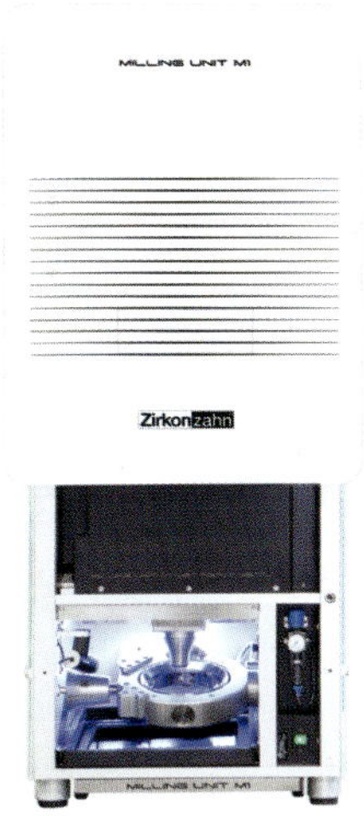

그림 185. M1 Wet Heavy Metal(그림: Zirkonzahn GmbH).

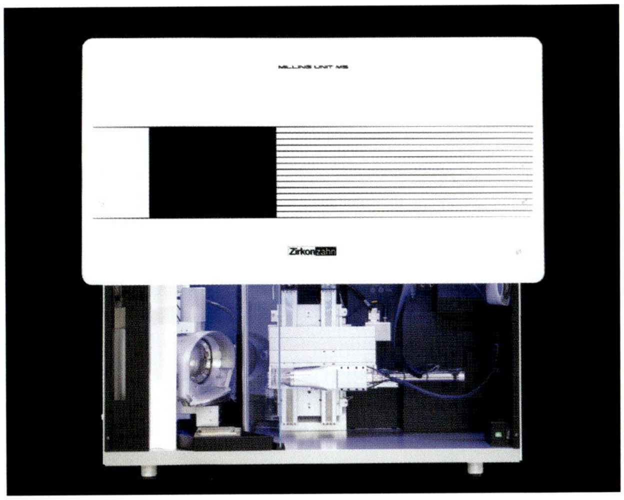

그림 186. M5(그림: Zirkonzahn GmbH).

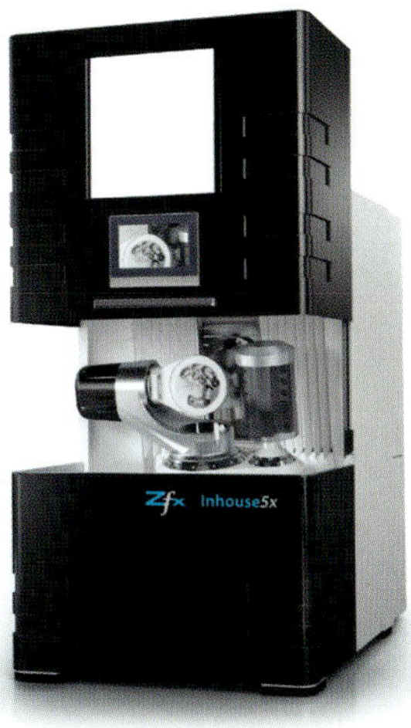

그림 187. ZFX Inhouse5x wet & dry(그림: ZFX GmbH).

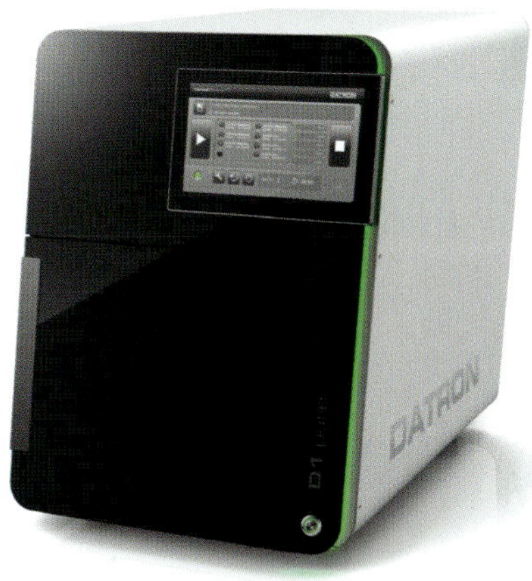

그림 188. Datron D1 pure(그림: Datron AG).

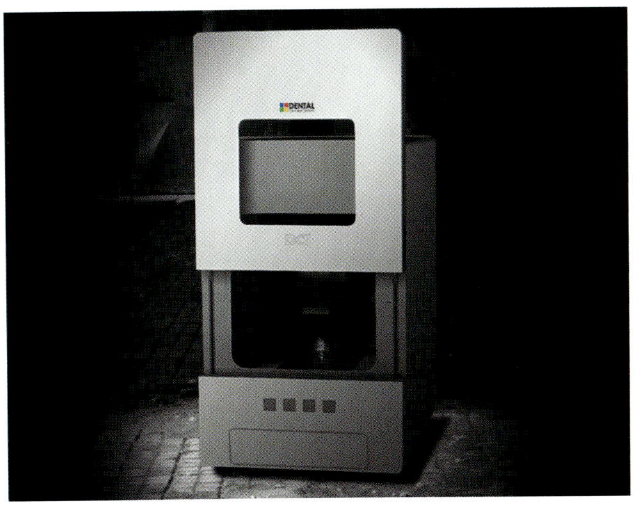

그림 189. DC1(그림: Dental Concept Systems).

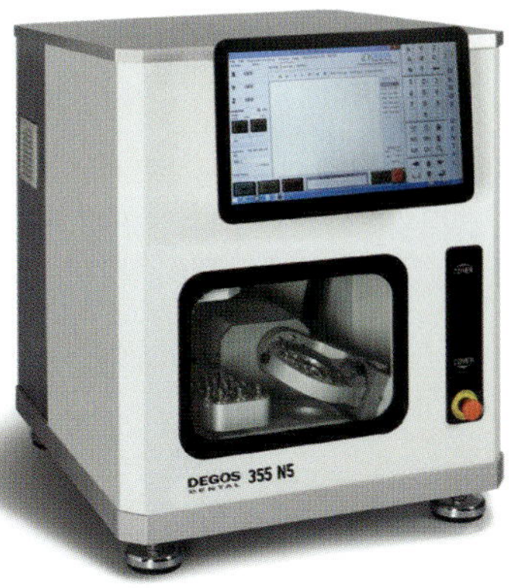

그림 190. Degos 355 N5(그림: Degos Dental GmbH).

참고문헌

CNC-Fachkraft des Handwerks: Kursbeschreibung. Handwerkskammer München und Oberbayern, 2010

Conrad KJ: Taschenbuch der Werkzeugmaschinen. Carl Hanser Verlag, 2.Auflage, 2006, ISBN: 3446406417

Datron: Dental-Fräser und Zubehör, Vollhartmetallfräser für alle Dental-CNC-Fräsmaschinen und Materialien. Broschüre, 2012

Diebold-Goldring Werkzeugfabrik: Werkzeugaufnahmen Steilkegel. Produktinformation, 2012

Diebold Goldring-Werkzeugfabrik: HSK Werkzeugaufnahmen DIN 69893. Produktinformation, 2012

Dubbel: Taschenbuch für den Maschinenbau. Springer Verlag, 23. Auflage, 2012, ISBN: 3642173055

Fischer U, et al.: Tabellenbuch Metall. Verlag Europa-Lehrmittel, 45. Auflage 2011, ISBN: 3808517255

Heidenhain: CNC-Bildungskonzept Heidenhain Klartext-Dialog TNC 320, TNC 620, iTNC 530. Arbeitsheft Fräsen Heidenhain Klartext, CNC Verlag, 1. Auflage 2011, ISBN: 3942978083

Heidenhain: http://content.heidenhain.de/presentation/elearning/DE/index.html

Lehrerfreund: www.lehrerfreund.de/technik/1s/werkzeugmaschinen-werkzeugaufnahmen

Wikipedia: http://de.wikipedia.org/wiki/Werkzeugmaschine# Werkzeugaufnahmen

3.2. 디지털 첨가 방식: 쾌속 조형(RP)–생성 제조

CAD/CAM 방식이라는 용어는 흔히 삭제 방식(밀링과 그라인딩 방식)과 동의어로 쓰였다. 용어의 정의에 따라 첨가 기술 역시 CAD/CAM 시스템에 귀속되어야 한다. 첨가(쌓아 올리는) 방식의 동의어로는 '쾌속 조형'(RP), '생성 제조' 또는 '첨가 제작(AM)'이 있다. 모든 RP 방식의 장점으로는 입체적인 물체를 거의 제약 없이 컴퓨터로 설계 및 제작을 할 수 있다는 것이다. 또한 첨가 방식으로 인해 제작에 필요한 만큼만 재료가 소진되는 데 있다. 그렇기 때문에 이 방식은 재료를 절약하는 방법이라고 할 수 있다.

쾌속 조형은 2차원적인 단층(XY–평면)을 쌓아 올린 입체적인 구조에 기반한다. 단층의 두께에 따라(Z 방향) 물체의 '계단 모양'의 구조가 생길 수 있다. 단층이 얇을수록 계단 형성이 줄어들고 실제 모양에 가까워진다.

첨가 방식의 분류

일반적으로 근래에 들어 '3D 프린팅'을 모든 첨가 방식의 동의어로 쓰고 있는데, 이 표현은 특히 융합 침적 조형 방식(오른쪽 단 참조)에 적용된다. 정확한 분류는 VDI 가이드라인 3404 내지는 ISO/DIN 17296–2를 참조해야 한다. 첨가 방식은 다음과 같이 두 그룹으로 나뉜다.

접합 방식

접합 방식에서는 한 재료의 단층을(액체, 고체, 가루) 통째로 형성하고 물체의 외형에 맞게 고정한다. 이 방식으로는 다음과 같은 것이 있다.

- 광조형 공정
  (여기에는 마스크 조사 방식이 포함된다. DLP 방식=digital light processing)
- 선택적 레이저 소결 기술
- 간접 3D 프린팅(powder bed 프린터)
- LOM 방식(laminated object manufacturing)

침적 방식

침적 과정에서는 노즐 또는 프린터 헤드를 통해 재료가 계속적으로 또는 방울 모양으로 나오며 점 또는 선 모양으로 층별로 형성된다. 이 방식은 다음과 같은 것이 있다.

- FDM(fused deposition modeling) 방식 = FFF(fused filament fabrication) 방식
- 직접 3D 프린팅

• 반죽의 3차원 분출
• PolyJet 방식(광중합체들이 방울 모양으로 프린터 헤드에서 나온다.)

치과 분야에서 첨가 제조

첨가 제조 방식은 치과 분야에서 오래 전부터 널리 퍼져 있다. 잘 알려진 예로는 Bego Medical사의 레이저 소성 방식이다(Bremen/D). 2002년에 이 기술이 선보일 때 많은 관심을 받았다. 전문가들은 이미 그 당시에 큰 잠재력을 인정해 주었다.

첫 산업적 3D 프린터 머신은 이미 1980년대에 있었다. Charles Hull(Colorado, USA)은 1986년에 첫 3D 프린터의 특허를 획득했다. '쾌속 조형'이라는 표현이 이미 얘기하는 것처럼, 이 방식이 고안된 이유는 빠른 시간 안에 원형을 만드는 것이었다. 오늘날 이 기술은 그러한 목적 외에도 사용 분야가 많다. 기본적으로 쾌속 조형 방식은 사용되는 재료에 따라 분류될 수 있다.

첨가 제조의 기본은 STL 데이터이다. 이때 물체의 표면은 작은 삼각형으로 덮인다(그림 191). 기본적으로 삼각형을 이용하여 실제 표면을 사실적으로 표현하는 방법을 사용하면 오차가 생길 수 있다. 삼각형의 개수가 많아지고 크기가 작아질수록 이 오차는 줄어든다. STL 포맷을 각 쾌속 조형 방식으로 작업하기 위해서는 데이터들이 Z 방향의 각 단층으로 슬라이스되어야 한다. 이렇게 '슬라이스된' 데이터들은 층별로 쌓아 올릴 수 있다(그림 192). 모든 RP 방식은 작업 과정이 유사한데, 3단계로 분류될 수 있다. 다음과 같은 과정으로 구분된다.

3차원 데이터의 생성

3차원 데이터의 생성은 스캐너 또는 CAD 설계로 이루어질 수 있다. 설계 후에 구조물이 저장되는데, 이때 여러 데이터 포맷이 있다. 자주 사용되는 포맷은 STL 포맷이다(그림 191 참조).

CAD 데이터의 분류('Slicen')

STL 데이터는 특별한 프로그램(Stratasys, Eden Prairie, MN, USA의 Objet Studio 또는 3Shape, Kopenhagen, DK의 CAMbridge)으로 각 층별로 분해된다(그림 192 참조).

'슬라이스된' 데이터로 구조물을 층별로 쌓아 올리기

첨가 방식에서는 구조물이 '슬라이스된 데이터'를 바탕으로 층별로 쌓아 올려지는데, 쌓아 올리는 방향(Z 방향)에 대한 정밀성은 슬라이드 두께에 영향을 받는다. 각 층들은 완성 후에 항상 육안으로 보인다. 심지어 매우 높은 해상도에서도, 즉 매우 작은 두께와 테두리의 높은 정밀성에도 불구하고 육안으로 보이며 표면이 매끄럽지 못하므로 나중에 매끈하게 마무리해 줘야 한다.

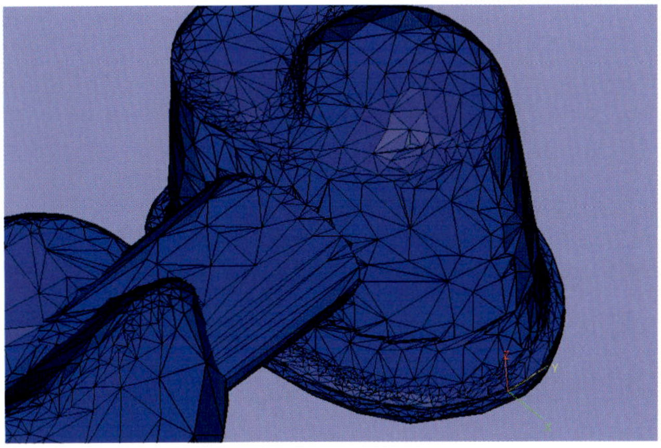

그림 191. STL 데이터: 입체적인 물체 표면을 삼각형 면적들로 표현했다.

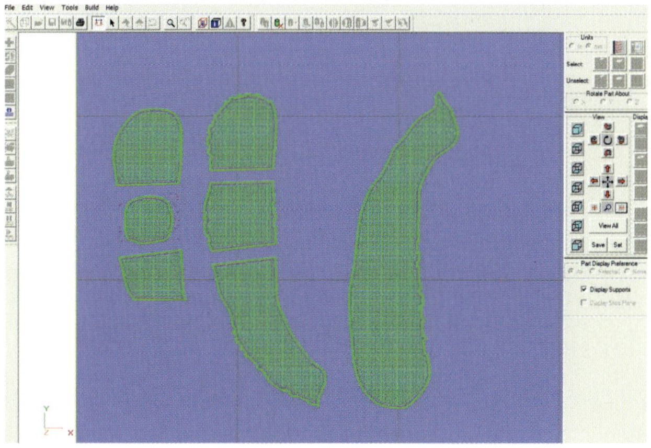

그림 192. '슬라이스된' 마스터 모형의 데이터.

이러한 효과를 Z 효과라 부른다.

수작업으로 물체의 마무리 작업하기

손으로 하는 마무리 작업은 쌓아 올린 방법에 따라 여러 작업 과정이 있을 수 있다. 다음의 추가적인 작업 과정이 필요할 수 있다.

- 세척
- 지지대 역할의 핀 제거 및 편평하게 하기
- 끝 말림 부분 제거
- 후광중합(선택사항)
- 연마 또는 코팅

지금까지는—흔히 3D 프린터라고 하는–생성 기기들 중 치과용으로 쓰기에 적합한 정밀도를 가진 것들은 산업이나 제작 센터에만 있었다. 그러나 최근에는 저렴하면서 고품질을 보이는 가격 대비 고성능 기기들이 있다. 이 기기들로 치과기공소들은 레진이나 복합레진으로 구성된 치아 모형, 스프린트, 인상용 트레이, 임시 크라운 또는 브릿지 등을 제작할 수 있다.

치과 분야에서 쓰이는 쾌속 조형 방식

- 광조형공정 방식(SL)
- 레이저 소성 방식(LS, SLS, SLM, DMLS, LaserCusing)
- 3D 프린팅(3DP)
- 분출 방식
- 마스크 조사 방식(DLP 방식 또는 디지털 광공정)

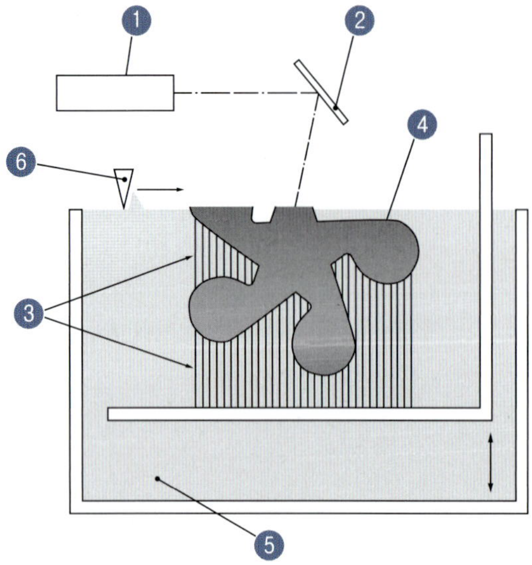

그림 193. 광조형공정 작동 원리(출처: ISO 17296).

광조형공정 방식

광조형공정 방식(SL, SLA)은 RP 방식 중 처음으로 산업적으로 적용되었다. 광조형공정 방식은 점 모양의 레진 덩어리를 레이저로 굳게 만드는 것에 기반한다. 에폭시레진과 아크릴레이트가 사용된다.

'슬라이스된' 데이터의 레진 표면에 레이저 광선이 쏘아진다. 이로 인해 레진이 굳는다. 다음 단계에서는 작업물이 한 단층만큼 올려지거나 내려져서 그 위나 아래에 새로운 레진층이 입혀진다. 이와 같이 점차 입체 물체가 층별로 더해지며, 최종적으로 작업물이 레진 수조에서 건져지는 것이다(그림 193). 치과 분야에서는 광조형공정 기술들이 최근 몇 년 동안 적용되었다.

예를 들면 다음이 있다.

- ProX 800, SLA-Drucker (3D Systems, Coffee Solution GmbH)(그림 194A)
- Form 2 (Formlabs)(그림 194B)

외부의 서비스 제공자는 다음과 같다.

▶ 임플란트 드릴링 가이드

• Materialise

▶ 교정용 스플린트

• Align Technology
• DentaCore

▶ 치아모형

• Dreve
• Straumann/Etkon

▶ 총의치

• Dentca
• Innovation Meditech

산업과 치과 분야에서의 첨가 제조 방식의 빠른 확산과 보급으로 인해 이 기술의 비용이 줄었다. 몇몇 기업은 치과용 첨가 제조를 위한 기계를 선보였는데 보통 치과기공소에서 쓸 만한 가격 대비 성능을 제공한다. 이 프린터들은 SLA 방식 내지는 기본적으로 유사한 방식의 DLP 방식으로 작동한다.

SLA 방식은 매우 높은 정밀성을 갖는다(그림 195, 196). 결과물을 지탱하는 구조물은 중요한 요소이며 특히 떠 있는 물체에 매우 중요하다. 이들은 설계 시 '슬라이스' 후에 만들어진다.

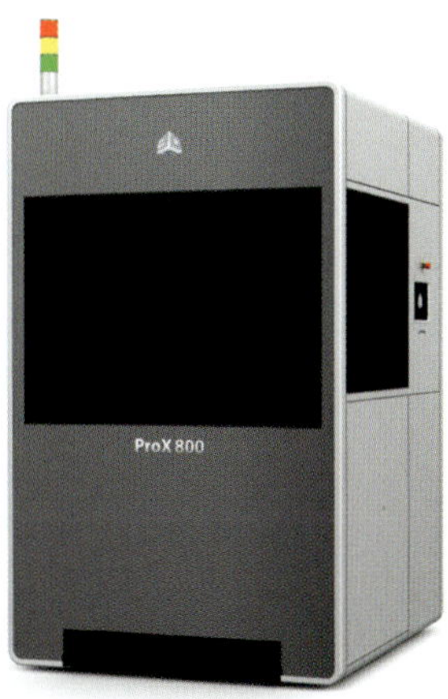

그림 194. **A,** ProX 800 SLA 프린터(그림: 3D Systems).

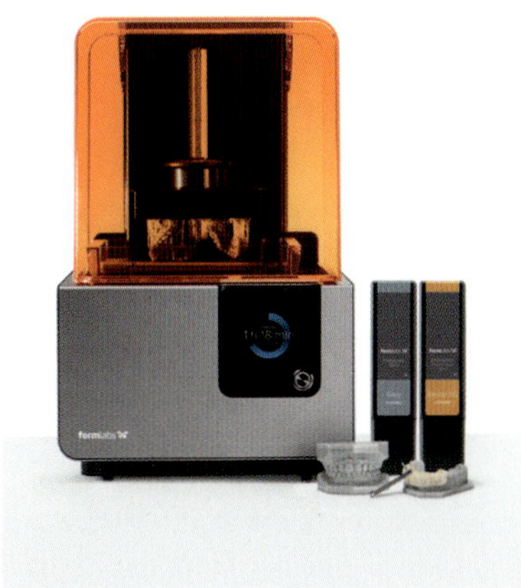

그림 194. **B,** 광조형공정 방식으로 작동하는 3D 프린터. 예: Form 2(그림: Formlabs GmbH).

마스크 조사 방식(Digital light processing; DLP)

DLP는 광조형공정 방식(그림 197, 198)과 비슷하게 작동한다. 광원으로는 레이저 대신에 DLP 프로젝터 또는 빔이 쓰인다. 예를 들어서 파란색 LED가 이용된다.

예시

- Bego Varseo (Bego)(그림 199A)
- Pro3dure (Dentona)(그림 199B)
- Rapid-Shape 3D-Dentalproduction 유닛 D30 및 D40 (Shera)
- Sheraprint (Shera)(그림 199C, D)
- Innovation MediTech (치과 분야 공식 총판 Dreve Dentamid)(그림 199E, F)
- Perfactory System (envisionTec)

레이저 소성 방식

SLA 방식과는 달리 레이저 소성 방식에서는 액상의 재료가 사용되지 않는다. 레이저 소성 방식은 가루를 기반으로 한다. 각 가루의 알맹이를 레이저를 통해 녹여 접합한다(그림 203 참조). 그러나 이 방식은 SLA와 비슷하게 작업물을 Z 방향으로 쌓아 올린다. 가루층은 원통 또는 와이퍼로 층별로 플랫폼 위로 밀리며 뒤이어 레이저 광선에 녹는다. 그 다음으로 Z 방향으로 플랫폼이 내려간다(그림 200 왼쪽). 와이퍼 시스템은 다음 가루층을 올린다. 레이저 광원으로는 사용처에 따라 플라스틱 소성 시는 50W, 순수 금속 가루의 경우 250W의 CO_2 레이저가 쓰인다.

레이저 소성 방식은 보통 산업적으로 쓰인다. Bego Medical사에 의해 처음으로 치과 분야에 도입되었다. 오늘은 많은 제작 센터에서 모형, 크라운, 브릿지 프레임 그리고 금속 의치상과 3차

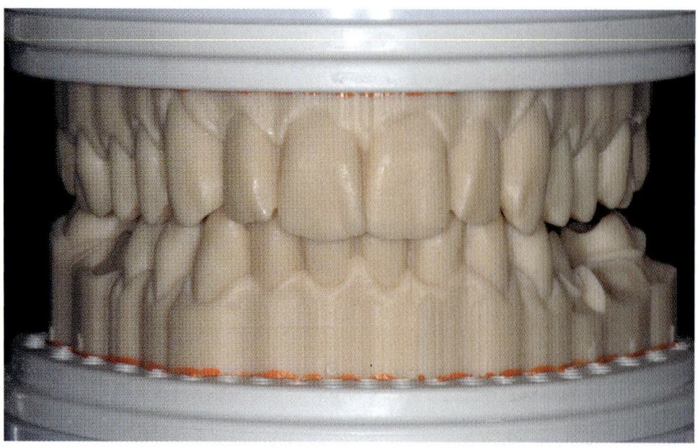

그림 195. Sirona Connect 워크플로에서 광조형공정 방식으로 만든 모형(iPro 8000 SLA Center로 만듦).

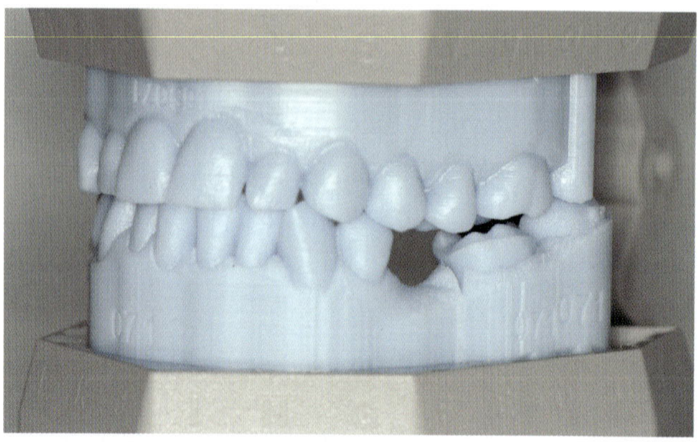

그림 196. 3M Espe Lava Connect 워크플로에서 광조형공정 방식으로 만든 모형(iPro 8000 SLA Center로 만듦).

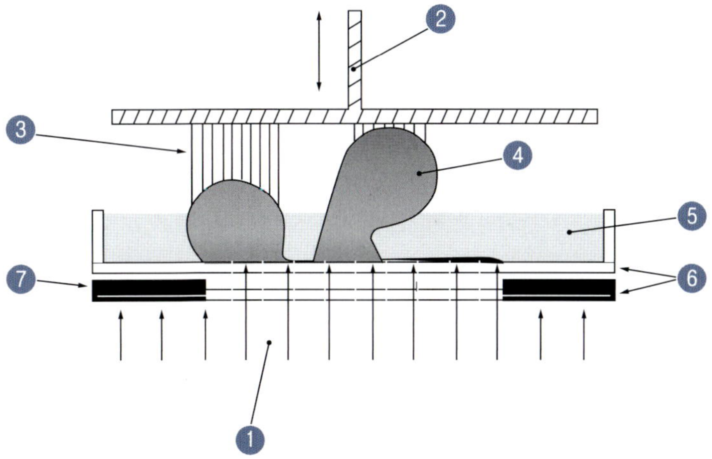

1 광원
2 리프트와 플랫폼
3 지지 구조물
4 작업물
5 빛으로 굳는 액체의 레진 수조
6 투명한 판
7 광마스크

그림 197. 마스크 조사 방식 작동 원리(그림: ISO 17296).

A
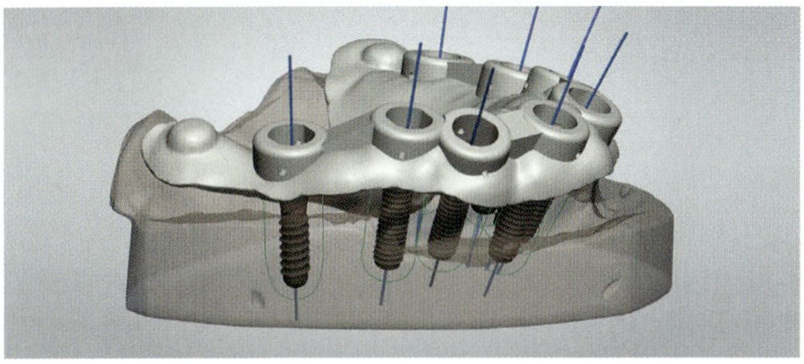

B
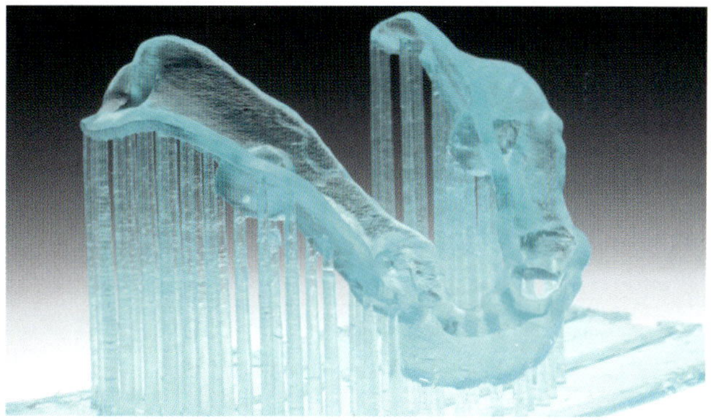

C
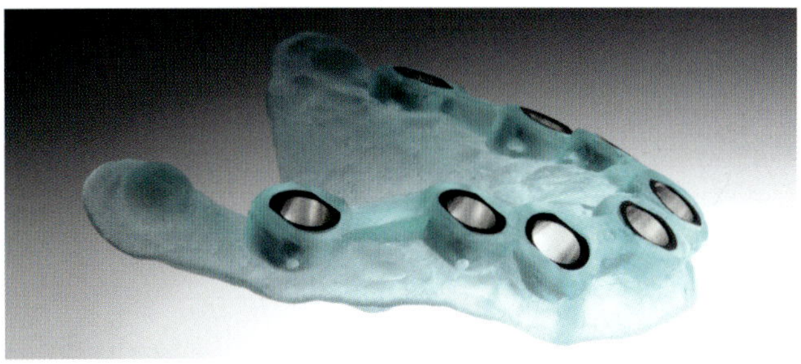

그림 198. **A~C,** CAD 설계 및 광조형공정 방식으로 만들어진 Varseo 드릴링 가이드(Bego Medical).

프레임을 레이저 소성 방식으로 제조한다.

레이저 소성 방식은 여러 방식으로 적용될 수 있는데, 기본적인 작동 원리는 같다. 차이점은 디테일에 있으며 다음과 같이 구분될 수 있다.

- Selective Laser Melting(SLM)
- LaserCusing
- Direct Metal Laser Sintering(DMLS)
- Selective Laser Sinter(SLS)

치과 분야의 레이저 소성 방식 작동에 쓰이는 재료들은 다음과 같다.

- 레진(폴리아미드) 모형/임플란트 모형(그림 201, 202). 예: Zfx Dental

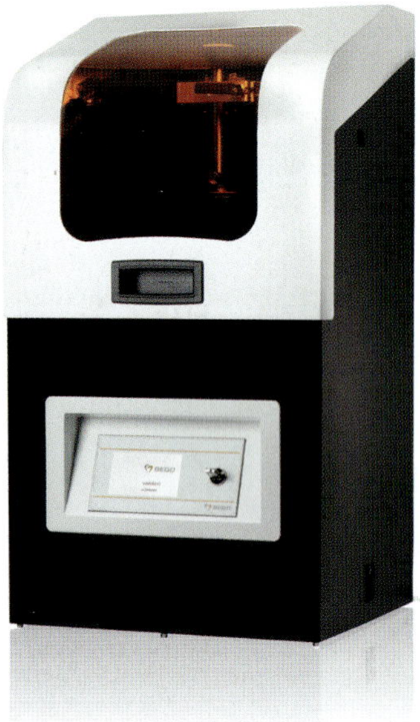

그림 199. **A,** 마스크 조사 방식의 예: 3D 프린터 Varseo(그림: Bego Medical).

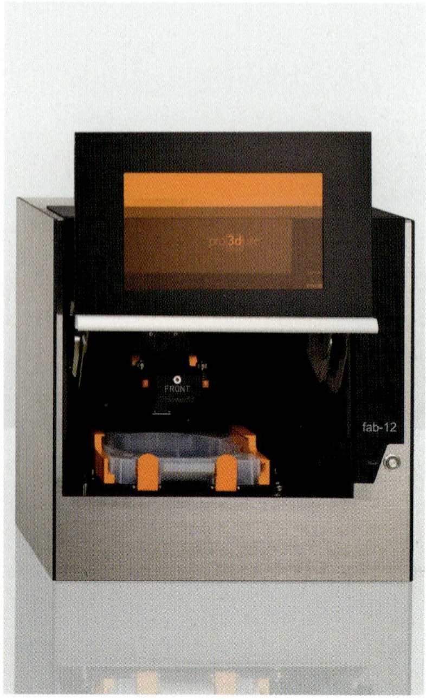

그림 199. **B,** Pro3dure(사진: Dentona).

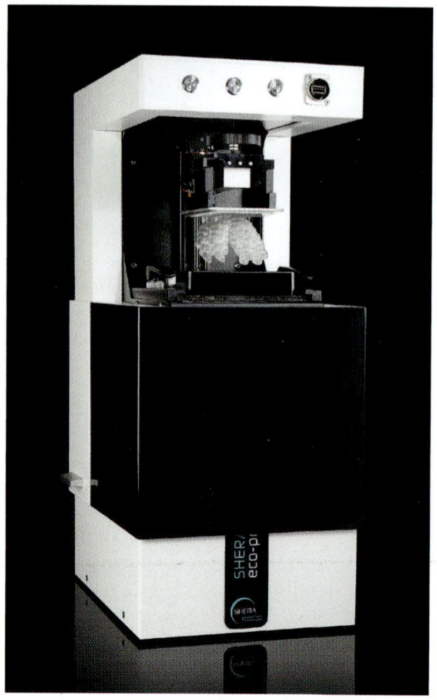

그림 199. **C,** Shera print(사진: Shera).

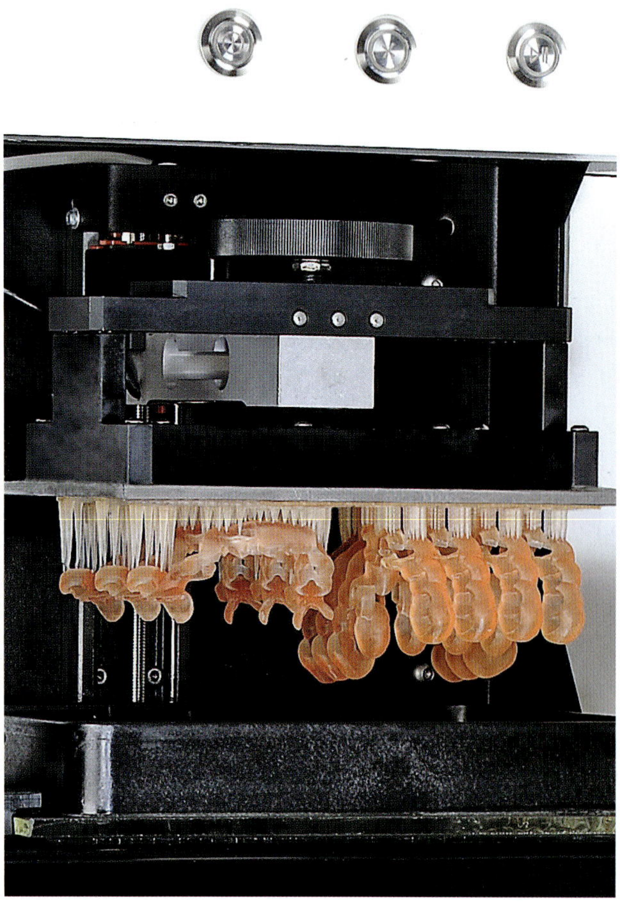

그림 199. **D,** DLP 방식의 3D 프린터 내부(사진: Shera).

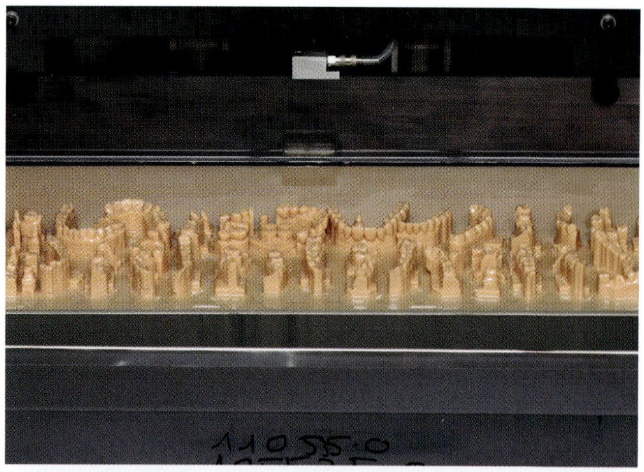
E

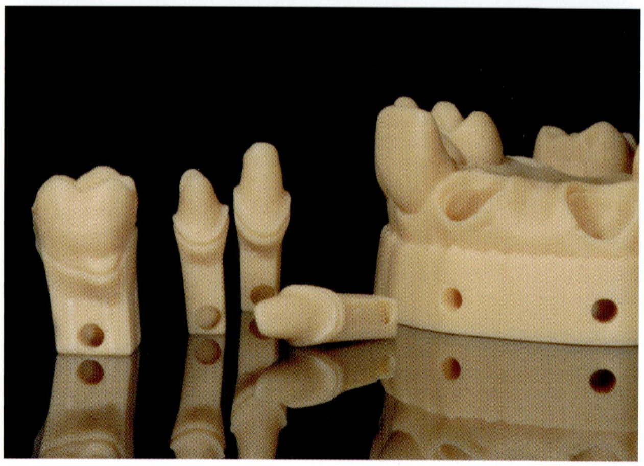
F

그림 199. **E, F,** DLP 기술을 이용한 모형 제작(Direct Light Processing), Scan LED Scan 방식(innovation MediTech, Dreve)(사진: innovation MediTec, Dreve Dentamid GmbH).

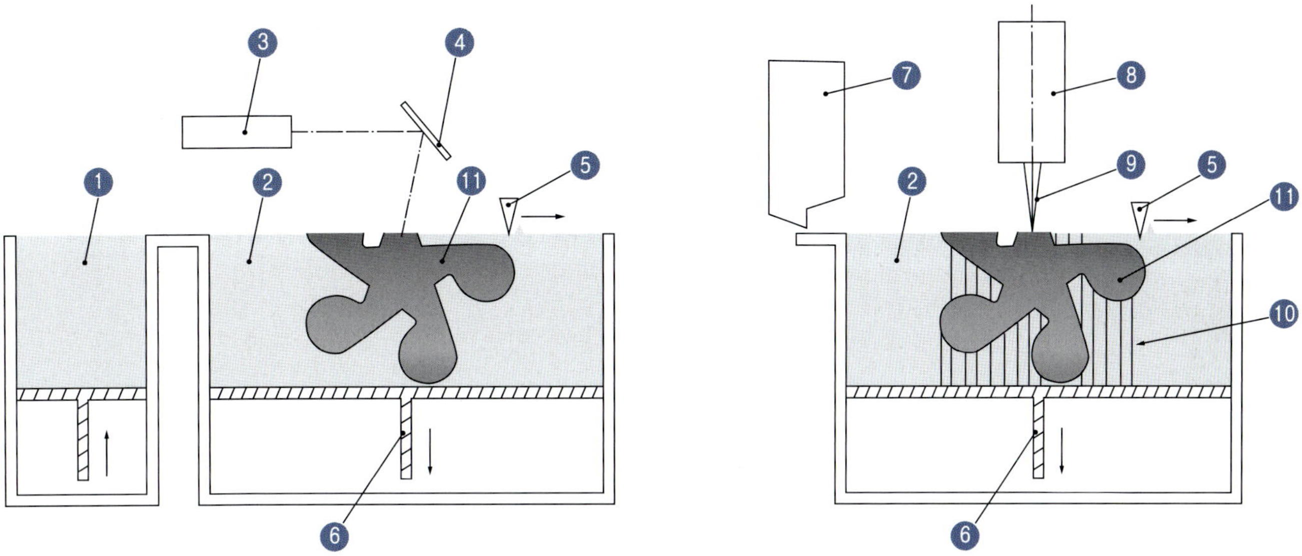

1 가루 보관통
2 가루 재료 들어 있음
3 레이저
4 굴절거울
5 와이퍼 시스템
6 리프트와 플랫폼
7 가루 보관통
8 전자광원
9 집중된 전자선
10 지지 구조
11 작업물

그림 200. 레이저 소성 방식과 전자선 용해의 작동 원리(그림: ISO 17296).

- 금속들의 예(그림 203~206)
  - Bego
  - Compartis
  - InfiniDent
  - Flussfisch
  - EOS

3D 프린팅(3DP)

원래의 3D 프린팅(3DP)(그림 207)도 치과 분야에서 이미 몇 년 동안 여러 제조사로부터 제공되었다.

기본적으로 직접적 3D 프린팅의 네 가지 제조 방식을 구분할 수 있다.

왁스 프린팅

이 방식은 기존의 잉크젯과 유사한 방법이다. 왁스 프린팅에서는 녹는 액상의 재료가 프린터헤드를 통해 방울 모양으로 나오며 한 층이 만들어지면 밀대로 수직적 방향으로 깎인다. 휘어짐

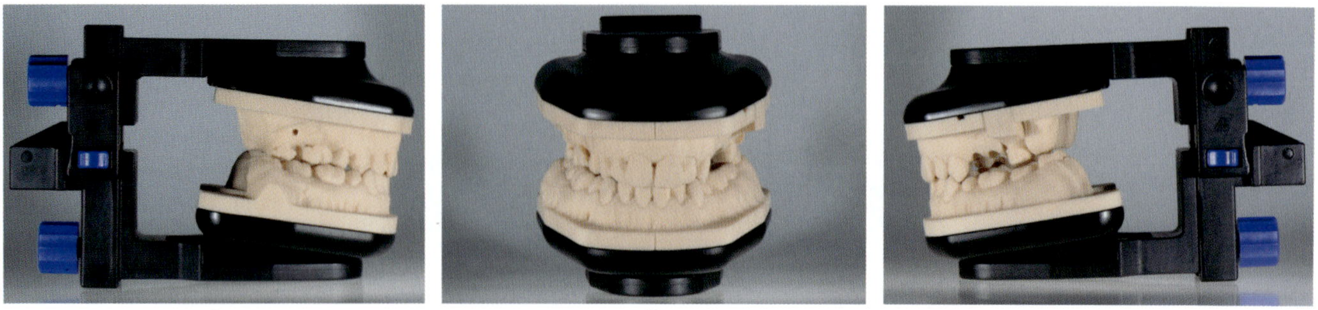

A B C

그림 201. **A~C**, 디지털로 만들어진 임플란트 모형(Zfx Dental), 레이저 소성 방식으로 제작되었다.

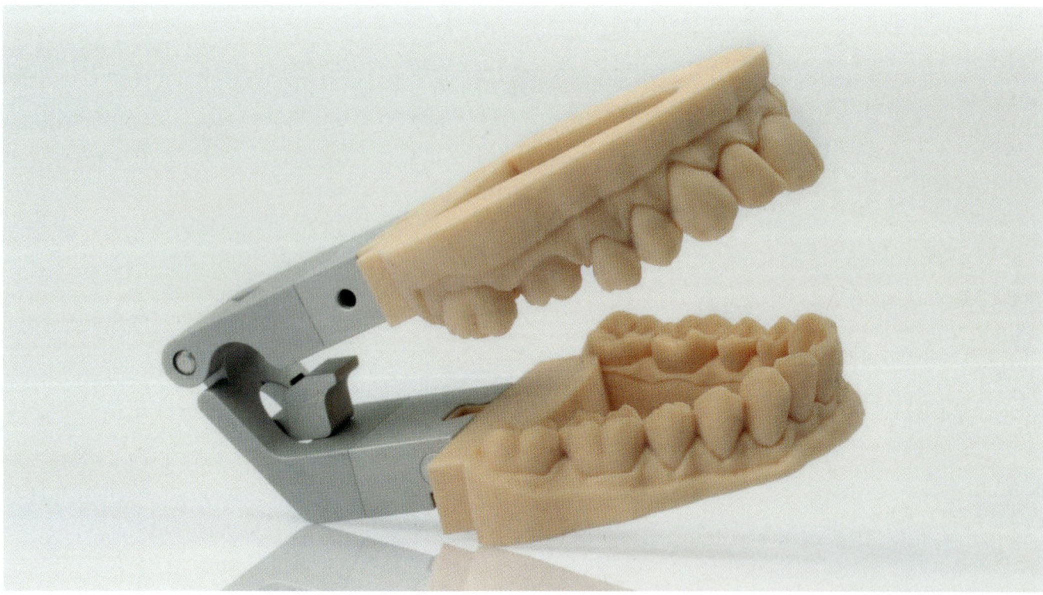

그림 201. **D**, 디지털로 레이저 소성 방식으로 만들어진 폴리아미드 모형(그림: EOS GmbH).

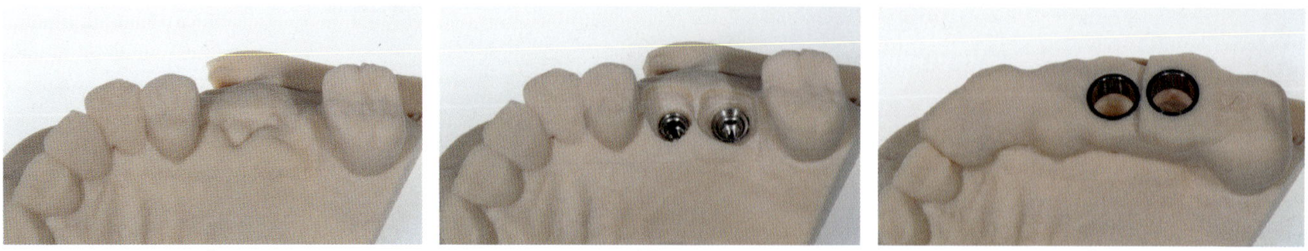

A B C

그림 202. **A~C**, 레이저 소성된(폴리아미드) 임플란트 모형, Zfx Dental과 함께 제작하였다.

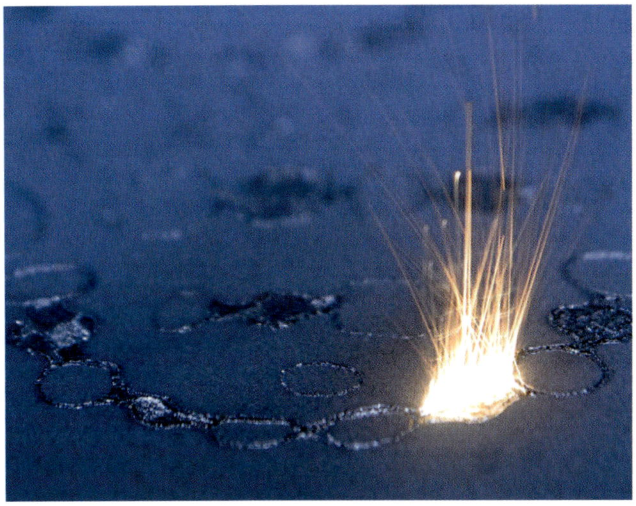

그림 203. 코발트–크롬 가루를 레이저 선으로 녹임(그림: EOS GmbH).

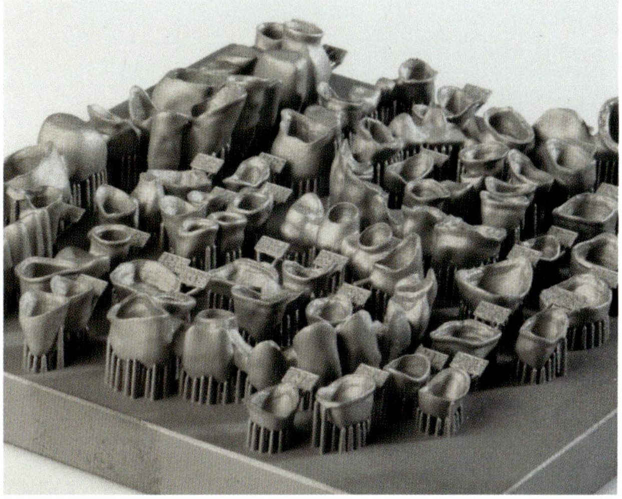

그림 204. 크라운 프레임. 첨가 레이저 소성 방식으로 제조되었다(그림: Bego Medical).

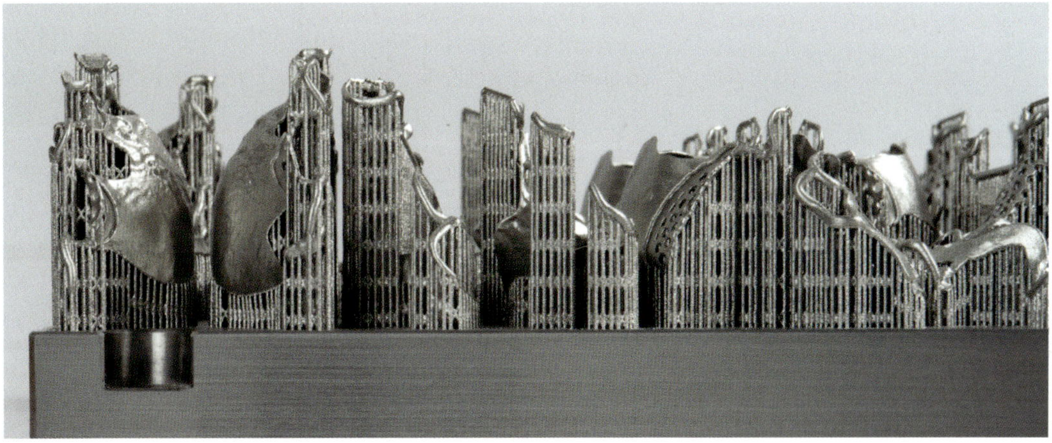

그림 205. 금속 의치를 레이저 소성 방식으로 제작(그림: EOS GmbH).

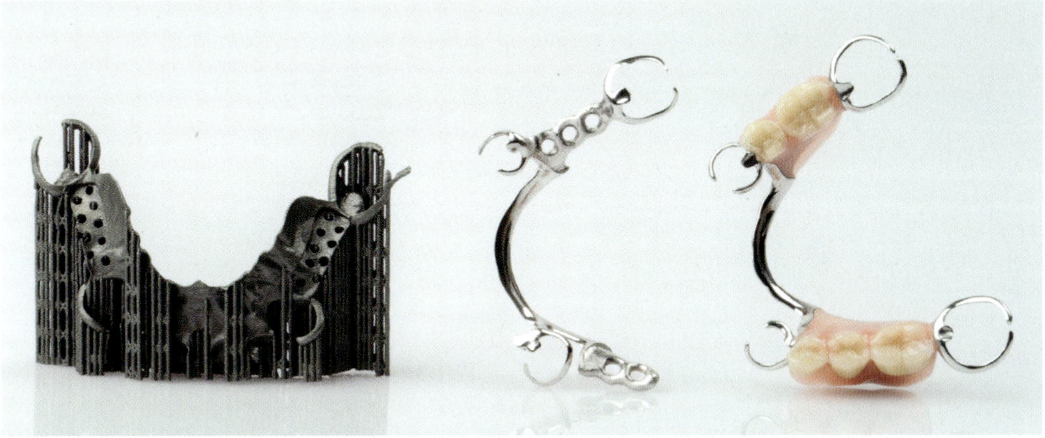

그림 206. CAD/CAM 첨가 방식으로 제조된 금속 의치의 작업 과정(그림: EOS GmbH).

을 방지하기 위해 원래의 작업물에 지지 구조물이 더해지는데, 제작 후에 간단히 제거할 수 있다. 만들어진 모형들은 로스트 왁스 방식을 통해 기존의 금속 주조 기술을 이용하면 원하는 금속으로 만들 수 있다.

레진 프린팅하기

레진의 3D 프린팅 시에는 재료가 UV 광원으로 굳는다(그림 208, 209).

적용 예시

- PolyJet 방식 (Stratasys)
- ProJet DP 3000 (3D Systems, Rock Hill)

Stratasys의 PolyJet 방식은 광중합레진을 이용한 모형 제작에 기반한다. PolyJet를 기반으로 하는 3D 프린터의 예로 Objet30 프린터가 있다. 연결 가능한 액상의 광중합체는 잉크젯 유닛을 통해 플랫폼에 쏘아지고 자외선으로 곧바로 굳는다. 세밀한 층으로 입체모형이 만들어진다. 복잡한 모형이나 돌출된 부분이 있을 시에는 제거 가능한 지지 구조물이 붙는다.

ProJet DP 3000의 프린팅 방식은 Multi Jet Modelling(MJM)에 기반한다. 이러한 방식의 3D 모형을 만드는 특허는 3D Systems사가 가지고 있다. 층별로 열을 이용하여 아크릴 광중합체를 쌓은 후에 중간 단계로 자외선을 이용하여 굳힌다. 결과는 고품질의 작업물인데, 정밀 구조물에 사용해도 된다.

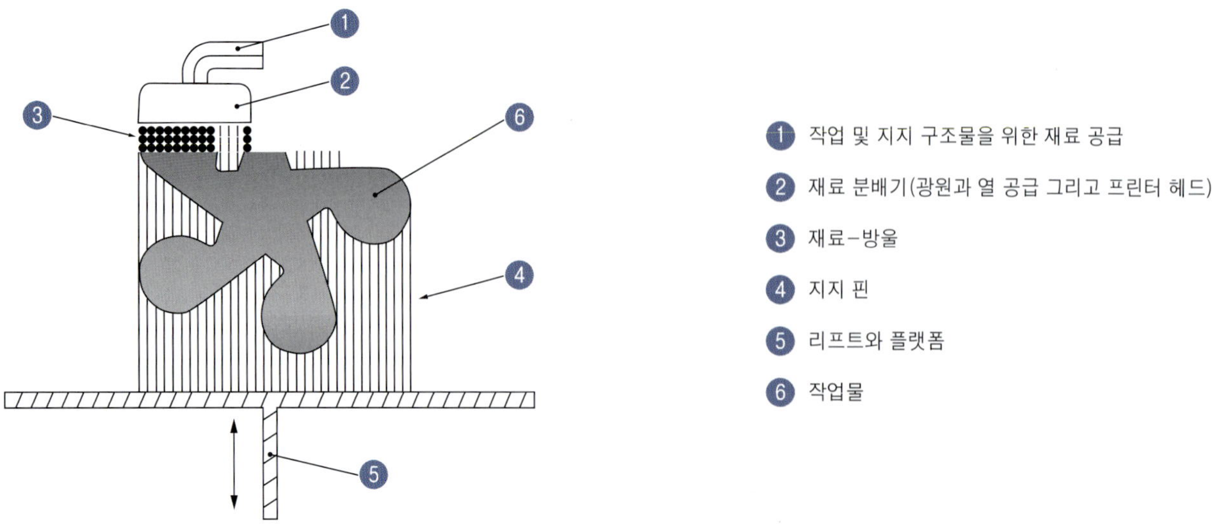

그림 207. 직접적 3D 프린트의 작동 원리(그림: ISO 17296).

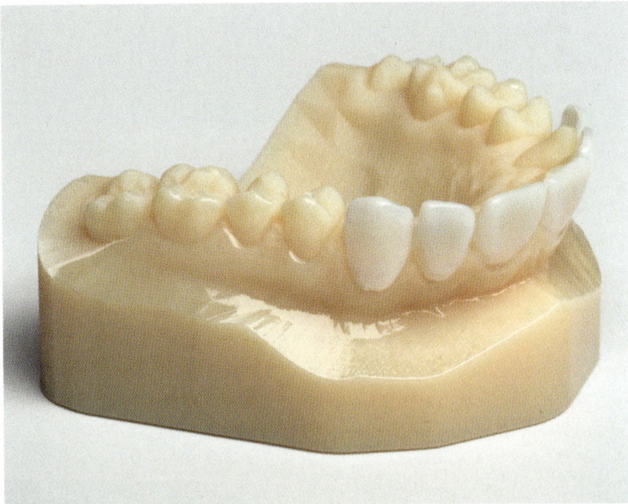

그림 208. 3DP 방식으로 제작된 모형(Objet30 OrthoDesk 3D, Stratasys)(그림: Stratasys).

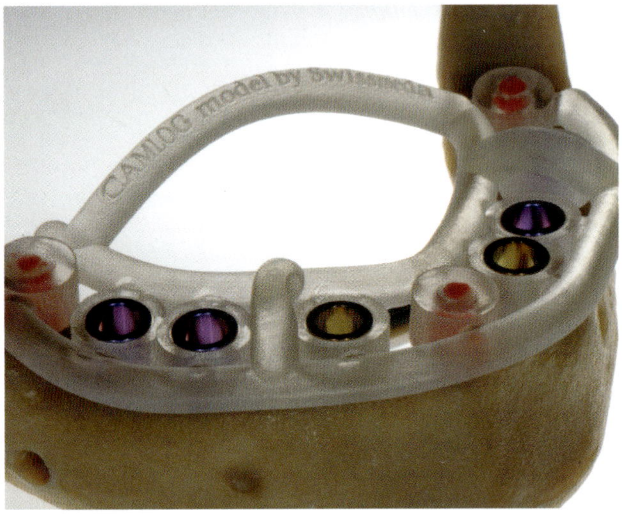

그림 209. Smop-Implant 드릴링 가이드(Swissmeda), PolyJet 방식으로 프린팅되었다.

A

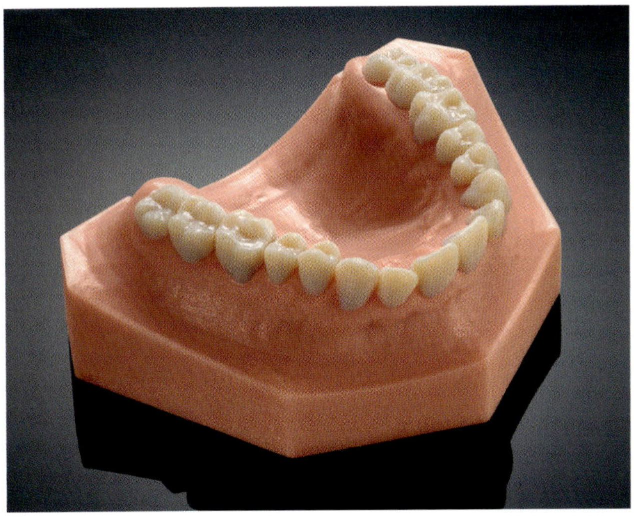

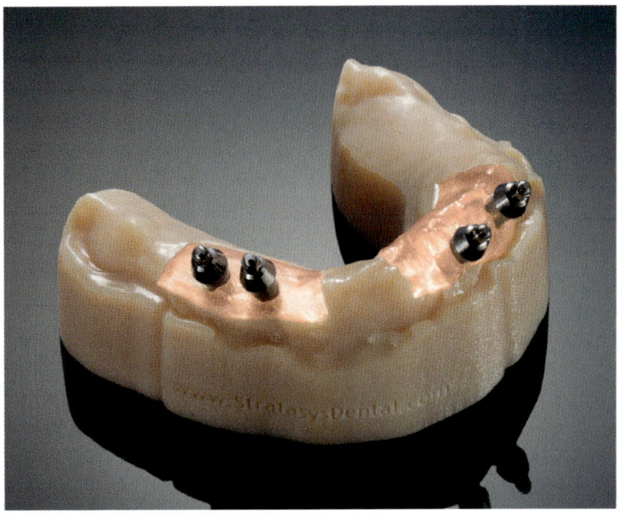

B

그림 210. **A, B,** 복수 재료 3D 프린팅을 이용한 색감과 질감의 사실적인 표현(그림: Stratasys).

복수 재료 3D 프린팅

작업물을 여러 다른 재료 또는 재료 특성으로 한 첨가 과정으로 제작하는 것을 '복수 재료 3D 프린팅'이라 한다(그림 210, 211). 이것으로 지금까지 여러 단계가 필요한 작업을 한 단계로 진행한다. 첨가 제조 방식을 제공하는 제조사들은 이 기술도 지원한다. FDM 방식 그리고 직접 및 간접 3D 프린터(powder bed 프린터)에 적용된다. 직접적인 복수 재료 3D 프린터의 그룹에는 Stratasys사의 PolyJet 3D 프린팅 기술과 3D Systems사의 MultiJet Printing(MJP) 그리고 Hewlett Packard사의 MultiJet Fusion 3D 프린팅이다. 간접적인 복수 재료 프린터는 아직까지 WZR 복수 재료 3D 프린터만 가능하다. 그 방식은 WZR사(WZR ceramic solutions

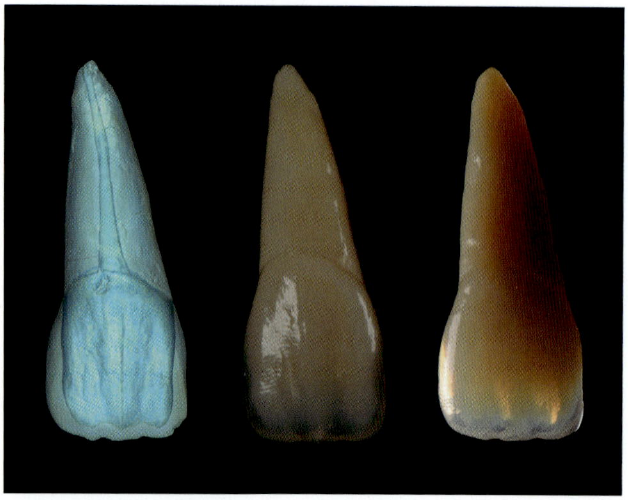

그림 211. Multi-material 3D 프린팅을 이용한 치아. 왼쪽: 치아 구조 데이터 베이스의 STL 데이터. 가운데: 완성된 상악 중절치. 오른쪽: 빛 투과.

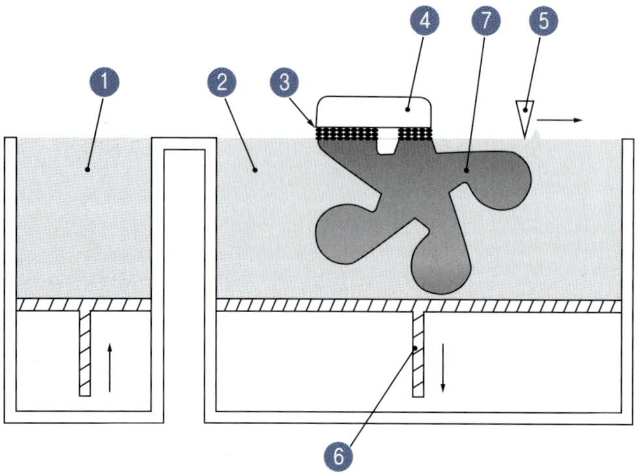

1. 가루 보관통
2. Powder bed의 가루 재료
3. 접합제
4. 공급 시스템과 연결된 프린터 헤드
5. 와이퍼 시스템
6. 리프트와 플랫폼
7. 작업물

그림 212. Powder bed 프린터의 작동 원리(그림: ISO 17296).

GmbH, Rheinbach/D) 특허가 있다.

Objet260 Dental Selection(Stratasys, Eden Prairie/USA)은 가장 최신의 3D 치과 프린터인데 triple jetting 기술을 가졌다. 이 기술로 여러 색감과 질감이 세밀하게 프린팅될 수 있으며, 여러 재료와 하나의 제조 과정에 동시에 적용된다.

Powder bed 프린팅

Powder bed 프린터는 아직 치과 분야에 쓰이지 않는다(그림 212). 간접적인 또는 직접적인 3D 프린터와 달리 재료가 프린터 헤드에 장착되지 않고 이미 powder bed에 가루로 들어 있다. 프린터 헤드로는 유기접합제가 나와서 가루 재료를 그 지점에 고정시킨다. 프린팅된 가루 부위가 대

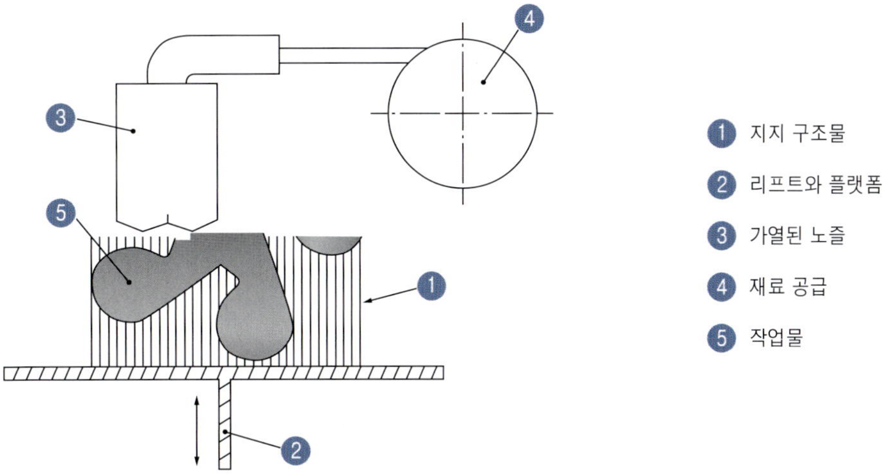

그림 213. 분출 방식의 작동 원리(그림: ISO 17296).

략 100㎛ 정도 내려지고 새로운 가루층으로 덮인다. 프린팅된 접합제는 층별로 위·아래로 연결되는 역할을 한다. 이러한 과정으로 층마다 만들어지며 접합제가 굳으면 가루를 제거하면 된다.

분출 방식

분출 방식은 1980년대 말에 개발되었으며 1990년대부터 상업적으로 적용되었다. 'Fused Depostion Modeling'이라는 용어나 'FDM' 같은 줄임말은 Stratasys사의 고유상표이다. 상표와 무관한 일반적인 표현으로 'Fused Filament Fabrication(FFF)'이 있는데, RepRap-Projektes의 사용자들이 설명한 바 있다.

기본적으로는 작동 원리가 글루건과 비슷하다. 작업물은 '녹은 것을 덮기'식으로 형성된다. 이때 철사 모양의 열가소성 레진들이 가열된 노즐에서 녹여지고 XY 방향으로의 제어를 통해 작업물의 특정 위치를 덮게 된다. 한 층이 만들어지면 작업물이 수직으로 한 층만큼 내려가고(Z 방향) 뒤이어 다음 층이 형성된다(그림 213).

참고 문헌

Gebhardt A: Rapid Prototyping. Verlag Hanser Fachbuch, 2. Auflage 2000, ISBN: 3446212426

Nagel M, Striezel R: Ein neues CAD/CAM-Verfahren: Bego Medifacturing, Jahrestagung der Arbeitsgemeinschaft Dentale Technologie e. V., Sindelfingen, 2003

Van Noort R: The future of dental devices. dental Materials, 2011, pp. 3-12

Schweiger, J., Erdelt, K.-J., Beuer, F.: Rapid Prototyping - Technik der Zukunft. Dental-Labor 52, 7, 1109-1118(2004)

Schweiger, J.: Rapid Prototyping - Neue Fertigungswege in Zahntechnik und Zahnmedizin, Digital Dental News 2, 3, 36-41(2008)

4. 재료

4.1. CAD/CAM 재료의 기초

CAD/CAM 제조 기술의 뚜렷한 장점은 다음과 같다.

- 미리 만들어진, 산업적으로 생산된, 거의 오차가 없는 새로운 재료 사용이 가능해짐
- 표준화된 작업 과정과 작업물의 품질 향상
- 설계 데이터의 저장과 재생산 가능성
- 계획과 정밀성의 향상
- 효율 향상

혁신적인 소재의 개발은 새로운 제작 방식과 새로운 치료 개념을 가능하게 한다. 재료의 포트폴리오에 따른 넓은 제작 방식 구분이 있을 수 있다. 첨가 제조에서는(흔히 3D 프린팅이라고 하는) 작업 물체가 층별로 쌓아 올려진다. 재료는 지금까지 플라스틱과 인공레진(광조형공정 방식) 또는 금속(선택적 레이저 용융)이 쓰인다. 삭제 방식에서는(그라인딩, 밀링, 침식) 재료의 삭제를 통해 작업 물체가 만들어진다. 장석형 도재, 글래스세라믹, 지르코니아, 레진 또는 금속이 쓰인다.

CAD/CAM 밀링 머신에서 쓰이는 재료 그룹은 다음과 같이 나눌 수 있다.

- 금속 재료(예: 코발트-크롬합금, 티타늄)
- 폴리머 소재(예: PMMA, 복합레진)
- 세라믹 소재(예: 장석형 도재, 지르코니아)

이 3개의 소재 '그룹' 역시 세분화될 수 있다. 자세한 세분화는 단원 4.2.에 있다. 기본적으로 CAD/CAM 제조 방식에 따라 소재를 구분해야 한다. 몇몇 밀링 머신은 지르코니아 프레임을 위해 고안되었다. 다른 기기들은 모든 소재, 금속부터 레진 그리고 글래스세라믹과 고성능 산화세라믹까지 작업할 수 있다.

재료학적 기본 용어

굽힘강도

탄성도는 물체의 강도와 규모를 판단하는 데 가장 중요한 성질 중 하나다. 물체에 크랙이 생겨 파절이 일어나기까지 흡수할 수 있는 힘을 나타낸다. 특히 탄성도는 최대한의 탄성 부하의 경계를 정의한다.

세라믹이 금속과 다른 성질을 보이는 원인은 원자의 배열에 있다. 세라믹 소재에서는 공유 이

온 결합으로 인해 소성 변형이 없다. 탄성한계를 넘어서면 세라믹은 파절하고, 금속은 변형이 일어난다. 기본적으로 세라믹 소재의 탄성도를 금속의 0.2% 항복강도와 비교할 수 있다. 0.2% 항복강도는 구하기 어려운 흐름한계 혹은 신장한계 대신에 쓰인다. 값을 구하기 위해 3점 그리고 4점 굽힘을 시도한다. Biaxial bending trial(piston on three balls)은 LMU 뮌헨 치과보철과의 올세라믹 파트에서 지르코니아 또는 고성능 세라믹의 탄성도를 구하는 데 표준적으로 쓰이는 실험이다. 실험의 과정을 그림으로 표현했다(그림 214).

탄성도/0.2% 항복강도의 예

- 세라믹: 60~120MPa(리튬 다이실리케이트는 약 360MPa로 예외)
- 코발트-크롬합금: 600~1,000MPa(금속의 경우 0.2% 항복강도가 세라믹의 탄성도와 유사)

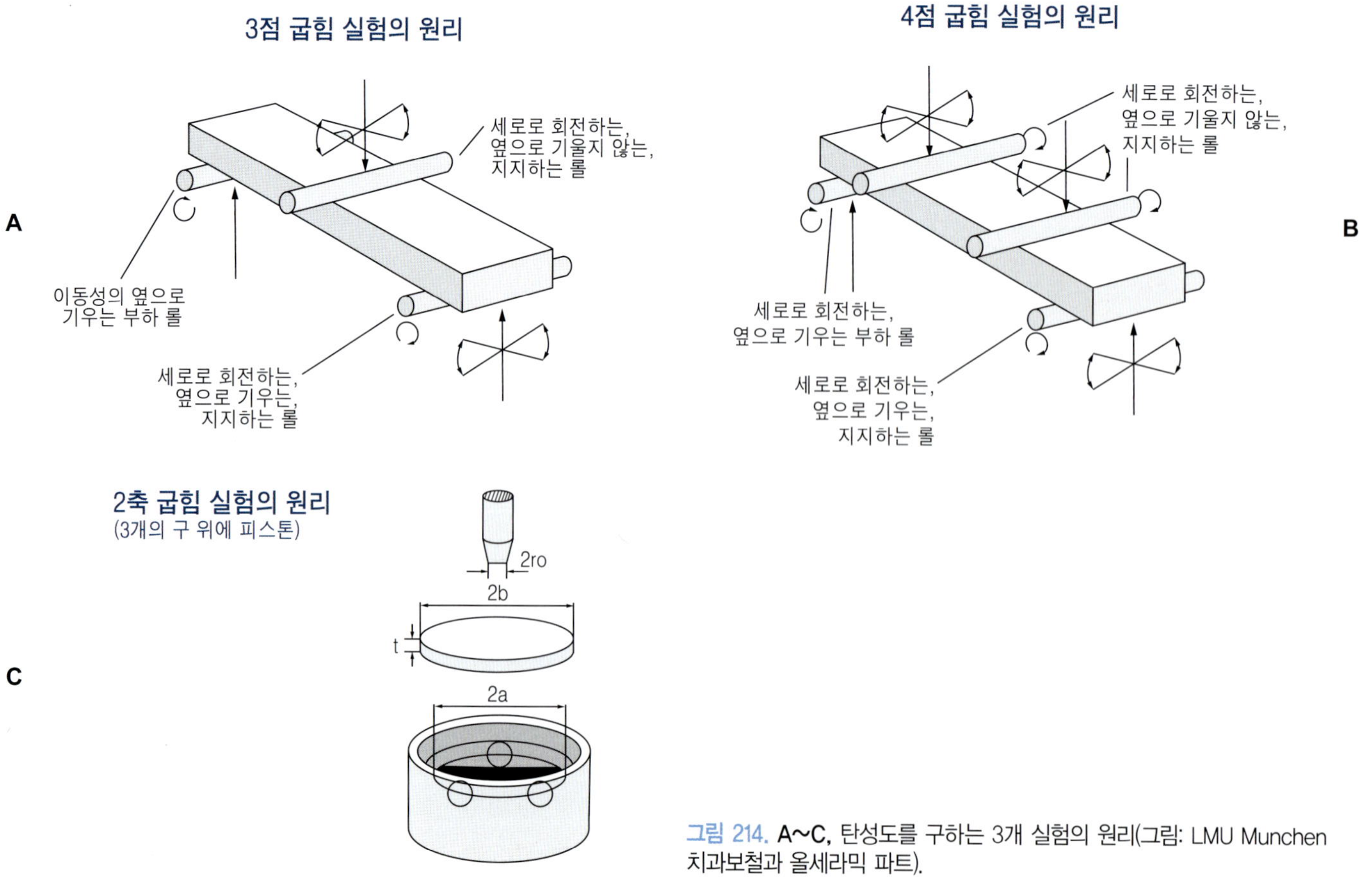

그림 214. A~C, 탄성도를 구하는 3개 실험의 원리(그림: LMU Munchen 치과보철과 올세라믹 파트).

경도

경도란 다른 물체가 물리적으로 밀고 들어오는 데 대한 소재의 물리적 저항을 말한다. 여러 종류의 경도가 있을 수 있다. 특히 경도 측정 실험에 차이가 있다. 예를 들어, 마텐스 경도(HM), 록웰 경도(HR), 브리넬 경도(HB), 비커스 경도(HV), 쇼어 경도 또는 모스 경도로 구분할 수 있다.

각 경도는 측정 실험 종류와 경도 등급의 구분이 다르다. 예로서 다음 두 가지의 측정 방법을 간략하게 소개한다.

브리넬 경도(HB)

브리넬 경도는 강화된 철이나 초경합금으로 된 구슬을 일정한 힘과 시간 동안 측정이 되는 표면에 눌러서 실험적으로 측정한다. 구슬의 지름은 2.5, 5 또는 10mm 등으로 다양하게 있다. 지름과 부하가 일정한 비율로 조절되어야 하는데, 측정 표면의 구슬이 눌리는 부분의 지름(=d)은 구슬 전체 지름의 1/5~1/2 내의 값을 가져야 한다. 구슬로 눌린 부위의 지름이 측정되고 그로부터 눌린 부위의 면적이 계산된다. 브리넬 경도는 가한 힘을 눌린 면적으로 나눔으로써 구한다(그림 215).

비커스 경도(HV)

비커스에 따른 경도 측정 실험은 특히 치과용 금속에 쓰인다. 누르는 도구로는 개방 각도가 136°인 다이아몬드 피라미드이며, 정해진 부하로 누른다.

이때 눌린 부위의 면적을 측정한다. 부하(뉴튼 단위)와 눌린 면적(단위는 mm^2)에 인수 0.1891을 곱하면 비커스 경도가 구해진다.

HV 10은 누르는 부하가 10 Kilopond임을 의미한다. 마찬가지로 HV 5는 누르는 부하가 5 Kilopond임을 의미한다. 치과용 합금에서는 보통 HV 5가 쓰인다(그림 216).

비커스 경도 예

귀금속합금인 Degulor M(Dentsply Sirona)은 주조와 서냉 후에(=스스로 단단해짐) 최대 HV 5 = 235의 경도를 갖는다.

탄성계수

이 물리적 성질은 물체의 선형 탄성 변형 시 긴장과 팽창의 관계가 정비례함을 의미한다. 따라서 탄성계수는 변형에 대한 최대 저항을 말한다.

A

$$HB = \frac{\text{누르는 힘 N} \times 0.102}{\text{눌린 부위 면적 mm}^2}$$

B

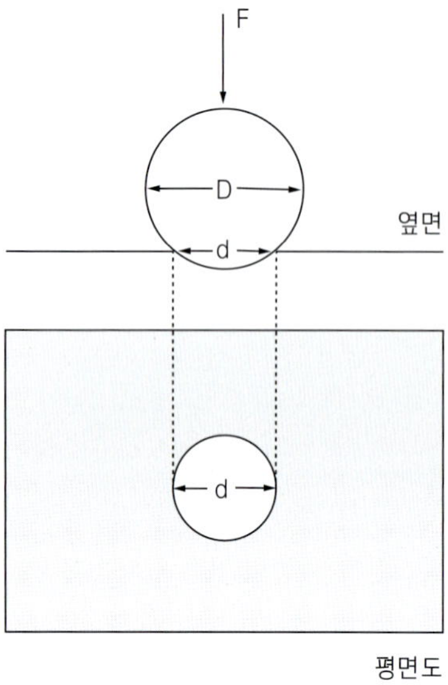

그림 215. **A, B,** 브리넬 경도 측정 원리(그림: Knischewski F, Rau G: Grundwissen fur Zahntechniker. Metalle. Verlag Neuer Merkur 1981; ISBN 392128001x).

A

$$HV = \frac{\text{누르는 힘 N} \times 0.102}{\text{피라미드로 눌린 면적 mm}^2}$$

B

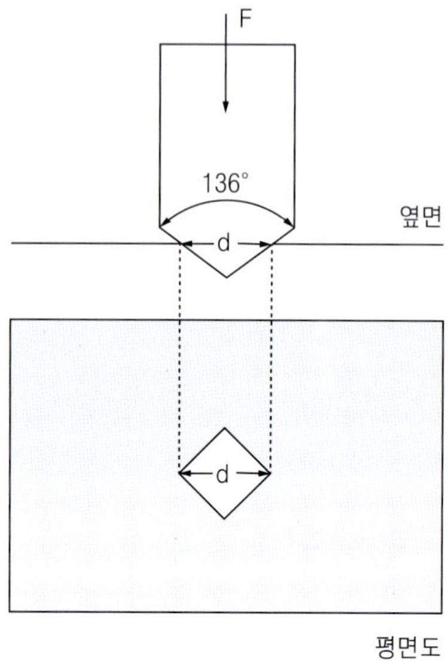

그림 216. **A, B,** 비커스 경도 측정 원리(그림: Knischewski F, Rau G: Grundwissen fur Zahntechniker. Metalle. Verlag Neuer Merkur 1981; ISBN 392128001x).

탄성계수 예

- 세라믹: 60~80GPa
- 지르코니아: 200~220GPa
- NEM합금: 180~230GPa

열팽창계수(WAK)

열팽창계수는 온도에 따른 물체의 부피 변화를 말한다. 열팽창계수가 13.5라면, 물체의 온도가 1K(절대온도) 변할 때 원래 길이의 13.5×10^{-6}만큼 변한다는 것이다. 또한 여러 재료의 조합에서 열팽창계수는 큰 의미를 갖는데, 예를 들어 프레임에 비니어링을 할 경우이다.

몇몇 올세라믹 시스템에서는 금속-세라믹 시스템과 유사한 방법으로, 더 강한 프레임 세라믹이 약간(10% 가량) 높은 열팽창계수로 인해 냉각 시 더 약한 비니어링 세라믹에 압력을 가한다. 이 원리는 그러나 과하게 적용해서는 안 되고 다음의 조건하에 적용해야 하는데, 프레임 세라믹이 압력을 받을 시 충분히 강하고 충분한 부피를 갖도록 해야 한다.

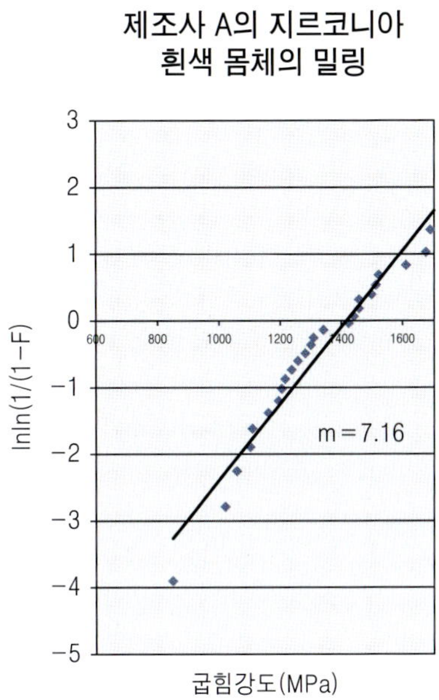

그림 217. 와이블 분포로 나타낸 밀링된 흰색 몸체의 지르코니아의 강도. 와이블 상수 m은 강도값 분포의 지표이다. m이 클수록 예측의 신뢰가 높다.

열팽창계수 예($x \cdot 10^{-6}$/K)

- 지르코니아: 약 10.5
- 금속 비니어링 세라믹: 11.5~13.8

가소성

한 물체가 부러지지 않고 견딜 수 있는 최대한의 힘을 말하며 굽힘강도와 다르다. 굽힘강도는 압력(MPa)으로 표현되며 소재의 특성을 나타낸다. 가소성은 힘(N)으로 표현되며, 실험물체의 파절을 가져오는 힘을 나타낸다. 측정은 실제 부품에 가까운 실험물체로 진행된다.

가소성 값은 기본적으로 대략적인 방향을 제시한다. 구치부 연하에 대한 부하는 200~900N까지로 알려져 있다. Schwickerath 등에 따르면 구치부에서의 표준 최대 부하 300N은 factor 2~2.5의 거리를 유지해야 한다. 이를 토대로 600N의 가소성 결론을 내릴 수 있다.

와이블 계수

와이블 계수는 오차의 균질성, 즉 소재의 신뢰도 지표이다(그림 217). 기본적으로 소재의 강도는(예: 세라믹) 구조적 동질성이 낮아서 불균등하게 비대칭적이다. 와이블 분석으로 소재 내부의 강도 분포가 정해진다. 와이블 계수는 따라서 소재 생산에 있어서 중요한 지표인데, 강도의 분포는 표면과 구조물 품질에 결정적이기 때문이다. 여기에 영향을 미치는 것은 원료 소재와 그 입자 크기, 생산 공정이다.

와이블 계수는 가장 약한 고리의 '실패 원리'에 기반하며 생산 기술상의 지표도 포함된다. 예를 들어 2개의 지르코니아 재료가 서로 다른 와이블값을 가질 수 있는데, 그 이유는 서로 다른 방식으로 생산되었기 때문이다.

와이블 계수 예

- 산업적으로 생산된 산화세라믹(CAD/CAM): 약 20
- 치과기공사가 만든 세라믹: 5~15[1, 2]

파괴 인성(임계 응력 확대 계수)

파괴 인성은 재료의 성질로서 크랙이 진행되는 것을 방지하는 것이다. 크랙이 천천히 진행될수록 장기적 강도가 크다. 그러므로 파절 강도는 소재가 확대되는 크랙에 대해—응력과 크랙의 길이에 따라—대항하는 힘을 나타낸다. 응력 확대 계수 K_{IC}는 한계를 표현하는데, 릴리프에도 불구하고 멈추지 않고 확대되는 크랙이 발생하며, 이때 확대되는 크랙에 대해 소재가 대항하는 힘을 나타낸다(그림 218). 이 성질은 특히 금속에서 잘 나타난다(60~120MPa 사이). 세라믹의 파괴 인성은 월등히 낮다.

파괴 인성(K_{IC}) MPa 예

- 치과용 합금: 60~100
- 지르코니아: 7~10
- 리튬 다이실리케이트: 3~6
- 간단한 치과 세라믹: 약 1

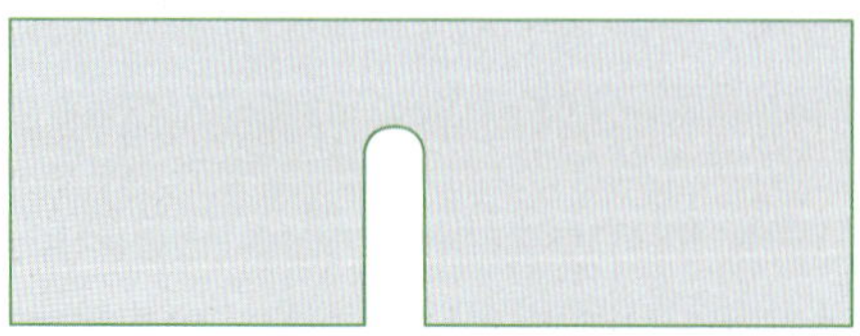

실험 물체의 당겨지는 부위에 가해진 정해져 있는 크랙

그림 218. 파괴 인성.

4.2. CAD/CAM 재료

치과용 CAD/CAM 제조 머신의 대략적인 재료는 다음과 같다.

- 금속 재료
- 폴리머 재료
- 세라믹 재료

금속 재료

혁신적인 비금속 재료의 개발에도 불구하고 치과용 금속 재료는 꼭 필요한 듯하다. 이들의 물리적 성질은 높은 강도, 강성 그리고 탄성뿐만 아니라 높은 인장강도와 탄성계수 그리고 항복강도이다. 금속 재료는 뒤틀림에 대해 안정적이며 물리적 힘에 저항한다. 과부하가 가해지면 모양이 변형되며 다른 재료들은 깨지기 쉽다(예: 세라믹). 현재는 코발트-크롬합금, 코발트-크롬 소성 금속, 티타늄 그리고 티타늄합금이 치과용 CAD/CAM 방식으로 치과기공소에서 쓰인다. 귀금속이 들어간 합금의 밀링은 보통 치과기공소에서 사용하기에는 재료 낭비가 심하며 그에 따른 높은 비용 때문에 적합하지 않다. 그러나 외부의 제작 센터는 CAD/CAM 방식에 사용할 수 있는 금합금을 제공한다. 이외에도 금속의 레이저 소성 방식(Begomedical) 등으로, 그리고 CAD/주조 방식(Bego Medical)으로 첨가한 방식도 있다. CAD/주조 방식에서는 기공사가 만든 CAD 설계물이 단단한 왁스 모형으로 첨가 방식에 의해 만들어지며, 산업적인 진공-압력-주조 방식을 이용해 치과보철물이 원하는 합금으로 만들어진다.

코발트-크롬합금

코발트-크롬합금(CoCr)은 높은 생체친화성과 비교적 저렴한 가격 때문에 귀금속합금의 대안으로 자주 쓰인다(그림 219, 220). 치과기공에서 역사적인 이유로 쓰이는 '쇠'라는 표현은 재료학적인 관점에서 전혀 맞지 않는다. 쇠라는 것은 철합금으로서 탄소 성분이 2% 미만인 것을 말한다.

요즘 코발트-크롬합금은 주성분으로 코발트(약 67%)를 갖는다. 구강내에서 저항성을 가지기 위해서 크롬(약 28%)과 몰리브덴이 쓰인다. 다른 요소들은 텅스텐, 마그네슘, 실리콘 그리고 철이다. 탄성계수가 200GPa 이상인 코발트-크롬합금은 변형에 대한 저항성이 귀금속합금(약 100GPa)에 비해 2배 높다. 내부식성과 생체친화성은 표면에 크롬 및 산화몰리브덴으로 이루어진 일명 수동층에 기인한다. 소성이 불가능한 코발트-크롬합금은 특히 가철성 의치에 쓰인다. 세라믹을 소성하기 위해서는 합금의 열팽창계수(WAK)가 맞춰진다. 가장 이상적인 것은 열팽창계수값이 비니어 세라믹보다 약간 높아 세라믹이 냉각하면서 약간의 압축 응력에 놓이게 하는

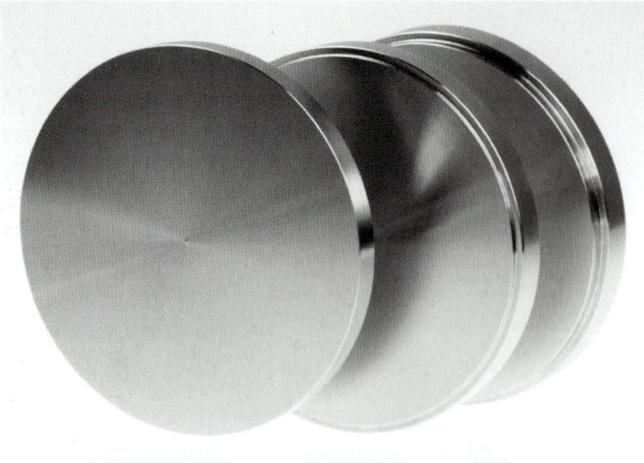

그림 219. 순수 코발트-크롬합금(그림: Goldquadrat).

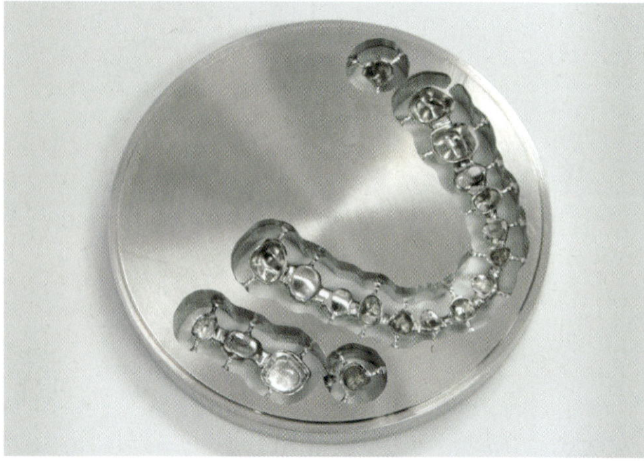

그림 220. 코발트-크롬합금으로부터 브릿지 프레임 밀링(그림: Wieland Dental).

것이다. 코발트-크롬합금으로 된 프레임은 CAD/CAM 머신에서 최소한의 윤활을 동반한 주수 냉각 또는 건조한 상태로 밀링된다. 냉각수는 밀링 버와 가공하지 않은 재료의 일정한 온도를 보장하며 버의 삭제날로부터 삭제 물질을 제거해 준다.

- 최소한의 윤활로 밀링 하기(예: Datron D5)
- 코발트-크롬합금의 건조식 밀링(예: Organical milling machine, R+K CAD/CAM)

적응증: 전장 크라운 및 브릿지, 비니어링되어야 하는 프레임, 더블크라운, 임플란트 상부 구조물, 지대주, 가철성 의치의 프레임

코발트-크롬합금 예

- Coron (Strauman)
- Zeno NP (Wieland Dental, Ivoclar Vivadent)
- Remanium star (Dentaurum)
- Kera Disc (Eisenbacher)
- Quattro Disc (Goldquadrat)

코발트-크롬 소성 금속

전형적인 코발트-크롬합금의 변형은 일명 소성된 금속이다. 블록은 그린 상(green body) 상태(Sintron, Zirkonzahn sintermetall) 또는 화이트 상(white boby) 상태(inCoris CC, Dentsply Sirona) CAD/CAM식으로 작업된다(그림 221). 부드럽고 거의 왁스와 비슷한 성질로 인해 코발트-크롬 소성 합금은 '간단한' 테이블 밀링 머신으로도 충분하다. 그린 상 상태의 재료

A

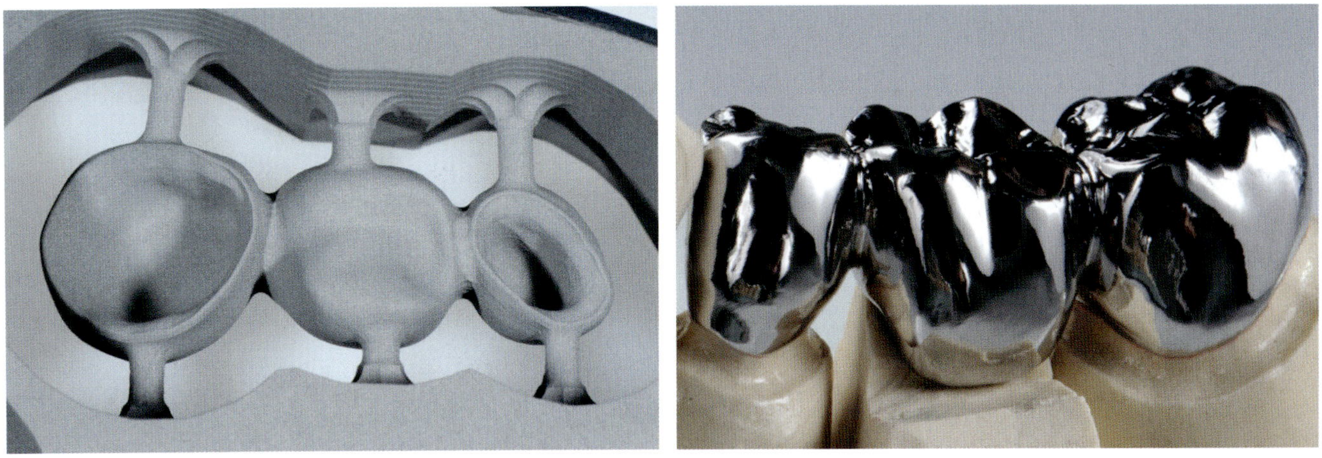

B

그림 221. A, B, 코발트-크롬 소성 금속으로부터 전장 브릿지 제작.

(소성 전 금속 가루)는 유기성 접합제로 고정된다. 화이트 상 상태, 즉 열로 접합제를 모두 제거한 상태에서는 블록이 초기의 소성 브릿지로 고정된다. 갈아낸 뒤로는 수복물이 특별한 소성 오븐에 아르곤으로 보호된 가스 상태 또는 진공 상태에서 소성된다. 이때 수복물은 미리 계산된 상태로 수축하게 된다. 소성 이후에는 코발트-크롬합금이 알려진 소재 매개변수를 갖는다.

코발트-크롬 소성 금속 예

- Sintron (Amann Girrbach)
- Zircon tooth sintered metal
- inCoris CC (Dentsply Sirona)

티타늄과 티타늄합금(1~5등급)

적은 밀도로 인해 티타늄은 경금속에 속한다. 기본적으로 티타늄은 높은 생체친화성과 적은 중량과 내부식성을 갖는다(그림 222). 낮은 열전도율과 작은 용해성으로 인해 치과용 프레임을 만드는 데 아주 좋은 재료이다. 그러나 티타늄은 단점도 있다. (특히 산소, 탄소, 질소와 수소와의) 높은 반응성으로 인해 치과기공소에서 작업은 제한적이고 보통 주조 작업이 복잡하다. CAD/CAM식의 제조에서는 블록들이 수냉식으로 냉각된다. 냉각은 공구와 블록의 온도를 일정하게 한다. 밀링된 가루는 냉각수와 함께 제거된다. 치과용으로 티타늄과 티타늄합금이 제공된다. 합금 성분은 알루미늄, 크롬, 구리, 몰리브덴 그리고 망간이다.

적응증: 크라운과 브릿지 수복물, 임플란트 상부 구조물(나사 또는 합착식), 지대주

A

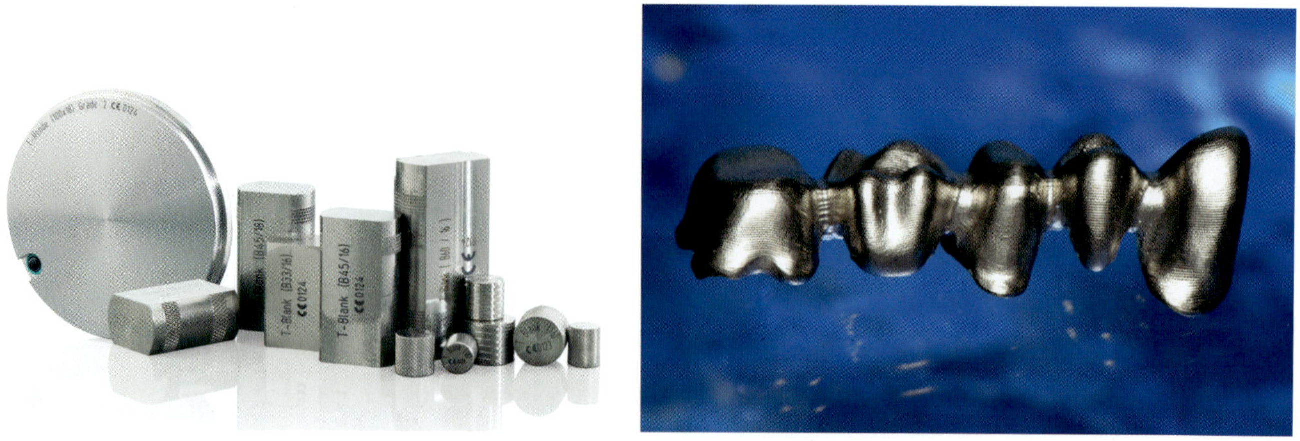

B

그림 222. A, B, 티타늄합금으로 브릿지 프레임 제작(왼쪽 그림: Kavo).

티타늄과 티타늄합금의 예

- Everest T-Blank (KaVo)
- Wieland Zeno Ti (Wieland Dental)

귀금속

귀금속의 내부 밀링은 보통 치과기공소에서는 경제적으로 적합하지 않다. 삭제 방식으로 인해 재료 손실이 크다. 그러나 외부 제작자는 치과기공실에서 설계한 프레임을 귀금속합금으로 제작할 수 있게 해 준다(그림 223). 귀금속 재료 본연의 장점은 높은 수명과 내구성이다.

비교적 높은 유연성 때문에 생리적 교합점들이 유지될 수 있다. 그렇기 때문에 귀금속합금을 '대합치 친화적'이라 할 수 있으며 특히 교합력이 센 구치부의 수복물에 적합하다. 비교적 낮은 강도와 높은 탄성계수로 인해 금합금은 작업하기 좋은 재료로 꼽힌다. 낮은 강도는 높은 굽힘강도와 비교적 높은 탄성도로 보상된다. 그러므로 파절 위험이 적다. 심지어 매우 얇은 수복물 변연의 두께도 금합금으로는 가능하다.

밀링 서비스 제공자는 귀금속 블록으로부터 수복물을 밀링 한다. 치과기공실에서 설계된 프레임은 STL 데이터로 제작 센터로 보내지며 원하는 밀링합금으로(많은 금을 가진 소성과 비슷한 또는 팔라디움계 합금과 마찬가지로) 만들어진다. 산업적으로 생산된 블록으로 인해 내부 기포는 없다. 151페이지에 나온 CAD/주조 방식으로 귀금속 프레임이 작업될 수 있다.

적응증: 전장 크라운 또는 브릿지, 비니어링을 위한 프레임, 인레이, 온레이, 더블크라운, 1차 구조물과 바

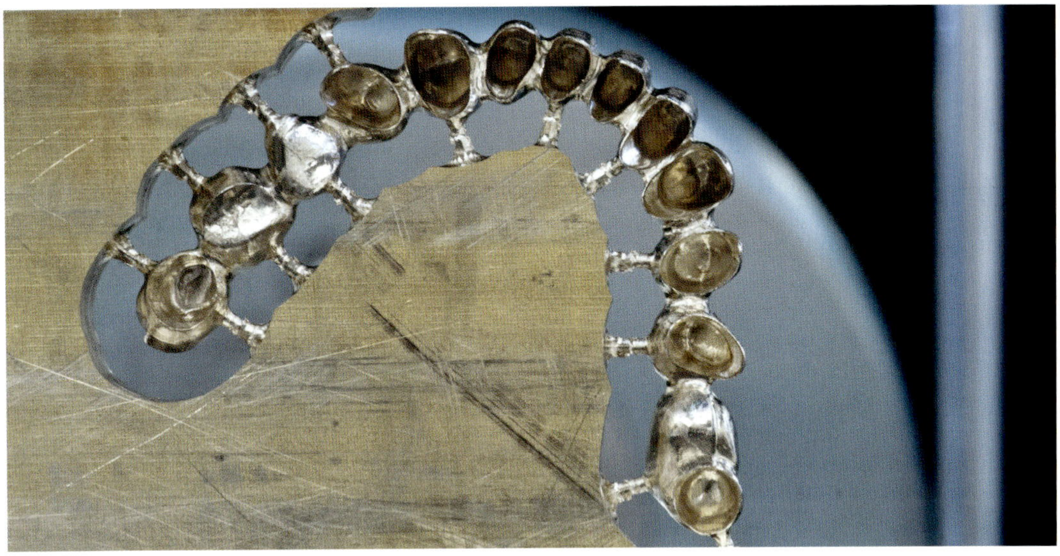

그림 223. 귀금속합금으로 브릿지 프레임을 CAD/CAM식 제작(그림: C. Hafner).

귀금속합금 예

- 귀금속 밀링: ceha Gold (C. Hafner)
- CAD/주조 방식: Bego Medical
- 귀금속 밀링: CamGold (Goldquadrat)

레진/폴리머

크라운과 브릿지 프레임의 CAD/CAM식 제조 내지는 로스트 왁스 프레임의 밀링을 위한 여러 종류의 레진이 있다. 산업적 블록의 중합 덕분에 물리적 성질이 좋고 재료의 균질성 또한 높다. 높은 압력과 온도하에서 레진의 물리적 성질이 개선된다. CAD/CAM 작업에서는 최적화된 재료 성질이 보존된다. 산업적인 제조 공정에서는 블록의 중합수축이 일어나지 않는다. 현대식 CAD/CAM 레진은 잠재력이 높은 것으로 평가된다. 몇몇 재료들은 글래스세라믹의 대안으로 쓰일 수도 있는데, 예를 들어 파절 위험과 색깔의 안정성에 있어서 그렇다. CAD/CAM식의 총의치 제작에서도 고성능 폴리머가 큰 역할을 할 것이다.

PMMA 소재

PMMA 레진은 polymethyl methacrylate(PMMA)에 기반하고 전통적으로 hot 또는 cold 폴리머로 일컬어진다. PMMA 가루가 모노머 액체(MMA)와 섞여 중합되는 MMA로 엮인다. 기계적으로 작업되는 PMMA 소재는 화학중합 또는 자가중합을 거쳐 산업적으로 생산된다. 사용

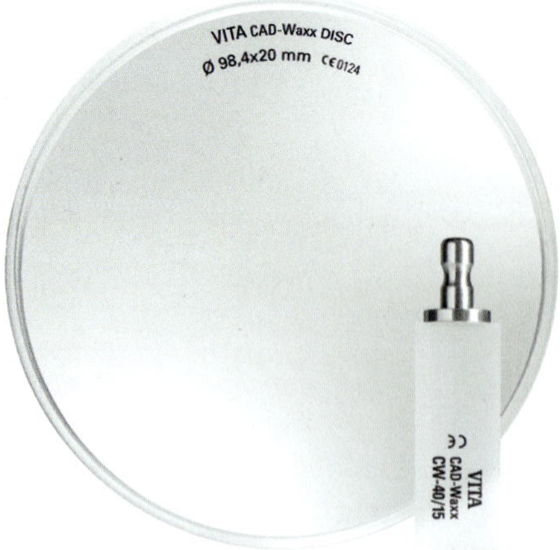

그림 224. **A**, CAD–Waxx PMMA 로스트 왁스 기법에 사용(그림: Vita Zahnfabrik).

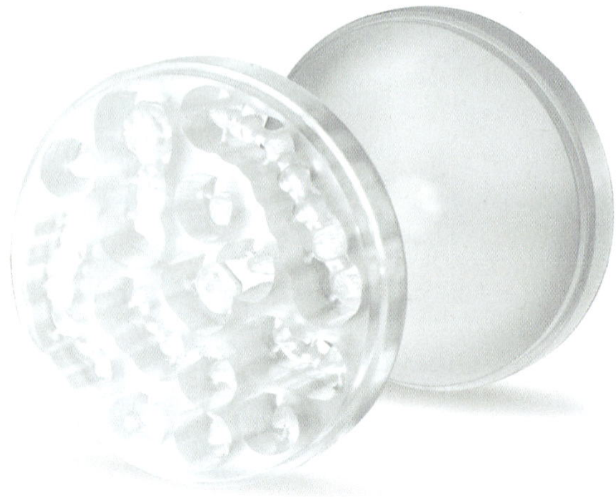

그림 224. **B**, Zeno PMMA 로스트 왁스 기법에 사용(그림: Wieland Dental).

자는 CAD/CAM식 작업에 적합한 자가중합된 블록을 얻는다(그림 224). PMMA에 기반한 레진은 색깔의 안정성에 관해서는 글래스세라믹과 견줄 만하다.

로스트 왁스 방법을 위한 PMMA 블록 예(주조 방식으로 작업 계속)

- CAD–Waxx (Vita Zahnfabrik): Modelling wax 대신 필러 없는 아크릴폴리머
- Cercon base cast (Dentsply Sirona): 잔재 없이 열로 제거 가능한 레진
- Everest C–Cast (KaVo): 잔재 없이 태울 수 있는 레진
- Zeno PMMA Cast Disc (Wieland Dental, Ivoclar Vivadent): 잔재 없이 태울 수 있는 레진

장기 임시보철물을 위한 PMMA 블록

- CAD–Temp Block (Vita Zahnfabrik): Fiber가 없는 균일하고 고분자의 micorofiller가 포함된 교차결합된 아크릴폴리머. 크라운이나 3단위 브릿지 임시보철물(그림 225A)
- Telio CAD (Ivoclar Vivadent): 크라운과 브릿지 생산을 위해 교차결합된 PMMA 블록(2개의 가공치까지) 임시지대주(그림 225B)

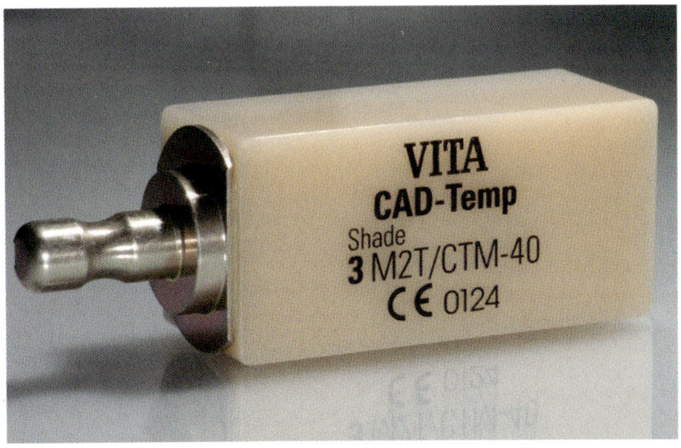

그림 225. A, 장기 임시보철물을 위한 PMMA 블록(Vita Zahnfabrik).

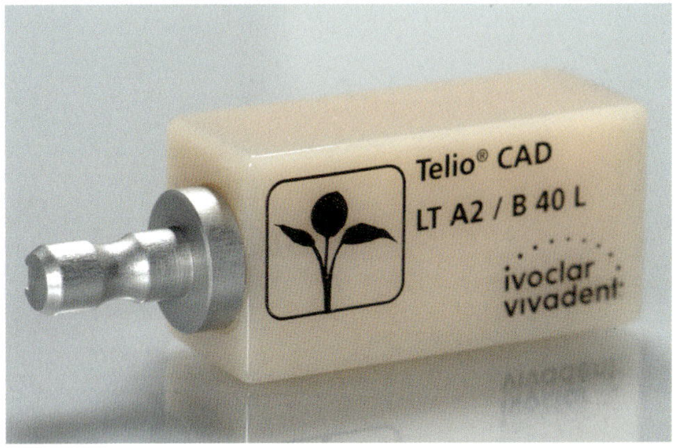

그림 225. B, 장기 임시보철물을 위한 PMMA 블록(Ivoclar Vivadent).

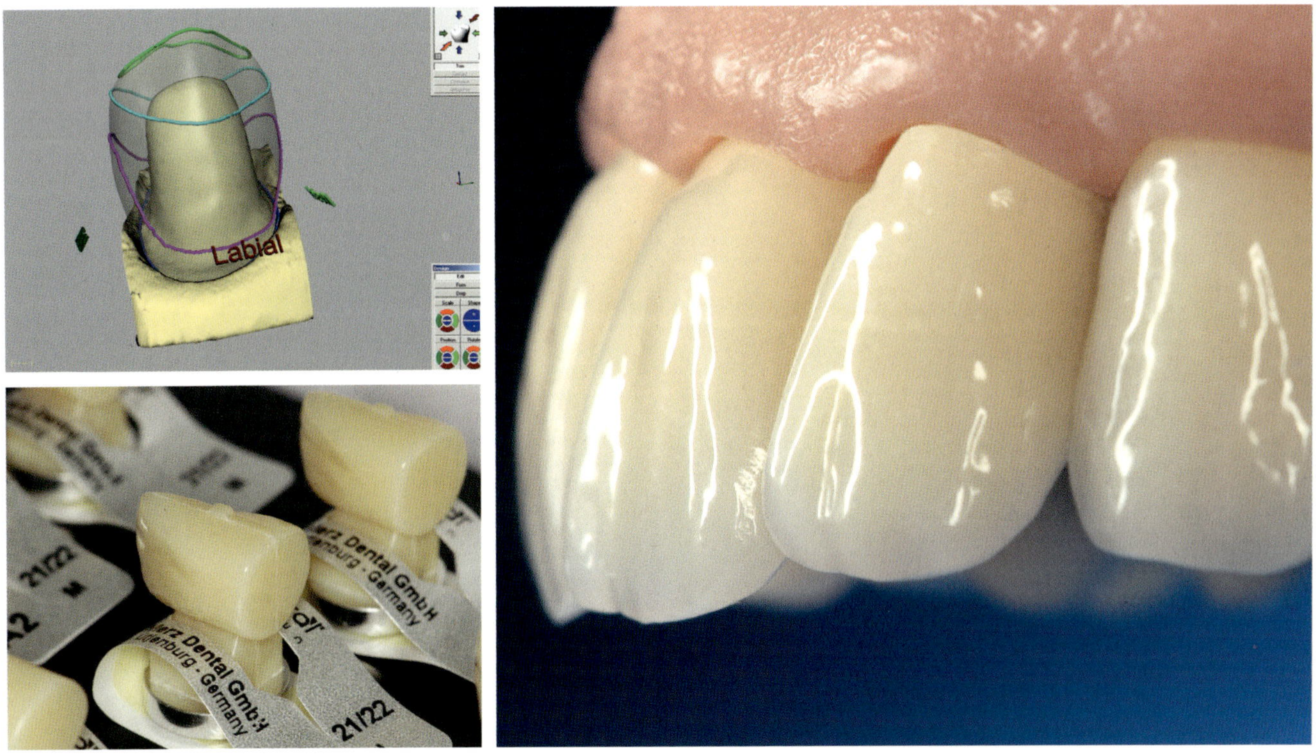

그림 226. A~C, 상아질-법랑질층을 내포한 미리 생산된 레진 치아 블록.

반 마무리된 레진 크라운 예

- Artegral imCrown (Merz Dental): 미리 만들어진 레진 치아 블록, 상아-법랑질의 층을 가졌다. 블록의 외부 면적은 전치 크라운과 유사하다. 치아 모양을 내기 위해 블록의 내부로부터 깎아 나간다(그림 226).

복합레진

복합레진은 모노머, 즉 bisphenol-a-glycidyl methacrylate(BisGMA), urethane(UDMA) 또는 triethyleneglycol dimethacrylate(TEGDMA)와 같은 것들이 쓰인다. 여기에 유기성 또는 무기성 필러가 섞인다. 따라서 복합레진은 레진과 강화 첨가물로 이루어져 있다. 필러로는 세라믹 파편이 쓰일 수 있다.

최적화된 기질 성질과 필러 성질은 좋은 재료 성질(강도, 내마모성 색감과 투명성)에 영향을 미친다.

복합레진 예

- Ambarino high class (Creamed): 방사선사진에 보이는 레진으로서, 세라믹 기반으로 최적화된 고밀도의 필러 기술이며 인레이, 온레이, 크라운과 3단위 브릿지에 적합하다.

레진 나노 세라믹(RNC)

나노 세라믹은 재료학적 측면에서 레진에 속한다. 혁신적인 복합레진 기술로 폴리머 기질에 규산염 필러(입자 크기: 20nm)와/또는 지르코니아 미세입자(411nm)가 첨가된다. 하이브리드 세라믹과 마찬가지로 나노 세라믹은 레진과 세라믹의 장점을 합쳤다. 흥미로운 것은 제조사들이 말하는 감쇠 성질이다.

나노 세라믹은 산부식이 안 된다. 수복물의 접착면은 샌드 블라스팅되어야 한다. 여기에 대한 장기적인 임상 연구가 행해져야 한다.

레진 나노 세라믹 예

- Lava Ultimate (3M Espe): 레진 나노 세라믹으로 나노 세라믹 미세입자 포함(지르코니아 및 산화규소) 그리고 고도로 네트워크된 폴리머 기질로 인레이, 온레이 그리고 비니어에 적합(그림 227A)
- Katana Avencia (Kuraray Noritake Dental Inc.): 레진 나노 세라믹으로 블록 모양 인레이, 온레이, 비니어 그리고 크라운 제작(그림 227B)
- Shofu Block HC/Disc (Shofu Inc.): 세라믹에 기반한 레진 나노 세라믹으로 인레이, 온레이, 비니어, 전장관과 임플란트 크라운에 적합(그림 227C)
- Cerasmart (GC Europe): 레진 나노 세라믹으로 블록 모양이고 균등하게 분포한 필러를 가지며 인레이, 온레이, 비니어, 전장관 임플란트 크라운에 적합(그림 227D)

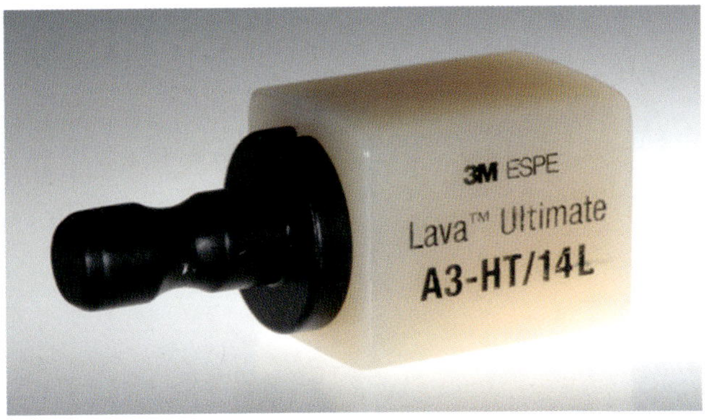

그림 227. **A**, 레진 나노 세라믹 블록(3M Espe).

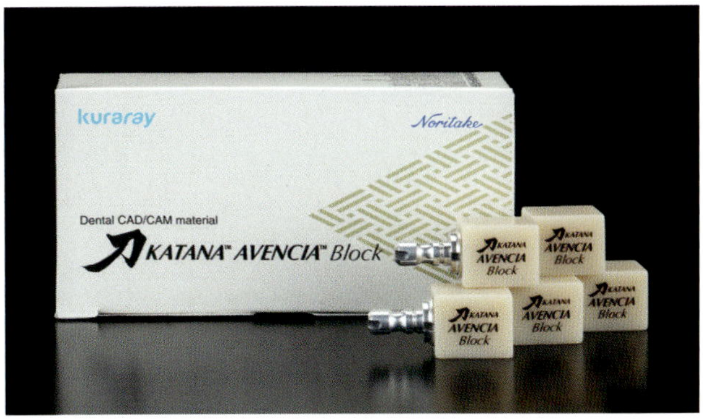

그림 227. **B**, 레진 나노 세라믹 블록들(그림: Kuraray Noritake).

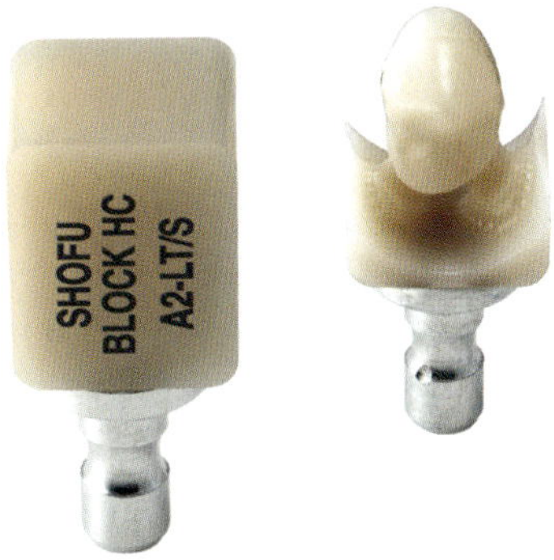

그림 227. **C**, 레진 나노 세라믹 블록들(그림: Shofu).

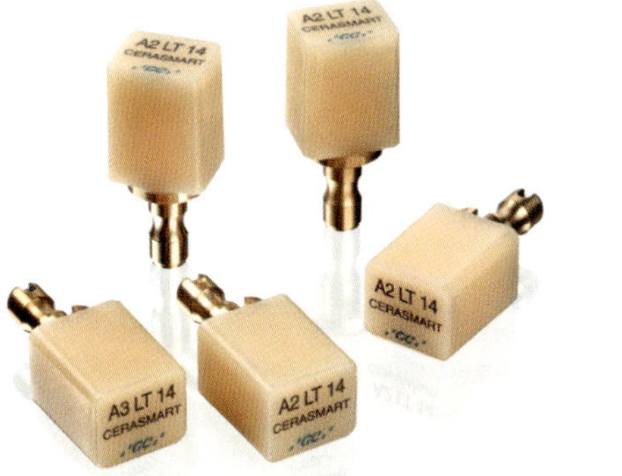

그림 227. **D**, 레진 나노 세라믹 블록들(그림: CG Europe N.V.).

하이브리드 세라믹(레진을 넣은 세라믹)

하이브리드 세라믹은 이중 세라믹 폴리머 네트워크 구조에 기반한다(그림 228). 그 구조는 산화알루미늄을 첨가한 미세구조 장석형 세라믹과 유사하며, 레진 기질이 삽입되었다. 세라믹 비율은 86%이며 장석형 세라믹으로 된 펜스 모양의 입체적인 프레임이다. 이러한 구성 성분은 치아와 유사한 광학적 성질을 보인다. 개방된 세라믹 구조에 14%의 폴리머 성분이 삽입되어, 세라믹과 접착성의 침투로 합체된다.

특별한 미세구조 덕분에 세라믹 네트워크를 선택적으로 불산 산부식할 수 있어 유지 모양이 만들어진다. 나노 세라믹과 비슷하게 하이브리드 세라믹은 레진과 세라믹의 장점을 갖는다(그림 229). 여기에 대한 장기적인 임상 연구가 행해져야 한다.

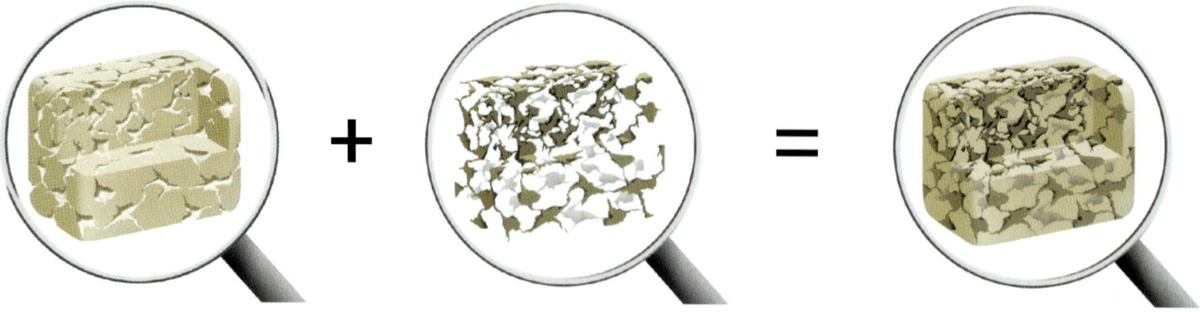

그림 228. 하이브리드 세라믹: 세라믹과 폴리머 네트워크를 더하면 레진 삽입 세라믹이 된다(Vita Zahnfarbik).

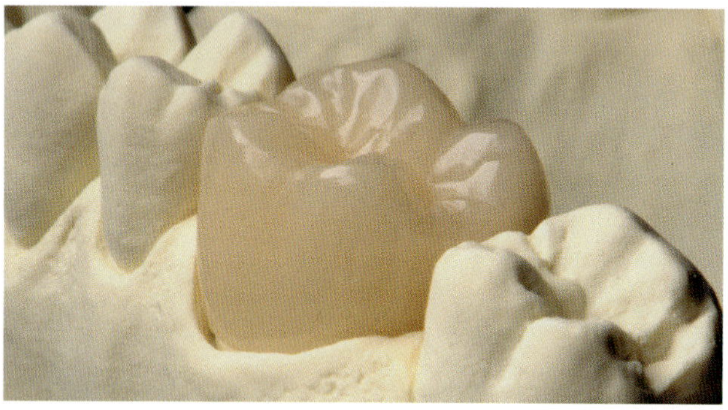

그림 229. 하이브리드 세라믹 Vita Enamic으로 만든 구치부 크라운.

하이브리드 세라믹 예

- Vita Enamic (Vita Zahnfabrik): 하이브리드 세라믹으로 이중 세라믹 폴리머 네트워크 구조로서 인레이, 온레이, 비니어, 전장관과 임플란트 크라운에 적합

유리섬유 강화 레진

유리섬유로 강화된 레진은 섬유성 복합재료와 레진 기질로 이루어져 있다. 유리섬유 강화로 인해 굽힘강도가 450MPa가 된다. 따라서 산업적으로 생산된 폴리머 레진은 스팬이 긴 장기 임시 보철물로 사용될 수 있으며 금속으로 된 프레임이 필요 없다.

유리섬유 강화 레진 예

- Everest C-Temp (KaVo): 유리섬유 강화된 고성능 폴리머로 치과기공사가 비니어링 하게 되는 크라운과 브릿지 프레임에 적합(그림 230)

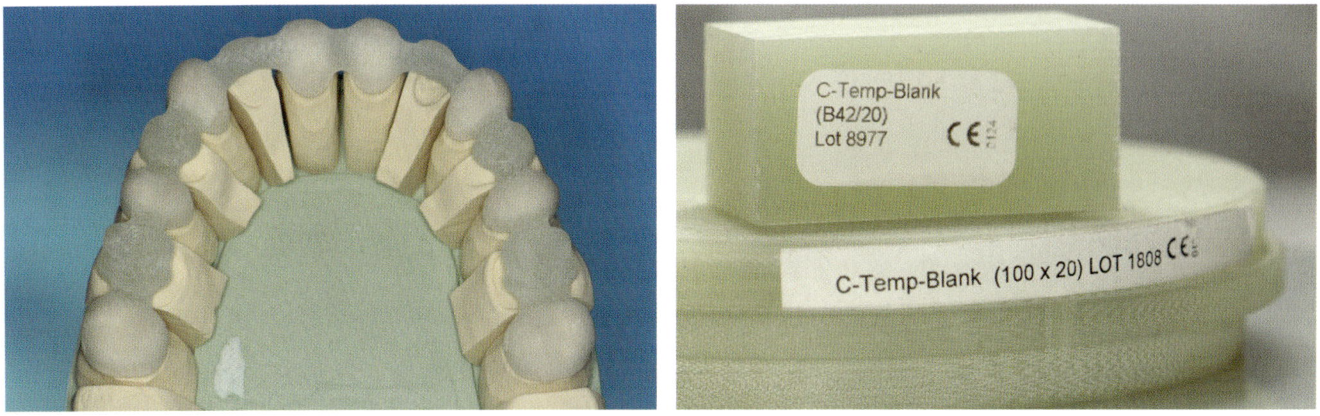

그림 230. 유리섬유로 강화된 레진 블록과 CAD/CAM식으로 만들어진 프레임(KaVo).

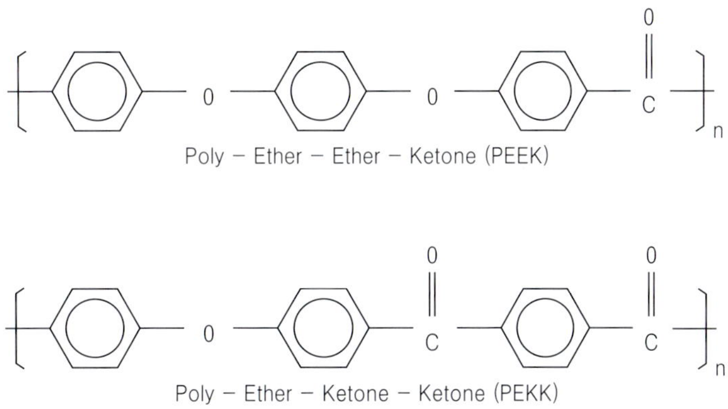

그림 231. PEEK와 PEKK의 화학적 구조.

PAEK 소재(PEKK, PEEK)

Polyaryletherketon(PAEK) 반결정 레진으로 polyetheretherketone(PEEK)과 polyether-ketoneketone(PEKK)이 이 그룹에 속한다(그림 231). 첨가물을 통해 여러 가지 필요조건에 맞게 소재의 특성이 변형될 수 있다. 좋은 화학적, 물리적 그리고 열적 재료 특성은 체인으로 이루어진 방향성 링들에 기인한다. PAEK 재료들은 높은 탄성과 동시에 낮은 탄성계수, 높은 강도와 낮은 중량을 갖는다. 게다가 생체불활성하며, 살균 가능하고, 비부식성이며, 뼈와 비슷한 탄성을 갖는다. PAEK 소재는 비니어링 가능한 고정성 또는 가철성 의치의 프레임으로 적합하다.

이 소재는 점점 더 기능성 보철 구성 요소로, 예를 들어 1차 또는 2차 바 그리고 임플란트 지대주에 쓰인다. PEEK와는 달리 PEKK는 2개의 안정화 케톤이 있다(그림 232, 233).

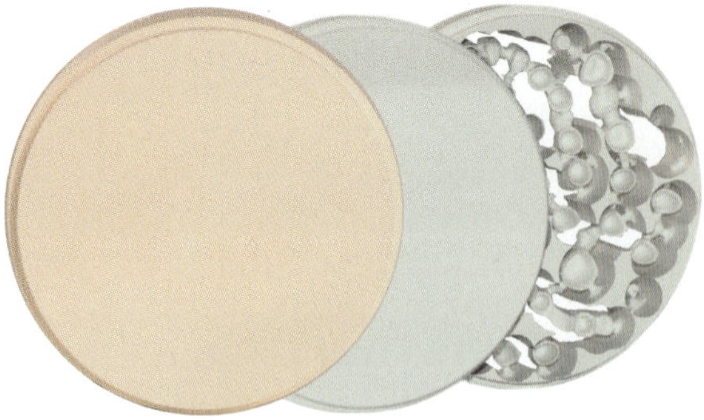

그림 232. **A**, 세라믹 입자로 강화된 PEEK 재료와 다양한 색깔(그림: BioHPP Frasblank, bredent).

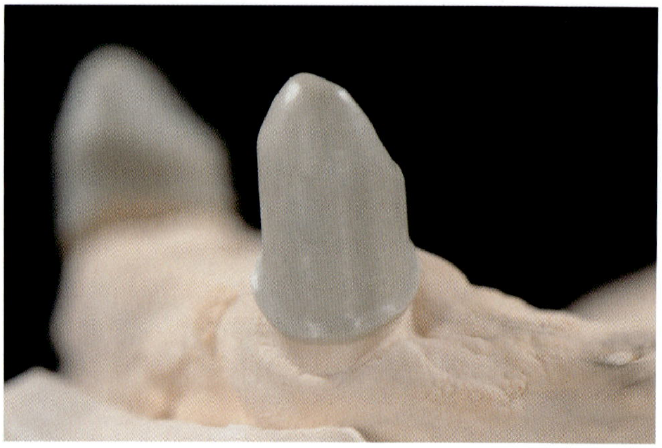

그림 232. **B**, PEEK 소재로 만든 1차 구조물(Tecno Med, Zirkonzahn).

PAEK 소재 예

▶PEEK(Poly-Ether-Ether-Ketone)

- BioHPP 밀링 블록 (bredent): 세라믹 입자로 강화된 재료로서 크라운과 브릿지 프레임, 지대주 그리고 임플란트 상부 구조물을 위한 프레임에 적합(그림 232A)
- Tecno Med (Zirkonzahn): 고성능 레진으로 원자들이 결정 구조 배열을 갖고 텔레스코프 보철물의 마찰되는 부분, 의치 또는 어태치먼트, 조건부 가철성 의치를 가능하게 함(그림 233)

▶PEKK(Poly-Ether-Ketone-Ketone)

- Pekkton (Cendres+Métaux SA): 열가소성 polyetherketoneketone으로 가철성 의치(텔레스코프 의치, 바)와 고정성 의치에 적합

세라믹

세라믹 수복물 소재는 높은 생체친화성과 심미성 그리고 좋은 구강내 저항성과 변색 저항성을 갖는다. 세라믹 소재 그룹은 여러 무기성, 비금속 소재를 포함하며 물에 쉽게 녹지 않고 최소한 30% 결정 구조이다.

치과 용도의 세라믹은 화학적 성분에 따라 3개의 큰 그룹으로 구분된다.

▪ *높은 유리 함량의 다상의 실리케이트 세라믹(장석형 포세린과 글래스세라믹)*

실리케이트 세라믹은 주요 성분으로 장석과 석영(이산화규소, SiO_2)을 함유한다. 심미적 장점으로 인해서 특히 인레이, 온레이, 비니어, 부분크라운과 전부크라운에 적합하다. 굽힘강도는

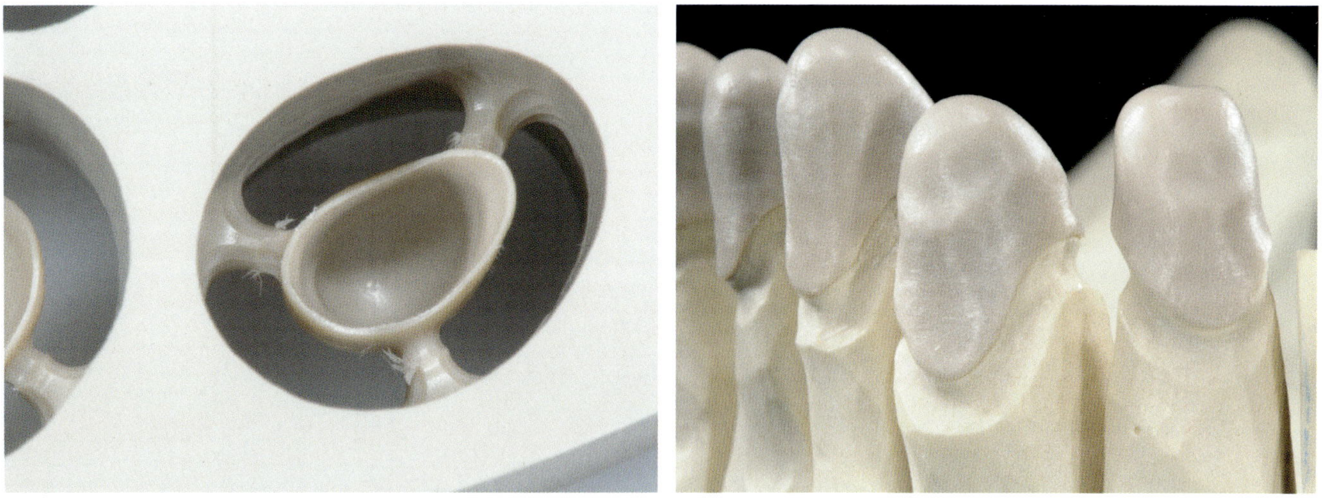

그림 233. PEEK 소재로 만든 2차 구조물(Tecno Med, Zirkonzahn).

50~400MPa로 비교적 적다.

■ *낮은 유리 함량의 단상의 산화세라믹(유리 침투, 다결정 세라믹)*

실리케이트 세라믹과는 달리 산화세라믹은 단상이며 산화물, 즉 알루미나(Al_2O_3) 또는 지르코니아(ZrO_2)로 이루어졌다. 유리 함량은 낮으며 그로 인해 강하다.

■ *침투 세라믹*

침투 세라믹으로 이루어진 밀링 가능한 블록은 다공성의 백악질 상태로 작업되고 이어서 란타늄(lanthanum)이 스며든다. 침투 세라믹의 블록들은 모두 Vita InCeram 시스템에서 나온다.

실리케이트 및 글래스세라믹

글래스세라믹들은 기본 상태로 무정형 구조를 갖는데, 아주 작은 미세입자가 함유되어 있다. 크리스털들은 유리 기질의 크랙을 멈추거나 방향을 바꾼다. 입자가 작고 조밀하며, 균등할수록 강도는 높아진다. 결정 핵을 형성하는 첨가물 또는 촉매로 인해 입자의 고른 분포를 얻는다.

밀링 가능한 글래스세라믹 블록은 인레이, 온레이, 비니어, 부분크라운과 전부 크라운, 부분적으로 컷백된 크라운에 적합하다. 단일 색상 블록 외에도 여러 색깔의 층으로 이루어진 블록, 예를 들어 Vitablocs TriLuxe(Vita Zahnfabrik) 또는 IPS Empress CAD Multi(Ivoclar Vivadent)가 있다.

글래스세라믹 그룹 내에서 리튬 다이실리케이트 세라믹과 리튬 실리케이트 세라믹은 높은 강도로 인해 특별한 지위를 갖는데, 전치부와 구치부 전장관, 전치부와 구치부 크라운 프레임 그리고 3단위 상악 전치부 브릿지 프레임에 사용될 수 있다. 글래스세라믹은 치아와 유사한 광학적 성질을 가지며 비니어링 없이도 심미적 결과를 얻을 수 있다. 비교적 높은 유리 함량으로 인해 이 세라믹들은 산화세라믹과는 달리 불산으로 부식 가능하며, 접착제로 접착 가능하다.

CAD/CAM 기술에 쓰이는 실리케이트 세라믹 블록은 다음과 같이 3개의 그룹으로 나뉜다.

미세구조 장석형 세라믹

장석형 세라믹은 원 재료로서 장석, 석영, 고령토를 갖는다. 장석형 세라믹의 전통적인 사용처는 비니어링 분야이다. 게다가 CAD/CAM식 제조를 위한 블록이 있다. 장석형 세라믹의 중요한 매개변수는 함유하고 있는 입자의 크기와 밀도이다. 입자는 강도와 더불어 빛의 산란과 흡수를 조절한다. 입자의 밀도가 클수록 세라믹이 하얗고 불투명해진다 .

따라서 장석형 세라믹에서는 입자의 밀도를 가능한 한 낮게 유지하여 치아와 유사한 광학적 성질을 갖도록 노력한다. 평균적인 입자의 크기는 4㎛ 미만이다. 미세구조 장석형 세라믹은 높은 빛 투과성을 갖고 있어 특히 인레이, 온레이, 비니어 그리고 크라운에 쓰인다.

적응증: 인레이, 온레이, 비니어, 전부크라운

장석형 세라믹 예

- Vitablocs Mark Ⅱ
- Vitablocs TriLuxe polychromatic(그림 234)
- 내부 상아질 코어가 있는 Real-Life-Bloc (Vita Zahnfabrik)
- Cerec Blocs C
- 내부 상아질 코어가 있는 Cerec Blocs C In (Dentsply Sirona)

백류석으로 강화된 글래스세라믹

백류석으로 강화된 글래스세라믹은 하나의 유리상과 하나의 입자상으로 이루어진다. 백류석은 소재에 비교적 높은 강도를 가져다 준다. 입자 비율은 약 35%이다. 여러 단계의 과정에서 백류석 입자가 고르게 분포하며 무정형의 유리상으로부터 나온다. 세라믹 블록을 만들 때 가루 형태의 준 마무리가 된 재료가 블록으로 압축되며 이로 인해 높은 균질성을 갖는다. 유리상과 입자상(백류석) 사이의 열팽창계수의 차이로 인해 소성 후의 냉각기에 유리상에 응력이 생긴다. 이 과정은 추가적인 강도를 부여해 준다.

적응증: 인레이, 온레이, 비니어, 전부크라운

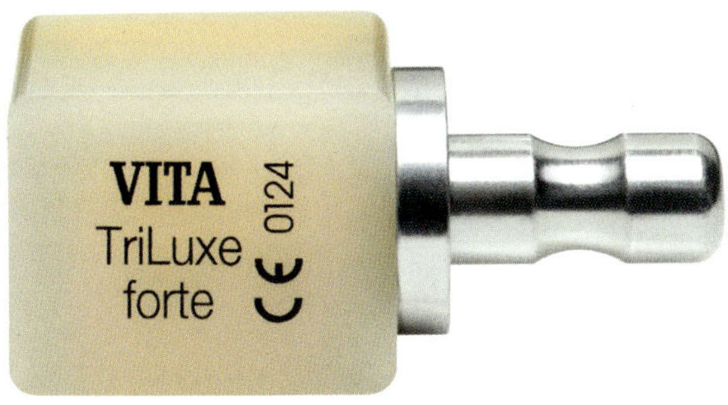

그림 234. 미세구조의 장석형 세라믹 블록(Vitablocs TriLuxe)(그림: Vita Zahnfabrik).

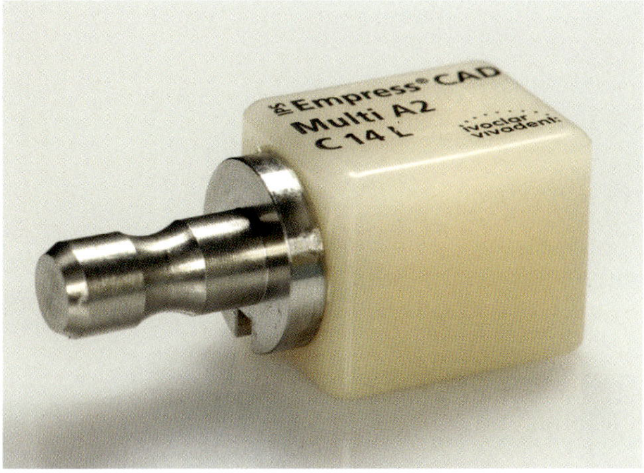

그림 235. 백류석으로 강화된 글래스세라믹 블록(Empress CAD, Ivoclar Vivadent).

백류석으로 강화된 글래스세라믹 예

- IPS Empress CAD (Ivoclar Vivadent)(그림 235)

리튬 다이실리케이트 세라믹

리튬 다이실리케이트 세라믹은 규산염 세라믹에 속하며 높은 리튬 다이실리케이트 함량과 리튬 오르트인산염 함량을 갖는다. 1990년대 말에 첫 리튬 다이실리케이트 세라믹인 Empress2 system(Ivoclar Vivadent)이 시장에 나왔으며, 이 글래스세라믹은 300~400MPa의 강도를 가져 크라운 외에도 브릿지(3단위까지, 원심 지지 치아로 제2소구치)가 가능하다.

광학적 성질의 개선(높은 투명도) 덕분에 IPS e.max(Ivoclar Vivadent)라는 재료는 전장관 수복물에도 쓰일 수 있다. 기본적으로 브릿지 가공치 사이의 연결부는 충분히 두꺼워야 한다. 수직적인 방향으로 연결부의 단면이 16mm^{2}보다 작으면 안 된다. 소재의 작업은 일명 푸른 상일 때 한다(부분적으로 결정상 또는 lithium metasilicate phase). 이 상태에서의 굽힘강도는 120MPa밖에 안 되기 때문에 삭제가 용이하다. 결정화 과정을 통해 비로소 리튬 메타실리케이트가 리튬 다이실리케이트로 된다. 최종적으로 이 소재는 약 360MPa의 강도를 갖는다.

적응증: 크라운 프레임, 단일 구조 크라운, 부분크라운, 비니어, 3단위까지의 양쪽 끝 지지 치아 브릿지, 임플란트 지대주

리튬 다이실리케이트 세라믹 예

- IPS e.max CAD (Ivoclar Vivadent)(그림 236)

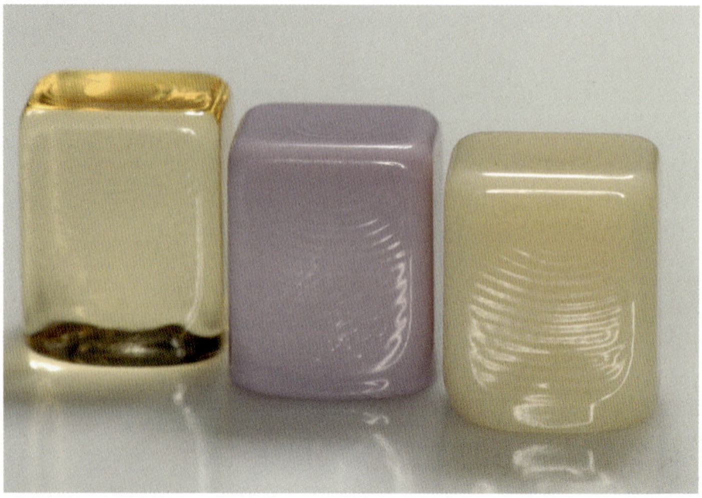

그림 236. 리튬 다이실리케이트 세라믹의 블록.

리튬 실리케이트 세라믹

글래스세라믹으로는 비교적 높은 강도인 350~400MPa의 지르코니아로 강화된 리튬 실리케이트 세라믹을 만들 수 있다. 10% 정도의 지르코니아 함량으로 물리적 성질이 향상되며 유리상이 불투명해지지 않는다. Frauenhofer institute에서 VITA Zahnfabrik과 Dentsply Sirona가 함께 개발한 소재이다.

리튬 실리케이트 세라믹은 CAD/CAM 작업을 위해 최적화되었는데, 비교적 짧은 작업 시간이(결정화 과정 없이)가능하다. 고유 강도는 초기에 420MPa이다. CAD/CAM 유닛에서의 작업 후에는 210MPa의 강도로서 보통 글래스세라믹보다 높다. 글레이징 과정을 통해 370MPa의 강도를 얻는다. 이처럼 높은 강도의 글래스세라믹을 통해 매우 우수한 광학적 효과를 얻을 수 있다. 리튬 실리케이트 입자는 약 500~700nm의 크기를 가지므로 자연광선의 파장 길이에 부합한다. 투명도, 유백광 그리고 형광은 자연치아 법랑질과 유사하다.

적응증: 크라운 프레임, 단일 구조 크라운, 부분크라운, 비니어, 브릿지, 임플란트 지대주

리튬 실리케이트 세라믹 예

- Celtra Duo (Dentsply Sirona)(그림 237A, B)
- Vita Suprinity PC (Vita Zahnfabrik)(그림 237C)

리튬 알루미노규산염으로 강화된 리튬 다이실리케이트 세라믹

Straumann의 n!ce 글래스세라믹은 리튬 알루미노규산염으로 강화한 리튬 다이실리케이트 세라믹이다. 이 재료의 적응증으로는 낱개의 수복물, 예를 들어 인레이, 온레이, 비니어 그리고

A
B
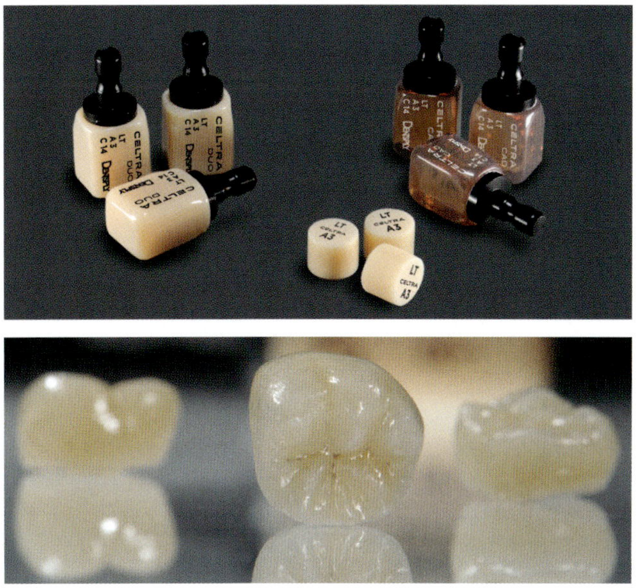

그림 237. 지르코니아로 강화된 리튬 실리케이트 세라믹인 Celtra Duo(A: Dentsply Sirona) 그리고 그로부터 만들어진 크라운(B).

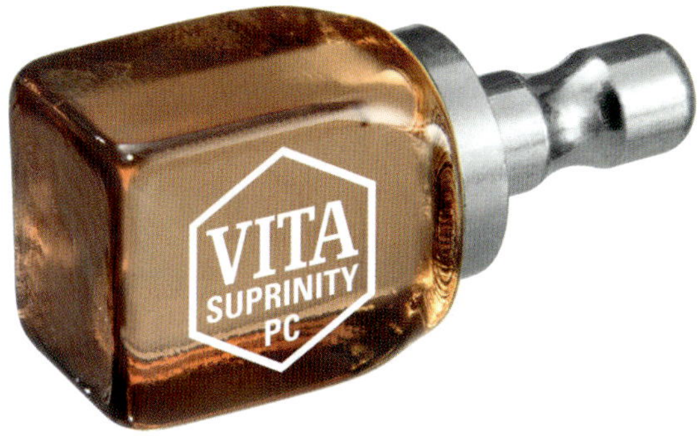

그림 237. C, 지르코니아로 강화된 리튬 실리케이트 세라믹인 Vita Suprinity PC(그림: Vita Zahnfabrik).

부분크라운 또는 전부크라운이다. 현재 이 재료는 두 가지의 반투명도 단계(HT=높은 반투명도, LT=낮은 반투명도) 그리고 6개의 색깔(A1, A2, A3, B2, B4, C2)이 있다. 글래스세라믹의 굽힘 강도는 350MPa이며 열팽창계수(100~500℃)는 7.1[$10^{-6}K^{-1}$]이다.

n!ce 세라믹 블록이 이미 결정화되었기 때문에, 수복물은 밀링 후 마무리 작업을 끝내고 접착할 수 있다. 추가로 다음 방법이 가능한데, 수복물에 색상을 입히고 글레이징을 할 수 있다. 이때 열팽창계수 7.1[$10^{-6}K^{-1}$]을 유념해야 한다. 제조사는 Vita Akzent Plus LT 색감을 추천한다. 추천되는 온도는 770~800℃ 사이이며 820℃를 넘지 않도록 한다.

n!ce 글래스세라믹으로 만든 수복물을 접착시킬 때 5% 불산 젤로 산부식한다. 산부식 후에 수복물의 내면을 실란화해야 하는데, 예를 들어 Ivoclar Vivadent사의 Monobond Plus가 있다.

적응증: 낱개의 수복물로 인레이, 온레이, 비니어 또는 부분크라운 또는 전부크라운

리튬 알루미노규산염으로 강화된 리튬 다이실리케이트 세라믹 예

- n!ce Glassceramic (Straumann)(그림 238)

산화세라믹

실리케이트 세라믹과는 달리 산화세라믹은 단상이며 산화물로 되어 있다. 유리 함량이 낮으며 이로 인해 강도가 높다. 치과용으로는 조밀하게 소성된 산화알루미늄과 지르코니아가 있는데

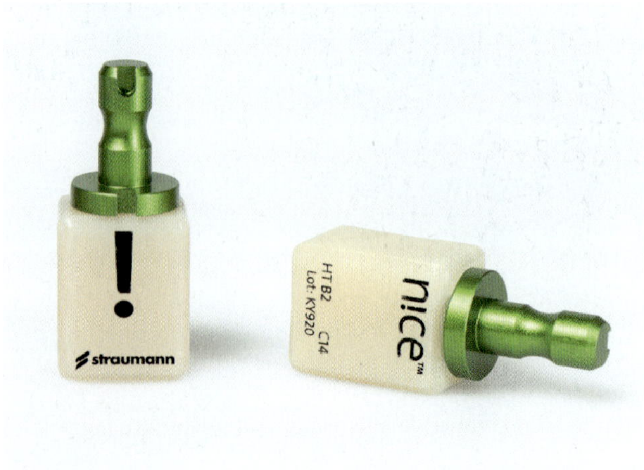

그림 238. Straumann은 n!ce라는 리튬 알루미노규산염으로 강화된 리튬 실리케이트 세라믹을 제공한다(그림: Straumann).

CAD/CAM식 작업에 쓰인다.

조밀하게 소성된 산화알루미늄(Al_2O_3) 고성능 세라믹은 미리 소성된 상태에서 밀링되며 소성 오븐에서 1,520℃의 온도로 조밀하게 소성된다. 산화알루미늄의 적응증으로는 크라운과 브릿지 프레임 그리고 1차 구조물이 있다. 밀링된 프레임은 제조사에 의해 여러 색상으로 칠해질 수 있다.

밀링될 수 있는 산화알루미늄 블록 예

- Vita Inceram AL Block (Vita Zahnfabrik)
- 상아색의 inCoris Al (Dentsply Sirona)(colour F 0.7)
- Nobel Procera Alumina (Nobel Biocare)

이트리윰으로 강화된 지르코니아(ZrO_2, Y-TZP)

■ 용어

2010년도의 CAD 4 Practice Experten 그룹의 학술대회에서 지르코니아의 정확한 명칭이 정해졌다. 그에 따라 산화지르코늄(zirconium oxide)이라는 용어의 통일이 이루어졌다. 영어권에서는 지르코니아(zirconia)라는 용어로 불린다. 지르코늄, 지르콘과 같은 용어는 지양할 것을 권장하는데, 이는 다른 재료이기 때문이다. 지르코늄은 화학적인 원료로서 지르콘으로부터 나오며 가장 자주 만나게 되는 지르코늄 미네랄이다.

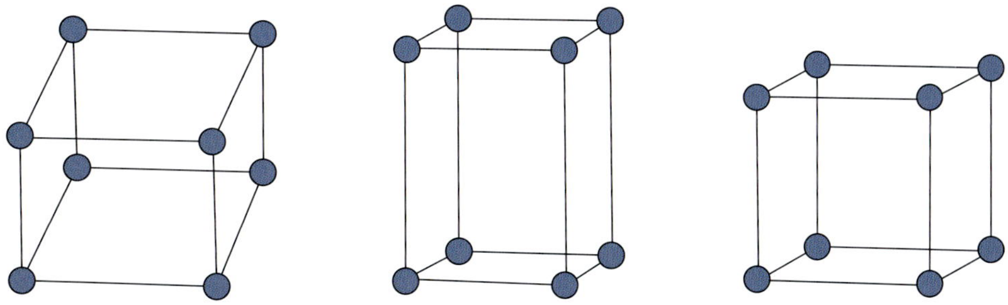

단사정계
a ≠ b ≠ c
$\alpha = \gamma = 90^\circ$
$\beta > 90^\circ$

정방정계
a = b ≠ c
$\alpha = \beta = \gamma = 90^\circ$

입방정계
a = b = c
$\alpha = \beta = \gamma = 90^\circ$

ZrO_2 입자상

단사정계 $\xrightleftharpoons{1{,}173^\circ C}$ 정방정계 $\xrightleftharpoons{2{,}370^\circ C}$ 입방정계 $\xrightleftharpoons{2{,}690^\circ C}$ 융해

그림 239. 지르코니아의 온도에 따른 상 변화.

■ *재료*

소성 프레임의 생산을 위해서는 순수한 지르코니아가 사용되지 않는다. 냉각기 동안 갑자기 많이 늘어나는 부피 때문에 높은 응력이 발생하여 순수한 지르코니아는 치과 용도에 적합하지 않다. 안정 산화물의 첨가로 인해 냉각기 동안 정방정계 상이 안정되며 큰 부피 변화가 억제된다. 가장 자주 첨가되는 물질은 산화이트리윰이다.

지르코니아는 고성능 세라믹이며 매우 좋은 기계적 성질을 갖고 있다. 높은 굽힘강도와 치과용 세라믹 중에서 파괴 인성은 이 소재를 크라운이나 브릿지의 프레임으로 쓸 수 있고 또한—적절한 적응증의 설정의 경우—개인 임플란트 지대주에도 쓸 수 있다. 3mol% Y_2O_3의 첨가는 실온에서의 준 안정 정방정계 상으로 이어지며 단사정계 상으로 넘어가서 세라믹 안에 크랙이 생기는 것을 억제하고 그로 인해 높은 파괴 인성(변형 강화 또는 변태 강화)을 갖는다.

순수한 지르코니아는 3개의 다른 상으로 존재하는데, 온도에 따라 다르다. 실온부터 1,173℃까지는 단사정계 상이 안정적이다. 1,173~2,370℃까지의 온도에서는 정방정계 상이 있다. 2,370℃ 이상에서는 입방정계 상이 안정적이다(그림 239). 지르코니아의 용융점은 2,690℃이다.

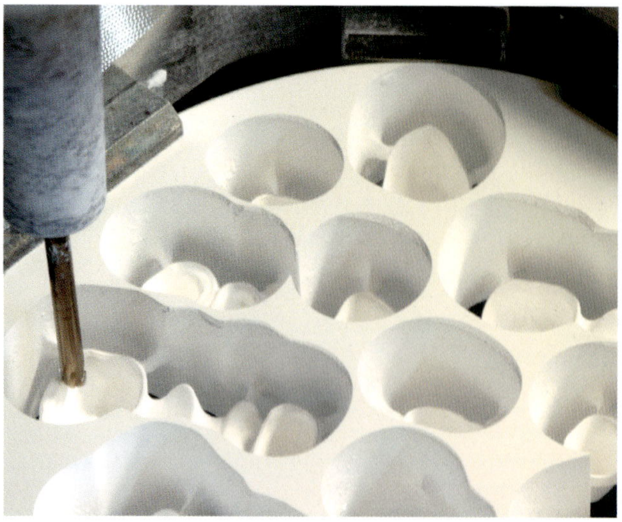

그림 240. 지르코니아 디스크(Bego Zirkon HT, Bego)로부터 브릿지 프레임을 밀링(Ansicht von basal)(그림: Bego).

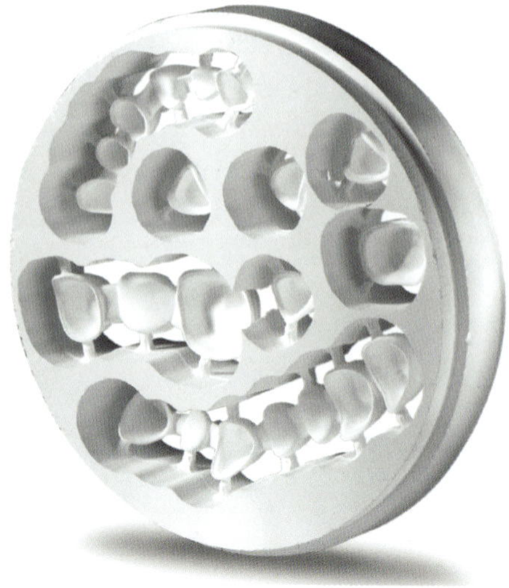

그림 241. 지르코니아 디스크를 밀링 해 낸 상태(Zeno Zr)(그림: Wieland Dental).

지르코니아 블록 예

- ICE Zirkon (Zirkonzahn)
- Bego Zirkon HT und Bego Zirkon LT (Bego)(그림 240)
- Zenostar (Wieland Dental)(그림 241)
- Lava (3M ESPE)
- Cercon (Dentsply Sirona)
- Katana STML
- Katana ML (Kuraray Noritake Dental Inc.)

■ 블록 모양

CAD/CAM 시스템은 작업상 특별한 매개변수를 가지며 그에 맞는 블록의 모양을 필요로 한다(그림 242). 치과 용도로는 마운트 없는 지르코니아 블록(98.5mm, 95mm), 마운트 있는 직육면체, 마운트 없는 직육면체와 원통 그리고 프레임 있는 원통이 있다. 블록은 시스템에 맞게 또는 시스템과 무관하게 작업된다.

■ 작업 상태

지르코니아의 작업은 다음과 같이 세 가지 상태에서 이루어진다.

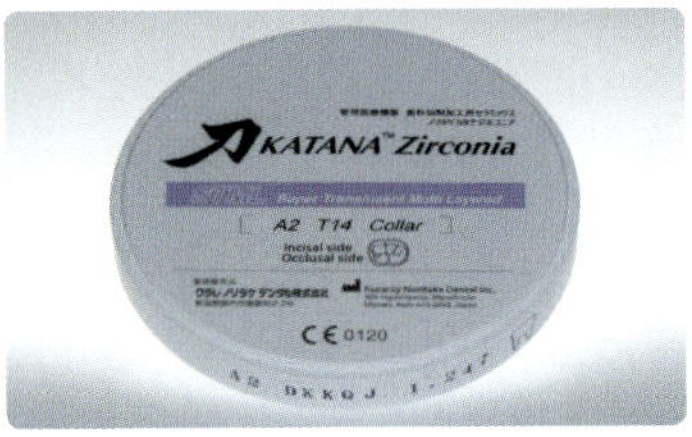

마운트 없는 디스크
(예: Katana, Kuraray Noritake)

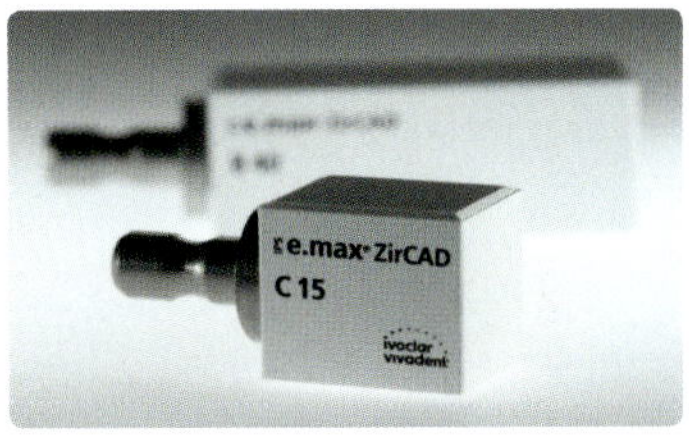

마운트 있는 직육면체
(예: Ivoclar Vivadent)(그림: Ivoclar)

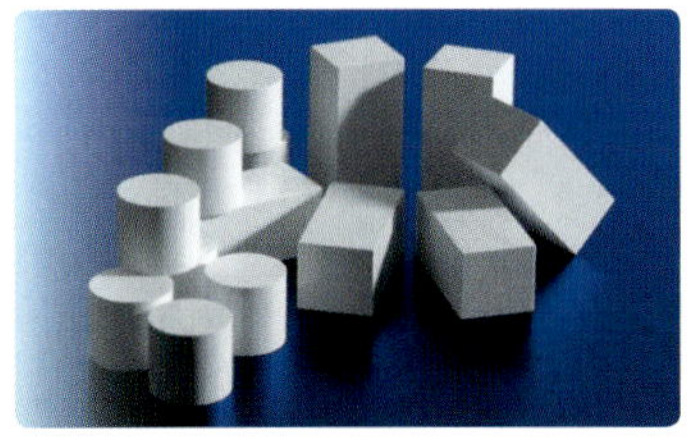

마운트 없는 직육면체와 원통
(예: KaVo Everest)(그림: KaVo)

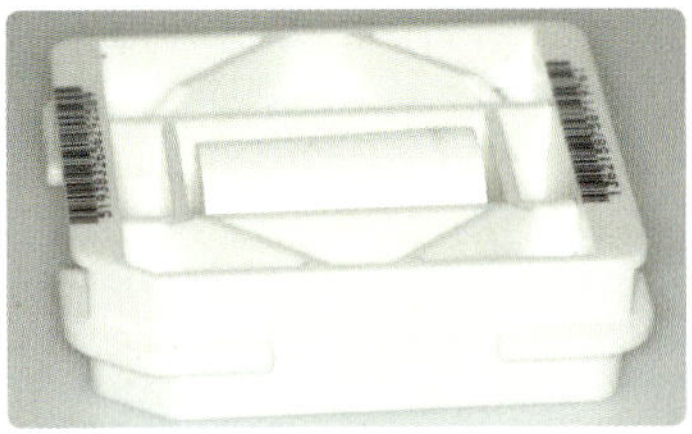

프레임이 있는 원통
(예: 3M Lava)

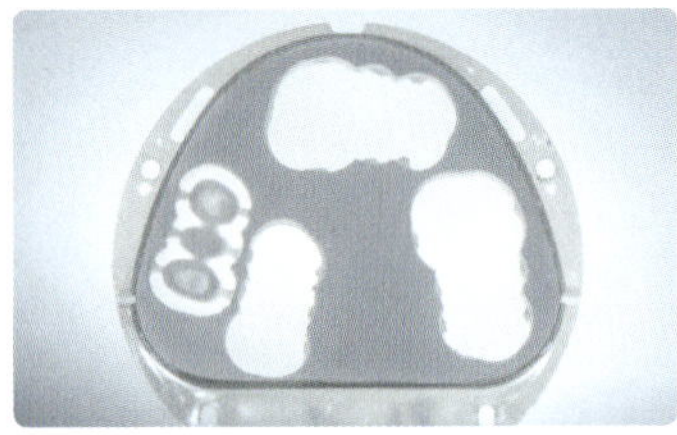

프레임이 있는 디스크
(예: Amann Girrbach Ceramill Zolid)

그림 242. 여러 종류의 블록과 마운트 종류.

▶ 그린 상(블록에 유기성 성분 포함, 전소성 없음)

그린 상 재료는 아직 열에 의한 작업이 안 되었고, 세라믹 가루와 접합제가 압축된 상태이다. 전소성이 안 되었기 때문에 물체는 매우 하얗다. 이때 작업은 편리하나 낮은 안정성으로 인해 관리나 운반에 있어서 유의해야 한다. 작업은 강철 버로 냉각수 없이 진행된다. 그린 상은 다공성 구조이다. 소성할 시에 25%의 선 부피 감소를 감안해야 한다. 시장에 나와 있는 CAD/CAM 시스템에서는 지르코니아가 그린 상에서 작업되는 것은 없다.

▶ 화이트 상(전소성됨, 블록에 유기성 접합제 없음)

전소성된 블록은 화이트 상 재료라고 불린다. 열에 의한 전처리로 인해 유기성 압축첨가제가 그린 상 재료에서 사라졌다. 블록은 충분한 안정성을 갖는다. 또한 전소성으로 인해 이미 5%의 부피 감소가 있다. 화이트 상 재료의 CAD/CAM식 제조에서는 약 20%의 부피 감소를 감안해야 한다. 화이트 상 재료의 작업은 냉각수 없이 강철 버로 하거나 다이아몬드 버를 냉각수와 함께 쓸 수 있다.

장점

- 짧은 밀링 시간
- 적은 마모

- 치과기공실에서의 색칠 가능성
- 치과기공실에서 경제적인 작은 머신에서 제작 가능

단점
- 소성해야 함
- 특수한 소성 오븐 필요
- 소성으로 인한 부피 변화 가능
- 낮은 굽힘강도(순수이론적, 그러나 실제적으로는 의미 없음)

소성을 위해 마지막으로 작업된 화이트 상 재료를 다음과 같은 다양한 방법으로 소성 오븐에서 위치시킬 수 있다.
- 일명 소성 드롭스를 이용(예: Zenostar, Wieland)(그림 243A)
- Ball bed(예: Cercon, Dentsply Sirona)(그림 243B)
- '그네' 또는 '리본' 이용(예: Lava, 3M ESPE)(그림 243C)
- 소성 풋을 이용하며 세움(예: Zirkonzahn)(그림 243D)

▶ HIP 상태(Hot isostatic pressed): 열간 등가압 압축

몇몇 시스템은 지르코니아를 HIP의 상태에서 작업하는데, 즉 재료가 열간 등가압 압축되었다. 이 블록들은 완전히 소성된 상태에서 밀링된다. 재료의 내부 구조는 작업 후에 변화가 생기지 않는다. 밀링은 냉각수와 함께 다이아몬드 버로 진행된다. 이는 장점과 단점이 있다.

장점
- 원래 크기로 작업
- 소성 오븐 필요 없음
- 소성으로 인한 부피 변화 없음
- 소성 과정을 위한 추가적인 시간 비용 없음
- 더 높은 굽힘강도(순수이론적, 그러나 실제적으로는 의미 없음)

단점
- 높은 강성도와 안정성의 머신이 필요(치과기공실에 적합하지 않음)
- 더 긴 밀링 시간, 따라서 비경제적인 머신 운용
- 더 높은 마모

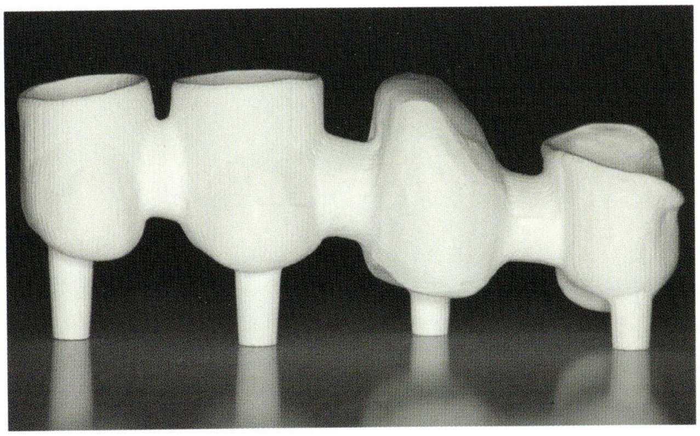

그림 243. A, 지르코니아의 소성 드롭스를 이용.

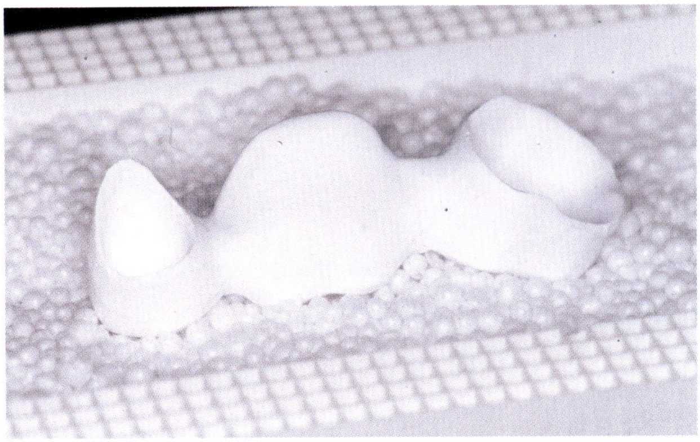

그림 243. B, Ball bed 이용.

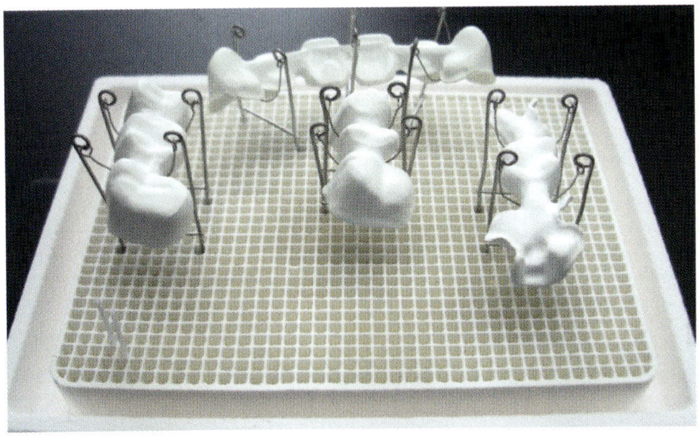

그림 243. C, 리본 이용.

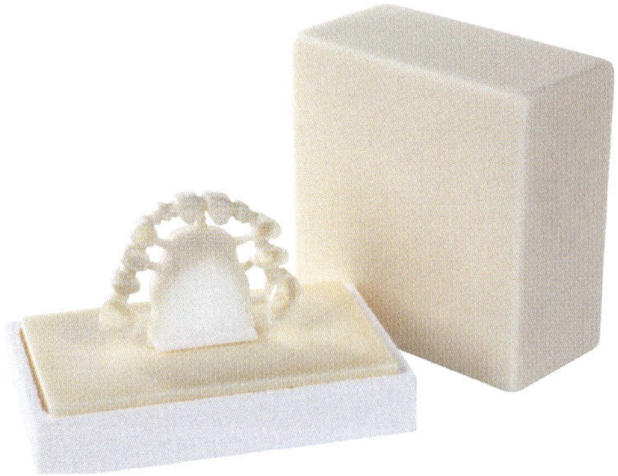

그림 243. D, 소성 풋을 이용하여 세움(그림: Zirkonzahn).

다색의 지르코니아

지르코니아의 장점은 여러 논문을 통해 밝혀졌다. 기계적 성질과 생체친화성 외에도 산업적으로 생산된 블록은 일정한 재료 품질을 기대할 수 있다. 단점으로는 수년간 심미성이 지적되었다. 유리질 함량 없이 순수 지르코니아는 안 좋은 투명도이거나 불투명하다. 지난 몇 년간 치과용 지르코니아는 여러 첨가물로 인해 치아와 유사한 반투명도와 색깔을 갖게 되었다. 이 재료들은 프레임이 색깔을 지니며 또는 나아가—구치부에서의 단순하고 간단한 해법으로서—단일 구조 지르코니아 수복물로 만들 수 있다.

몇 년 전 색깔을 가진 다색의 지르코니아 블록(예: Katana Zirconia ML, priti multi disc ZrO_2)이 시장에 출시되었다. 유동적인 색깔의 변화는 법랑질, 상아질 그리고 치경부의 색상 단계가 있다. 색상의 조절은 블록에서 밀링되어 나갈 수복물의 위치를 조절함으로써 얻는다. 번거로운 칠하기나 담그기 등은 필요 없다. IDS 2015 이래로 Katana Multilayer Blanks의 여러 종류인 STML(super translucent) 그리고 UTML(ultra translucent)가 있다. 이 블록들 역시

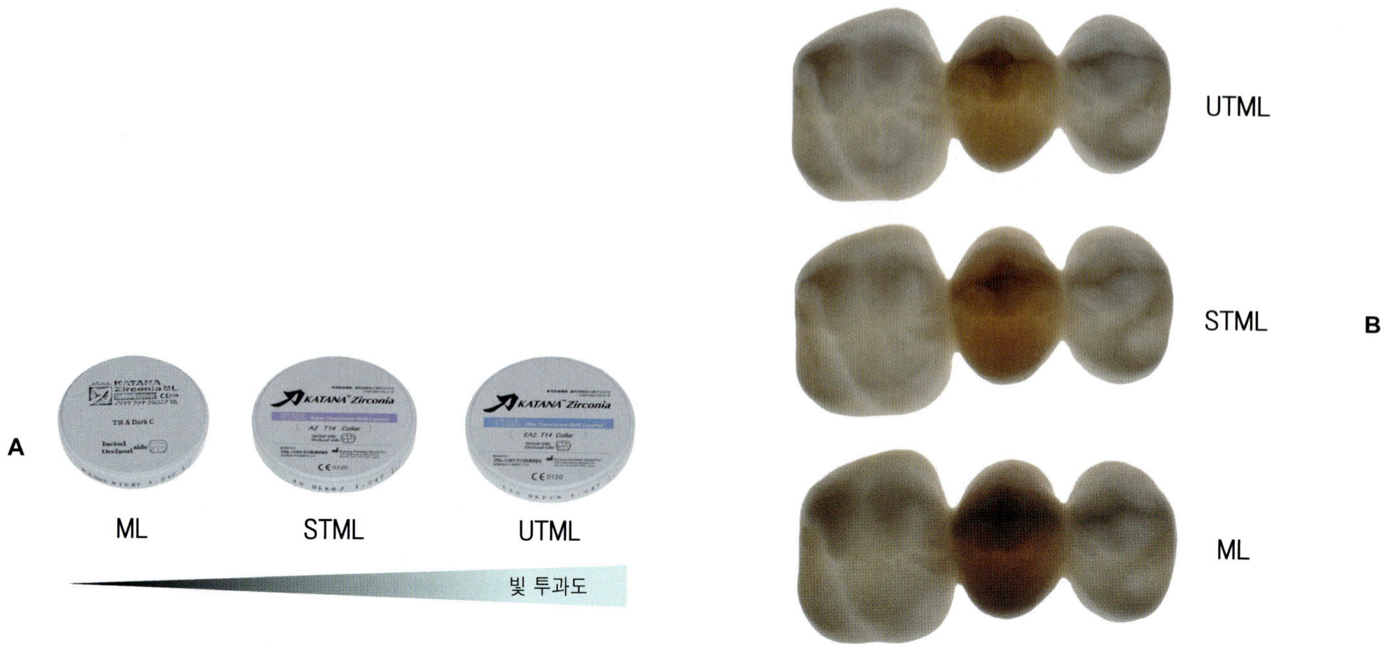

그림 244. A, B, Katana ML(multi-layer), STML(super-translucent) 그리고 UTML(ultra-translucent)의 대조.

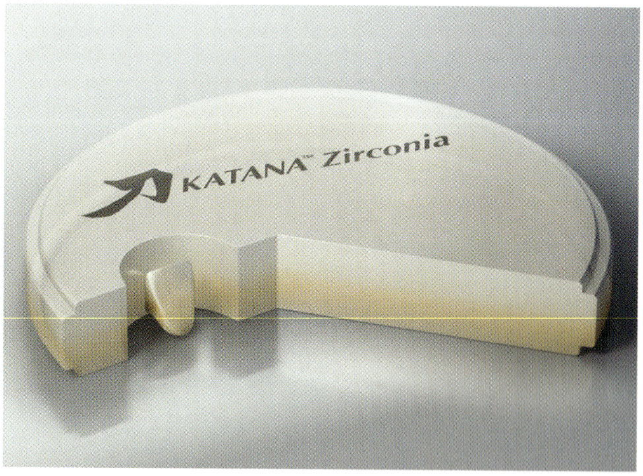

그림 244. C, 다색의 지르코니아 블록의 유동적 색깔 변화(그림: Kuraray Noritake).

다색이며 유동적인 색깔 변화와 더불어 투명도의 단계가 있다. 따라서 단일 구조 수복물을 만들 수 있으며, 치경부에 상아질과 유사한 투과성을 보이면서 법랑질 부위에서는 자연법랑질과 유사하다. Katana UTML 지르코니아가 높은 비율의 입방정계 상을 가지고 있어, 이 재료는 높은 반투명도를 가지나 700MPa의 낮은 굽힘강도를 갖는다.

그에 비해 보통의 3Mol% 이트리아로 안정화된 지르코니아(3Y-TZP)는 굽힘강도가

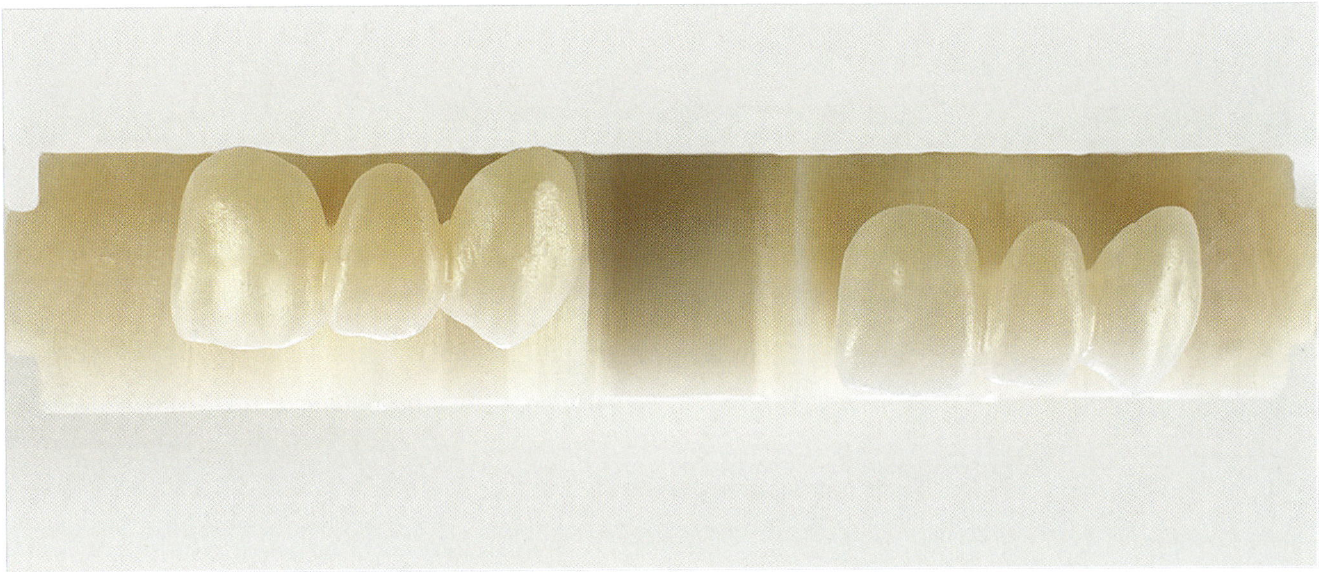

그림 245. Priti multidisc multicolor 지르코니아 디스크(그림: Pritidenta).

900~1,100MPa이다. 그럼에도 이 지르코니아들은 글래스세라믹 또는 리튬 다이실리케이트 세라믹보다 높은 비율의 입방정계 상(5Y-TZP)을 갖는다(그림 244).

다색의 지르코니아 블록의 다른 예는 priti multidisc(Pritidenta)이다. 블록은 단일색, 전통적인 16 Vita 색깔, 그리고 7개의 색깔 변화의 다색 버전이 있다. 제조업자는 이 재료의 장기간 색 안정성과 균질성을 자랑한다(그림 245).

침투 세라믹

침투 세라믹은 산화세라믹 그룹의 혼합 형태이다. 물리적, 기계적 성질로 인해 원래는 세라믹 그룹 안에서 특별한 소재 그룹으로 볼 수도 있다.

이들은 전소성된 산화세라믹 프레임으로 이루어져, 유리 침투 과정에서 특수유리가 침투된다. 광전도성은 $Al_2 0_3$ 함량으로 조절된다. 침투 세라믹으로 된 밀링 가능한 블록은 다공성인 상태에서 작업되며 이어서 란타늄(lanthanum)이 침투된다(유리 침투). 이로 인해 강도를 얻는다. 모든 침투 세라믹의 블록은 Vita In-Ceram System(Vita Zahnfabrik)으로부터 나오며 3개의 버전으로 제공된다(그림 246).

■ *Vita In-Ceram Alumina*

Vita In-Ceram Alumina(Al_2O_3)는 전치부와 구치부의 크라운 프레임에 적합하며 전치부에서는 3단위까지의 브릿지 프레임으로도 적합하다.

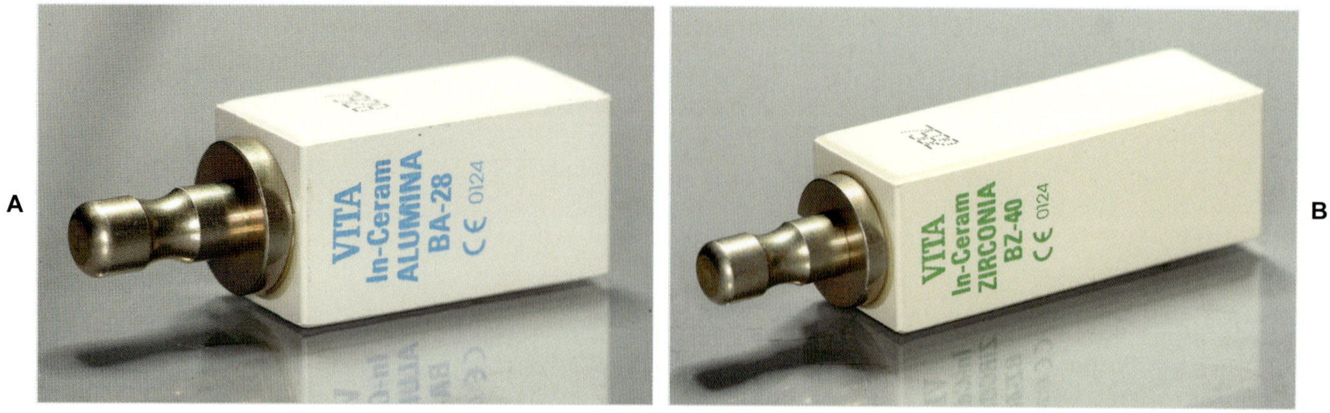

그림 246. 침투 세라믹. A: Vita In-Ceram Alumina. B: Vita In-Ceram Zirconia. (Vita Zahnfabrik.)

■ *Vita In-Ceram Zirconia*

Vita In-Ceram 지르코니아(Al_2O_3-ZrO_2)는 전치부와 구치부의 크라운 프레임과 3단위의 브릿지 프레임에 적합하다. 바탕색 차단 능력이 뛰어나서 매우 변색된 치아의 수복물에 적합하다.

■ *Vita In-Ceram Spinell*

Vita In-Ceram Spinell($MgAl_2O_4$) 모든 산화세라믹 중 가장 높은 반투명도를 가지며 높은 심미성을 요하는 전치부 크라운 프레임, 특히 생활치와 젊은 환자들한테 적합하다.

참고문헌

Alt V, Hannig M, Wostmann B, Balkenhol M: Fracture strength of temporary fixed partial dentures: CAD/CAM versus directly fabricated restorations. Dent Mater. 2011; 27:339-347

Donovan T, Simonsen RJ, Guertin G, Tucker RV: Retrospective clinical evaluation of 1,314 cast gold restorations in service from 1 to 52 years. J Esthet Restor Dent. 2004; 16(3):194-204

Edelhoff D, Beuer F, Schweiger J, Brix O, Stimmelmayr M, Güth JF: CAD/CAM-generated high-density polymer restorations for the pretreatment of complex cases: A case report. Quintessence Int. 2012; 43:457-467

Edelhoff D, Spiekermann H, Rübben A, Yildirim M: Kronen- und Brückengerüste aus hochfester Presskeramik. Quintessenz 1999; 50:177-189

Geis-Gerstorfer J: Nichtedelmetalllegierungen. In: Zahnärztliche Werkstoffe und ihre Verarbeitung, Band 1: Grundlagen und Verarbeitung; hrsg. v. Eichner K, Kappert HF; Georg Thieme Verlag KG, Stuttgart 2005; 119-172, ISBN: 3131271485

Göncü Başaran E, Ayna E, Vallittu PK, Lassila LV: Load-bearing capacity of handmade and computer-aided design-computer-aided manufacturing-fabricated three-unit fixed dental prostheses of particulate filler composite. Acta Odontol Scand. 2011; 69:144-150

Hennicke HW: Zum Begriff Keramik und zur Einteilung keramischer Werkstoffe.Ber Dtsch Keram Ges 44, 209, 1997

Höland W, Rheinberger V, Apel E, Hoen C, Höland M, Dommann A, et al.: Clinical applications of glass-ceramics in dentistry. J Mater Sci Mater Med. 2006; 17:1037–1042

Kern M, Kohal RJ, Mehl A, Pospiech P, Reiss B, Wiedhahn K, Kunzelmann KH: Vollkeramik auf einen Blick: Leitfaden zur Indikation, Werkstoffauswahl, Vorbereitung und Eingliederung vollkeramischer Restaurationen. Arbeitsgemeinschaft für Keramik in der Zahnheilkunde e.V., 5. Auflage 2012, ISBN: 3000171959

Knischewski F, Rau G: Grundwissen für Zahntechniker – Metalle. Verlag Neuer Merkur 1981; ISBN 392128001x

Kunzelmann KH, Kern M, Pospiech P, Mehl A, et al.: Vollkeramik auf einen Blick: Leitfaden zur Indikation, Werkstoffauswahl, Vorbereitung und Eingliederung vollkeramischer Restaurationen. Arbeitsgemeinschaft für Keramik in der Zahnheilkunde e.V., Ettlingen, 3. Auflage 2008

Marx R, Fischer H, Weber M, Jungwirth F: Rissparameter und Weibullmodule: unterkritisches Risswachstum und Langzeitfestigkeit vollkeramischer Materialien. Dtsch Zahnärztl Z 56, 2001; 90–98

Marxkors R, Meiners H: Taschenbuch der zahnärztlichen Werkstoffkunde. Carl Hanser Verlag, München, 1993, 157–170, ISBN 9783446175020

Raigrodski AJ: Contemporary materials and technologiesfor all–ceramic fixed partial dentures: A review of the literature. J Prosthet Dent, 2004;92:557–562.

Reich S, Wichmann M, Lohbauer U: Vollkeramische Restaurationen – Eine Übersicht. ZAHN PRAX 2005; 7:370–373

Ringqvist M: Isometric bite forces and its relation to dimensions of facial skeleton. Acta Odontol Scand 31, 1973; 35–42

Small B: The use of cast gold restorations: scientific basis and clinical technique. Dent Today, 2000 Nov; 19(11):42–9

Small BW: Intracoronal cast gold restorations. Gen Dent, 2010 Mar–Apr; 58(2):91–3

Schwickerath H: Dauerfestigkeit von Keramik. Dtsch Zahnärztl Z 41, 1986; 264–266

Schwickerath H: Vollkeramische Brücken – Gerüste aus Kern– oder Hartkernmassen. Dental Labor 36, 1988; 1081–1083

Stawarczyk B, Ender A, Trottmann A, Özcan M, Fischer J, Hämmerle CHF: Load–bearing capacity of CAD/CAM milled polymeric three–unit fixed dental prostheses: Effect of aging regimens. Clin Oral Investig, 2012; 16(6):1669–1677

Stawarczyk B, Sailer I, Ender A, Trottmann A, Hämmerle CHF: Quo Vadis Provi? Provisorien: CAD/CAM–oder konventionell gefertigt – eine Standortbestimmung. Dental Dialogue, 2009; 10:30–49

Stawarczyk B, Sener B, Trottmann A, Roos M, Özcan M, Hämmerle CHF: Discoloration of manually fabricated resins and industrially fabricated CAD/CAM blocks versus glass–ceramic: Effect of storage media, duration, and subsequent polishing. Dent Mater J, 2012; 31(3):377–383

Strub JR, Türp JC, Witkowski S, Hürzeler MB, Kern M: Curriculum Prothetik, Band II. 4. Auflage. Berlin: Quintessenz Verlag; 2011,ISBN 9783868670271

Tinschert J, Zwez D, Marx R: Bruchwahrscheinlichkeit von verschiedenen Materialien für vollkeramische Restaurationen. Dtsch Zahnärztl Z 51, 1996; 406–409

Waltimo A, Könönen M: A novel bite force recorder and maximal isometric bite force values for healthy young adults. Scand J Dent Res 101, 1993; 171–175

지르코니아 관련 참고문헌

Adatia ND, Bayne SC, Cooper LF and Thompson JY (2009) Fracture resistance of yttria-stabilized zirconia dental implant abutments.J Prosthodont 18:17-22

Al-Amleh B, Lyons K and Swain M (2010) Clinical trials in zirconia: a systematic review. J Oral Rehabil 37:641-652

Apholt W, Bindl A, Luthy H and Mormann WH (2001) Flexural strength of Cerec 2 machined and jointed InCeram-Alumina and InCeram-Zirconia bars. Dent Mater 17:260-267

Baldissara P, Llukacej A, Ciocca L, Valandro FL and Scotti R (2010) Translucency of zirconia copings made with different CAD/CAM systems. J Prosthet Dent 104:6-12

Behr M, Proff P, Kolbeck C, Langrieger S, Kunze J, Handel G and Rosentritt M (2011) The bond strength of the resin-to-zirconia interface using different bonding concepts. J Mech Be- hav Biomed Mater 4:2-8

Beuer F, Aggstaller H, Edelhoff D and Gernet W (2008) Effect of preparation design on the fracture resistance of zirconia crown copings. Dent Mater J 27:362-367

Beuer F, Aggstaller H, Edelhoff D, Gernet W and Sorensen J (2009) Marginal and internal fits of fixed dental prostheses zirconia retainers. Dent Mater 25:94-102

Beuer F, Aggstaller H, Richter J, Edelhoff D and Gernet W (2009) Influence of preparation angle on marginal and internal fit of CAD/CAM-fabricated zirconia crown copings. Quintessence Int 40:243-250

Beuer F, Edelhoff D, Gernet W and Naumann M (2008) Effect of preparation angles on the precision of zirconia crown copings fabricated by CAD/CAM system. Dent Mater J 27:814-820

Beuer F, Edelhoff D, Gernet W and Sorensen JA (2009) Three-year clinical prospective evaluation of zirconia-based posterior fixed dental prostheses (FDPs). Clin Oral Investig 13:445-451

Beuer F, Naumann M, Gernet W and Sorensen JA (2009) Pre- cision of fit: zirconia three-unit fixed dental prostheses. Clin Oral Investig 13:343-349

Beuer F, Neumeier P and Naumann M (2009) Marginal fit of 14-unit zirconia fixed dental prosthesis retainers. J Oral Rehabil 36:142-149

Beuer F, Schweiger J, Eichberger M, Kappert HF, Gernet W and Edelhoff D (2009) High-strength CAD/CAM-fabricated veneering material sintered to zirconia copings - a new fabrication mode for all-ceramic restorations. Dent Mater 25:121-128

Beuer F, Stimmelmayr M, Gernet W, Edelhoff D, Guh JF and Naumann M (2010) Prospective study of zirconia-based restorations: 3-year clinical results. Quintessence Int 41:631-637

Bonfante EA, Rafferty B, Zavanelli RA, Silva NR, Rekow ED, Thompson VP and Coelho PG (2010) Thermal/mechanical simulation and laboratory fatigue testing of an alternative yttria tetragonal zirconia polycrystal core-veneer all-ceramic layered crown design. Eur J Oral Sci 118:202-209

Cehreli MC, Kokat AM and Akca K (2009) CAD/CAM Zirconia vs. slip-cast glass-infiltrated Alumina/Zirconia all-ceramic crowns: 2-year results of a randomized controlled clinical trial. J Appl Oral Sci 17:49-55

Chen YM, Smales RJ, Yip KH and Sung WJ (2008) Translucency and biaxial flexural strength of four ceramic core materials. Dent Mater 24:1506-1511

Chevalier J, Gremillard L, Virkar AV and Clarke DR (2009) The tetragonal-monoclinic transformation in zirconia: lessons learned and future trends. J Am Ceram Soc 92:1901-1920

Coelho PG, Silva NR, Bonfante EA, Guess PC, Rekow ED and Thompson VP (2009) Fatigue testing of two porcelain-zirconia all-ceramic crown systems. Dent Mater 25:1122-1127

Crisp RJ, Cowan AJ, Lamb J, Thompson O, Tulloch N and Burke FJ (2008) A clinical evaluation of all-ceramic bridges placed in UK general dental practices: first-year results. Br Dent J 205:477-482

de Souza GM, Silva NR, Paulillo LA, De Goes MF, Rekow ED and Thompson VP (2010) Bond strength to high-crystalline content zirconia after different surface treatments. J Biomed Mater Res B Appl Biomater 93:318-323

Denry I and Kelly JR (2008) State of the art of zirconia for dental applications. Dent Mater 24:299-307

Dittmer MP, Borchers L, Stiesch M and Kohorst P (2009) Stresses and distortions within zirconia-fixed dental prostheses due to the veneering process. Acta Biomater 5:3231- 3239

Ebert A, Hedderich J and Kern M (2007) Retention of zirconia ceramic copings bonded to titanium abutments. Int J Oral Maxillofac Implants 22:921-927

Edelhoff D, Beuer F, Weber V and Johnen C (2008) HIP zirconia fixed partial dentures - clinical results after 3 years of clinical service. Quintessence Int 39:459–471

Fischer J and Stawarczyk B (2007) Compatibility of machined Ce–TZP/Al2O3 nanocomposite and a veneering ceramic. Dent Mater 23:1500–1505

Fischer J, Stawarczyk B, Tomic M, Strub JR and Hammerle CH (2007) Effect of thermal misfit between different veneering ceramics and zirconia frameworks on in vitro fracture load of single crowns. Dent Mater J 26:766–772

Fischer J, Stawarczyk B, Trottmann A and Hammerle CH (2009) Impact of thermal properties of veneering ceramics on the fracture load of layered Ce–TZP/A nanocomposite frameworks. Dent Mater 25:326–330

Fischer J, Stawarzcyk B, Trottmann A and Hammerle CH (2009) Impact of thermal misfit on shear strength of veneering ceramic/zirconia composites. Dent Mater 25:419–423

Glauser R, Sailer I, Wohlwend A, Studer S, Schibli M and Scharer P (2004) Experimental zirconia abutments for implant–supported single–tooth restorations in esthetically demanding regions: 4–year results of a prospective clinical study. Int J Prosthodont 17:285–290

Hjerppe J, Vallittu PK, Froberg K and Lassila LV (2009) Effect of sintering time on biaxial strength of zirconium dioxide. Dent Mater 25:166–171

Kelly JR and Denry I (2008) Stabilized zirconia as a structural ceramic: an overview. Dent Mater 24:289–298

Kern M and Wegner SM (1998) Bonding to zirconia ceramic: adhesion methods and their durability. Dent Mater 14:64–71

Kirsten A, Begand S, Oberbach T, Telle R and Fischer H (2010) Subcritical crack growth behavior of dispersion oxide ceramics. J Biomed Mater Res B Appl Biomater 95:202–206

Larsson C, Vult von Steyern P, Sunzel B and Nilner K (2006) All–ceramic two– to five–unit implant–supported reconstructions.A randomized, prospective clinical trial. Swed Dent J 30:45–53

Lohbauer U, Amberger G, Quinn GD and Scherrer SS (2010) Fractographic analysis of a dental zirconia framework: a case study on design issues. J Mech Behav Biomed Mater 3:623

Chevalier J, Olagnon C and Fantozzii G (1999) Subcritical 629. crack propagation in 3Y–TZP ceramics: static and cyclic fatigue. J Am Ceram Soc 82:3129–3138

Christensen RP and Ploeger BJ (2010) A clinical comparison of zirconia, metal and alumina fixed–prosthesis frameworks veneered with layered or pressed ceramic: a three–year report. J Am Dent Assoc 141:1317–1329

Matsui K, Yoshida H and Ikuhara Y (2009) Isothermal sintering effect on phase separation and grain in yittria–stabilized tetragonal zirconia polycrystal. J Am Ceram Soc 92:467–475

Mitsias ME, Silva NR, Pines M, Stappert C and Thompson VP (2010) Reliability and fatigue damage modes of zirconia and titanium abutments. Int J Prosthodont 23:56–59

Molin MK and Karlsson SL (2008) Five–year clinical prospective evaluation of zirconia–based Denzir 3–unit FPDs. Int J Prosthodont 21:223–227

Nakamura K, Kanno T, Milleding P and Ortengren U (2010) Zirconia as a dental implant abutment material: a systematic review. Int J Prosthodont 23:299–309

Nothdurft F and Pospiech P (2010) Prefabricated zirconium dioxide implant abutments for single–tooth replacement in the posterior region: evaluation of peri–implant tissues and super–structures after 12 months of function. Clin Oral Implants Res 21:857–865

Nothdurft FP, Doppler KE, Erdelt KJ, Knauber AW and Pospiech PR (2010) Influence of artificial aging on the load–bearing capability of straight or angulated zirconia abutments in implant/tooth–supported fixed partial dentures. Int J Oral Ma– xillofac Implants 25:991–998

Nothdurft FP, Doppler KE, Erdelt KJ, Knauber AW and Pospiech PR (2010) Fracture behavior of straight or angulated zirconia implant abutments supporting anterior single crowns. Clin Oral Investig

Nothdurft FP, Merker S and Pospiech PR (2011) Fracture behaviour of implant–implant– and implant–tooth–supported all–ceramic fixed dental prostheses utilising zirconium dioxide implant abutments. Clin Oral Investig 15:89–97

Ortorp A, Kihl ML and Carlsson GE (2009) A 3–year retrospective and clinical follow–up study of zirconia single crowns performed in a private practice. J Dent 37:731–736

Piascik JR, Swift EJ, Thompson JY, Grego S and Stoner BR (2009) Surface modification for enhanced silanation of zirconia ceramics. Dent Mater 25:1116–1121

Raigrodski AJ, Chiche GJ, Potiket N, Hochstedler JL, Mohamed SE, Billiot S and Mercante DE (2006)

The efficacy of posterior three-unit zirconium-oxide-based ceramic fixed partial dental prostheses: a prospective clinical pilot study. J Prosthet Dent 96:237-244

Rosentritt M, Behr M, Burgers R, Feilzer AJ and Hahnel S (2009) In vitro adherence of oral streptococci to zirconia core and veneering glass-ceramics. J Biomed Mater Res B Appl Biomater 91:257-263

Rosentritt M, Behr M, Thaller C, Rudolph H and Feilzer A (2009) Fracture performance of computer-aided manufactured zirconia and alloy crowns. Quintessence Int 40:655-662

Rosentritt M, Kolbeck C, Handel G, Schneider-Feyrer S and Behr M (2010) Influence of the fabrication process on the in vitro performance of fixed dental prostheses with zirconia substructures. Clin Oral Investig

Rosentritt M, Ries S, Kolbeck C, Westphal M, Richter EJ and Handel G (2009) Fracture characteristics of anterior resin-bonded zirconia-fixed partial dentures. Clin Oral Investig 13:453-457

Rosentritt M, Steiger D, Behr M, Handel G and Kolbeck C (2009) Influence of substructure design and spacer settings on the in vitro performance of molar zirconia crowns. J Dent 37:978-983

Sailer I, Feher A, Filser F, Gauckler LJ, Luthy H and Hammerle CH (2007) Five-year clinical results of zirconia frameworks for posterior fixed partial dentures. Int J Prosthodont 20:383-388

Sailer I, Sailer T, Stawarczyk B, Jung RE and Hammerle CH (2009) In vitro study of the influence of the type of connection on the fracture load of zirconia abutments with internal and external implant-abutment connections. Int J Oral Maxillofac Implants 24:850-858

Santana T, Zhang Y, Guess P, Thompson VP, Rekow ED and Silva NR (2009) Off-axis sliding contact reliability and failure modes of veneered alumina and zirconia. Dent Mater 25:892-898

Scherrer SS, Cattani-Lorente M, Vittecoq E, de Mestral F, Griggs JA and Wiskott HW (2011) Fatigue behavior in water of Y-TZP zirconia ceramics after abrasion with 30 mum silica-coated alumina particles. Dent Mater 27:e28-42

Schmitter M, Mussotter K, Rammelsberg P, Stober T, Ohlmann B and Gabbert O (2009) Clinical performance of extended zirconia frameworks for fixed dental prostheses: two-year results. J Oral Rehabil 36:610-615

Shahin R and Kern M (2010) Effect of air-abrasion on the retentiion of zirconia ceramic crowns luted with different cements before and after artificial aging. Dent Mater 26:922-928

Silva NR, Bonfante EA, Zavanelli RA, Thompson VP, Ferencz JL and Coelho PG (2010) Reliability of metalloceramic and zirconia-based ceramic crowns. J Dent Res 89:1051-1056

Swain MV (2009) Unstable cracking (chipping) of veneering porcelain on all-ceramic dental crowns and fixed partial dentures. Acta Biomater 5:1668-1677

Teixeira EC, Piascik JR, Stoner BR and Thompson JY (2009) Zirconia-parylene multilayer thin films for enhanced fracture resistance of dental ceramics. Proc Inst Mech Eng H 223:897-902

Thompson I and Rawlings RD (1990) Mechanical behaviour of zirconia and zirconia-toughened alumina in a simulated body environment. Biomaterials 11:505-508

Thompson JY, Stoner BR, Piascik JR and Smith R (2011) Adhesion/cementation to zirconia and other non-silicate ceramics: where are we now? Dent Mater 27:71-82

Tinschert J, Schulze KA, Natt G, Latzke P, Heussen N and Spiekermann H (2008) Clinical behavior of zirconia-based fixed partial dentures made of DC-Zirkon: 3-year results. Int J Prosthodont 21:217-222

Vult von Steyern P, Carlson P and Nilner K (2005) All-ceramic fixed partial dentures designed according to the DC-Zirkon technique. A 2-year clinical study. J Oral Rehabil 32:180-187

Zembic A, Sailer I, Jung RE and Hammerle CH (2009) Rando- mized-controlled clinical trial of customized zirconia and titanium implant abutments for single-tooth implants in canine and posterior regions: 3-year results. Clin Oral Implants Res 20:802-808

Fischer J, Grohmann P, Stawarczyk B (2008) Effect of Zirconia Surface Treatments on the Shear Strength of Zirconia/Veneering Ceramic Composites. Dental Materials Journal 2008; 27(3): 448-454

제 3 장

1. DICOM과 STL 데이터

1.1. CAD/CAM 지대주

임플란트와 CAD/CAM 기술은 치과 분야에서 가장 많이 성장하는 분야들이다. 이 두 분야의 접합점에는 임플란트 시술 계획, 가이드 임플란트 네비게이션 그리고 임플란트 지대주의 제작과 조정이다.

임플란트 지대주는 골유착된 임플란트와 그에 고정되는 수복물의 결정적인 연결 부위이다. 이는 구강내에서 임플란트 주위와 연조직으로 넘어가는 민감한 부위이며 임플란트 상부 구조물로 넘어가는 부위이기도 하다. 지난 몇 년간 CAD/CAM 기술의 발달로 맞춤 임플란트 지대주의 새로운 방법들이 개발되었다. 여기에 사용되는 재료들로는 티타늄과 지르코니아가 있다. 현대적 제조 방식으로 많은 개선을 가져왔는데, 표준화된 생산 과정, 산업적으로 미리 제작된 고품질 수복물 재료, 소프트웨어에 기반한 최소 두께의 검토 방법, 조심스러운 재료 손질 그리고 수작업에 비해 빠른 작업 시간 등이 있다. 임플란트 수복물이 성공하기 위해서는 여러 조건이 필요하다. 골과 연관된 초석 외에도 임플란트 위치와 길이 그리고 위생관리, 임플란트 지대주의 설계이다. 기성 지대주는 한계에 부딪히는 경우가 많으며, 만족하지 못할 해법만 제시될 때가 많다. 여기에 CAD/CAM 지대주의 장점이 있다. 이들은 각도뿐 아니라 모양에 있어서도 주어진 환경에 이상적으로 맞춰질 수 있다. 임상적으로 가장 큰 장점은 지대주의 출현윤곽의 설계이다. 수복물의 변연부를 치은 높이 또는 약간 치은보다 상방으로 할 수 있기 때문에, 특히 시멘트로 합착되는 수복물에서의 시멘트 제거가 쉬워진다. 또한 수작업으로 행해져야 하는 과정들도 경제적으로 괜찮다.

지대주의 구분

기본적으로 임플란트 지대주는 제조 방식에 따라 나눌 수 있다(그림 247). 기성 임플란트 지대주와 주조 가능한 지대주와 CAD/CAM 임플란트 지대주이다.

기성 지대주

기성 지대주는 여러 크기, 모양, 각도로 밀링 가능한 또는 밀링 안 되는 버전으로 제공된다. 기성 지대주에서 개별화하는 한계가 크기 때문에 모양을 자유자재로 변형시킬 수 있는 것을 찾게 된다.

임플란트 지대주 구분

기성: 임플란트 지대주
- 밀링 가능 또는 밀링 불가능

주조 가능 지대주/압축 가능 지대주
- 주조 가능 HSL 슬리브
- 압축 가능 코발트-크롬 지대주(POC)
- 압축된 세라믹 지대주(IPS e.max Press)

CAD/CAM 임플란트 지대주
- 티타늄
- 코발트-크롬합금(Wirobond Mi+, Bego Semados용)
- 올세라믹, 예: 지르코니아 (접합 base 있거나 없음)
- 하이브리드 지대주 및 하이브리드 지대주 크라운 (PMMA, 하이브리드 세라믹, 리튬 다이실리케이트, 리튬 실리케이트)

그림 247. 임플란트 지대주의 구분[Schweiger J, Beuer F, Stimmelmayr M, Edelhoff D: Wege zum 임플란트지대주. dental dialogue 2010; 11(9): 76–90; Schweiger J, Beuer F, Stimmelmayr M, Edelhoff D: Roads to implant 지대주. EDI 2011; 7 (1): 64–77].

주조 가능 지대주

주조 가능 HSL 슬리브(HSL=높은 용융점의 합금)는 치과기공사가 왁스로 이상적인 모형을 만든 후 로스트 왁스 방식으로 귀금속이나 압축세라믹으로 만드는데, 이것은 임시 해법이다.

개인 맞춤 지대주

다른 방법으로는 크고 밀링 가능한 지대주 블록(예: '텔레스코프 지대주', Camlog Biotechnologies)이 제공된다. 재료의 부적절한 손질을 방지하기 위해 지르코니아 블록은 항상 냉각수 하에서 그리고 낮은 접촉 압력하에서 작업되어야 한다. 티타늄 지대주를 냉각수 하에서 작업하기 위해 Komet/Gebr. Brasseler사에서 (치과기공사 meister J.H. Bellmann에 따른)특수한 밀링 버 세트를 개발했는데 치과기공실의 터빈과 냉각수를 쓸 수 있다. 이로 인해 삭제량이 월등히 높아지고 발열도 최소한으로 줄일 수 있다.

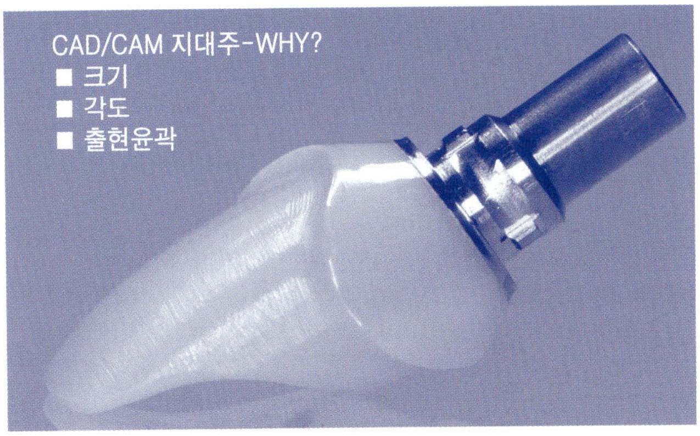

그림 248. CAD/CAM 지대주의 잠점.

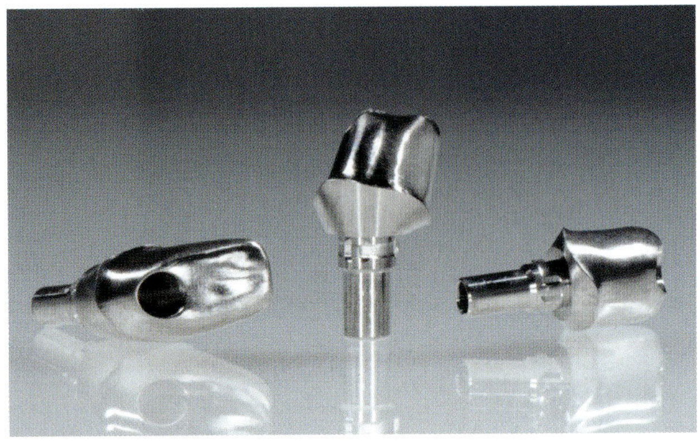

그림 249. Dedicam 제조 센터(Camlog)에서 티타늄으로 만들어진 CAD/CAM 지대주.

CAD/CAM 지대주

CAD/CAM 지대주는 티타늄 또는 지르코니아와 같은 재료나 일명 하이브리드 지대주/하이브리드 지대주 크라운이라 불리는 티타늄 접합 베이스로 만들어진다. 티타늄 지대주는 일체 주조체로 작업되는 반면에 올세라믹 지대주는 접합 베이스가 있거나 없는 상태에서 작업된다.

맞춤 CAD/CAM 지대주의 장점은 다음과 같다(그림 248).

- 지대주의 크기 조절 용이
- 개별화, 단계 없이 지대주 각도 조절
- 출현윤곽의 이상적인 조절

티타늄으로 된 CAD/CAM 지대주

CAD/CAM식으로 제조된 티타늄 지대주는 여러 제조사에서 제공하고 있다(그림 249). 컴퓨터로 제조된 이런 지대주는 제작 센터(예: Straumann CAD/CAM, Nobel Procera, Dentsply Sirona Implants의 atlantis, Camlog의 dedicam 등) 또는 준 마무리(일명 Prefabs 또는 Raw) 지대주로서 일반 기공소에서도 제작 가능하다. 치과기공실에서의 CAD/CAM 작업을 위해 제조사들은 산업적으로 생산된 기성품을 제공하는데, 이들은 산업적으로 이미 정해진 임플란트/지대주 계면을 갖추고 있어, 계면에서 완벽히 맞도록 되어 있다. 제작 센터에서 생산 시 두 가지 방법이 있다. 제조사들은 CNC 작업을 통해 티타늄 블록으로부터 통째로 외형과 계면 모드를 만들거나 준 마무리된 블록을 만든다. CAD/CAM 제작의 장점은 마무리 작업이라고 해 봤자 실리콘으로 연마하는 것이다. 따라서 작업 시간을 절약할 수 있고 마무리 작업 시의 재료 손상을 방지할 수 있다.

코발트-크롬합금과 귀금속으로 된 접합 빌드와 티타늄 접합 베이스를 가진 CAD/CAM 지대주

Bego사는 CAD/CAM 지대주를 위한 금속 재료로 코발트-크롬합금(Wirobond MI)과 모든 CAD/주조 재료를 제공한다. CAD/주조 방식에서는 치과기공사가 만든 CAD 설계를 기반으로 제작 센터에서 레진 수복물이 만들어지는데, 이것은 뒤이어 로스트 왁스 기술을 통해 산업적 진공-압력 주조-방식으로 주조된다. 현재 9개의 귀금속합금과 2개의 비귀금속합금이 제공된다.

세라믹 CAD/CAM 지대주

CAD/CAM으로 설계되고 제작된 지르코니아 지대주들은 티타늄 접합이 있거나 없을 수 있다. 두 가지 방식 모두 장·단점이 있다.

접합 베이스 없는 지르코니아 CAD/CAM 지대주

접합 베이스가 없는 세라믹 CAD/CAM 지대주는 일체 주조체에서 제작된 티타늄 지대주와 같다(그림 250). 여기에도 역시 준 마무리된 제작물이 사용되는데, 임플란트와 지대주 사이의 계면이 이미 산업적 생산 과정으로 제작되어 들어가 있다. 지대주의 외부 모양은 최종적으로 치과기공실의 설계 데이터 내지는 왁스업에 맞게 블록으로부터 밀링되어 나온다.

장점

- 지대주의 후속 작업 필요 없음, 따라서 재료 손상의 위험 없음
- 흰색 내지는 치아색상으로 전치부의 심미적 효과를 가져옴
- 임플란트와 지대주 사이의 경계부에서의 완벽한 생체친화성

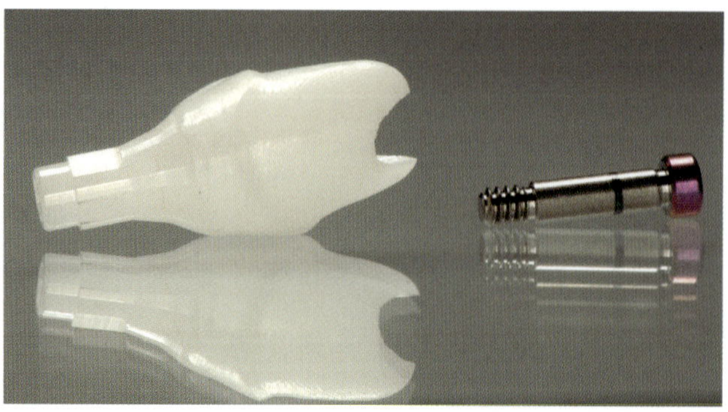

그림 250. CAD/CAM식으로 제작된 세라믹 지대주로서 접합 베이스 없음(Straumann CAD/CAM).

단점

• 지대주 나사의 콘 접착이 없음, 왜냐하면 세라믹과 직접적인 접촉을 하기 때문에 대부분 편평한 직각의 나사 적합을 가지는데, 세라믹 지대주에 응력을 감소시키기 위함이다. 따라서 티타늄 지대주와 접합 베이스를 가진 지대주에 비해 나사 풀림의 위험 큼
• 일반적으로 올세라믹 지대주가 티타늄으로 된 임플란트 지대주나 티타늄 접합 베이스를 가진 지대주보다 파절 위험 큼
• 혹시 모를 미세진동으로 인한 지대주/임플란트 계면의 손상

접합 베이스가 있는 지르코니아로 된 CAD/CAM 지대주

접합 베이스를 가진 올세라믹 CAD/CAM 임플란트 지대주는 전소성 지르코니아로서 치과기공실(예: inLab MCXL, Dentsply Sirona) 또는 제작 센터(예: Bego Medical)에서 제작된다. 이를 위해 지르코니아로 된 'Meso' 블록들이 이용되는데, 준 마무리 상태이며 따라서 접합 베이스와 지대주 사이의 연결 부위를 이미 갖추고 있다. 화이트 상 재료의 외부 형태 밀링 후에 소성되고 접합 베이스와 연결된다(그림 251). 접합 베이스는 티타늄으로 제작되며 따라서 기성 티타늄 지대주와 적합 정도가 같다.

장점

• 지대주 나사의 콘 모양의 적합이 티타늄 접합 베이스에 있어 나사 풀림의 위험 줄어듦(그림 252)
• 나사 조임에 따른 세라믹에 응력 없음

A

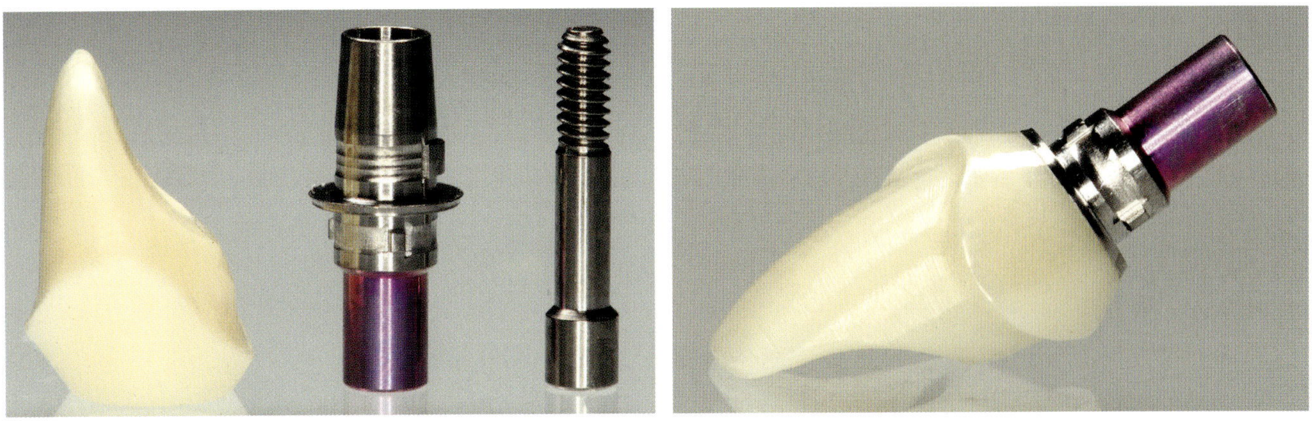

B

그림 251. A, B, 접합 베이스를 가진 CAD/CAM 세라믹 지대주. 흔히 하이브리드 지대주라고도 한다.

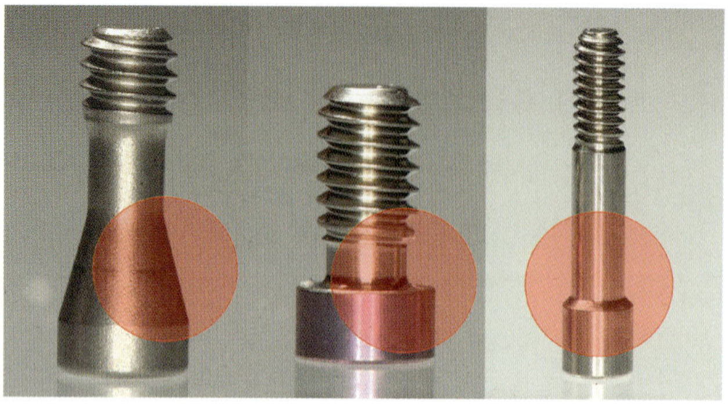

그림 252. 티타늄 지대주를 위한 나사 모양들. 왼쪽으로부터 접합 베이스 없는 올세라믹 지대주, 접합 베이스 있는 올세라믹 지대주는 다른 모양을 갖는다.

- 제작 센터 외에서도 제작 가능(치과기공실, 진료실)
- 저렴함

단점

- 티타늄 접합 베이스에 세라믹을 접합시킴으로써 번거로움
- 적절치 못한 작업으로 인해 접합 부위 떨어질 가능성
- 산업적 생산 과정이 아니기에 품질관리 낮음
- 티타늄 접합 베이스와 지르코니아 지대주 사이의 접합 틈이 임플란트와 지대주로 이행하는 부위에서 플라그 부착이 높음

접합 베이스를 가진 리튬 다이실리케이트 또는 하이브리드 세라믹 CAD/CAM 지대주

CAD/CAM 세라믹 지대주 분야에서는 2013년 이래로 리튬 다이실리케이트가 지르코니아의 대안으로 이용될 수 있다(그림 253). 이 옵션은 리튬 실리케이트 세라믹인 Vita Suprinity PC 에도 계획 중에 있다. 하이브리드 세라믹인 'Vita Enamic IS'는 이미 제공되고 있다(그림 254). 이때는 항상 티타늄으로 된 접합 베이스가 사용된다.

하이브리드 지대주 크라운

역시 2013년 이후로 다음 방법이 있는데, 티타늄 접합 베이스에 나사로 조여지는 크라운을 만들 수 있다. 여기에 필요한 결정적인 요소는 CAD/CAM 기술로 밀링될 수 있는 블록인데, 나사 구멍과 티타늄 접합 베이스를 이미 포함하고 있다. 이러한 블록의 기술은 다음과 같은 재료에 제공된다(그림 255).

- 지르코니아(inCoris meso, Dentsply Sirona)
- 리튬 다이실리케이트(IPS e.max, Ivoclar Vivadent)

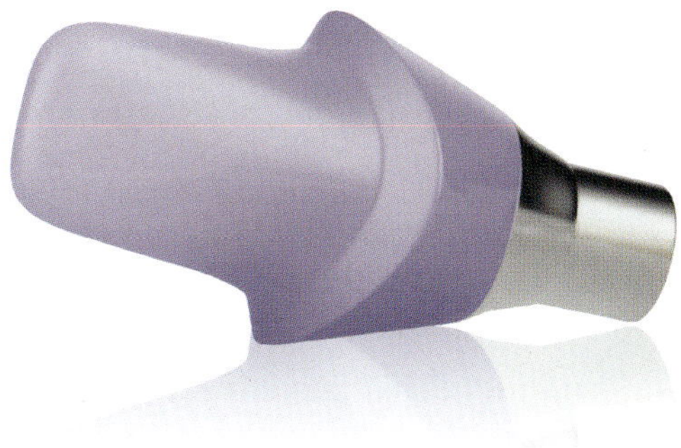

그림 253. 하이브리드 세라믹으로서 리튬 다이실리케이트로 된 빌드와 기성 접합 베이스(그림: Ivoclar Vivadent).

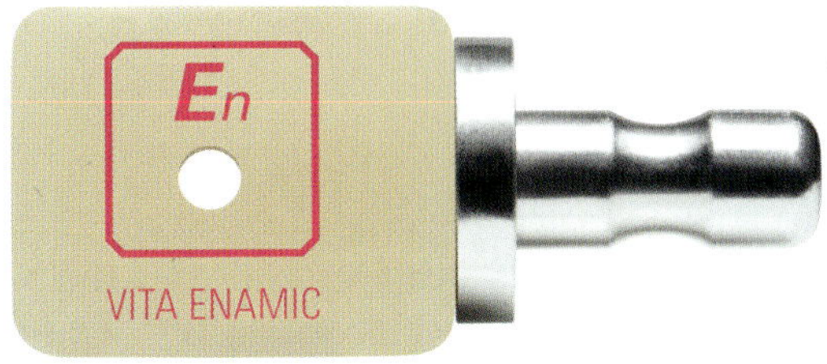

그림 254. 하이브리드 세라믹 블록 형태로 CAD/CAM 지대주를 밀링할 수 있다(그림: Vita Enamic IS, Vita Zahnfabrik).

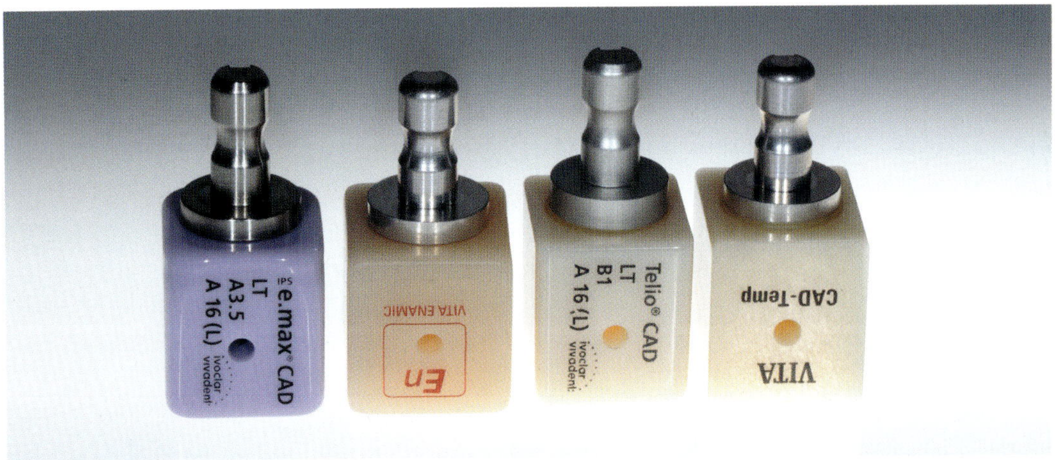

그림 255. 하이브리드 지대주 크라운을 만들기 위한 블록들. 왼쪽부터: IPS e.max CAD(Ivoclar Vivadent), Enamic IS(Vita Zahnfabrik), TelioCAD(Ivoclar Vivadent), CAD-Temp(Vita Zahnfabrik).

- 하이브리드 세라믹(Enamic IS, Vita Zahnfabrik)
- 고성능 폴리머(TelioCAD, Ivoclar Vivadent 그리고 CAD-Temp, Vita Zahnfabrik)

현재 이 기술은 Sirona CAD/CAM 시스템으로 만들 수 있다. 이때 중요한 것은 나사 구멍과 이미 제공된 접합 베이스 연결 부위가 시스템에 의해 물리적으로 접촉되어 수복물을 가상으로 블록에 제대로 위치시키는 것이다(그림 256, 257). 지대주 블록들은 산업적으로 미리 제작된 연결 부위로 인해 티타늄 접합 베이스와 완벽하게 맞는다(그림 258).

CAD/CAM 지대주로 가는 세 가지 방법

CAD/CAM 지대주를 제작할 수 있는 방법은 세 가지로 구분할 수 있다.

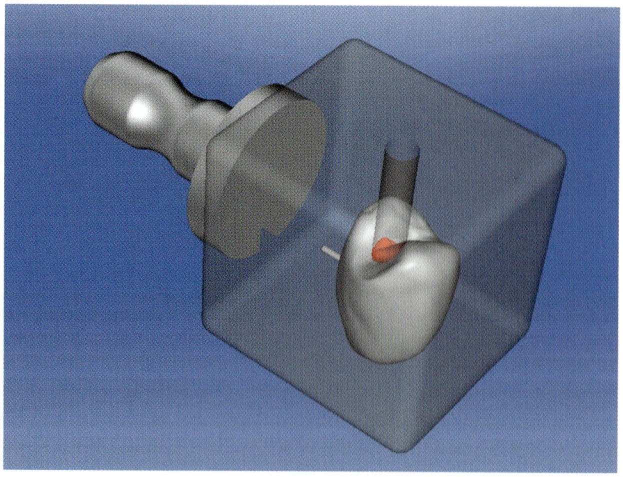

그림 256. 가상으로 CAD 소프트웨어에서 지대주 크라운 블록을 위치시킴.

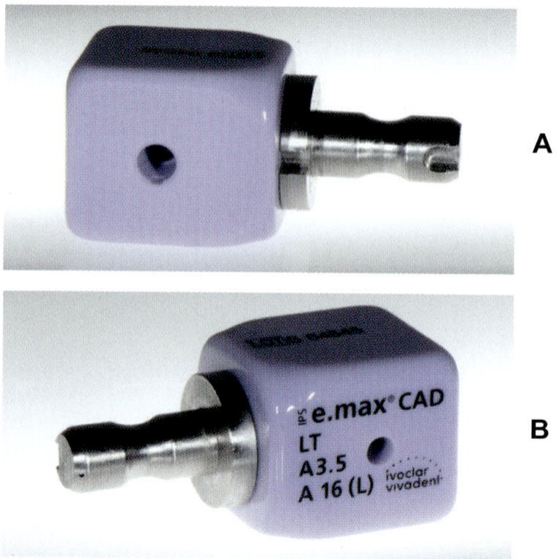

그림 257. A, B, 접합 베이스 연결 부위와 이미 포함된 나사 구멍을 가진 리튬 다이실리케이트 블록.

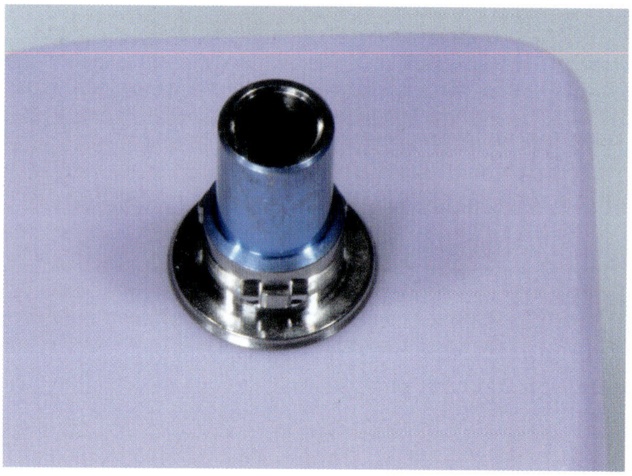

그림 258. 미리 제작된 지대주 연결 부위와 티타늄 접합 베이스의 완벽한 적합.

완전한 아웃소싱(그림 259)

온전히 아웃소싱된 제조 방법으로는 환자 맞춤형 Astra Atlantis Implant Abutments(Dentsply Sirona Implants)가 있다. 제조 방법을 간략히 소개한다.

Atlantis 시스템은 임플란트 캐스트 제작 후에 왁스 내지는 셋업이 만들어진다. 이때 효율적으로 드러난 방법은 기성 치아를 밀링 해 얹는 것이다. 임플란트에 이상적인 치아의 위치를 얻기 위해, 인상 지대주를 줄여서 그 위에 얹을 수 있다. 이로 인해 왁스/셋업이 일관성 있게 얹고 뗄 수 있다.

온라인 주문을 통해 지대주의 매개변수가 정해지고 주문될 수 있다. 이때 예를 들어 출현윤곽, 임플란트 숄더로부터 또는 치은변연으로부터 측정된 삭제 깊이, 지대주 형성의 모양(챔퍼 또는 숄

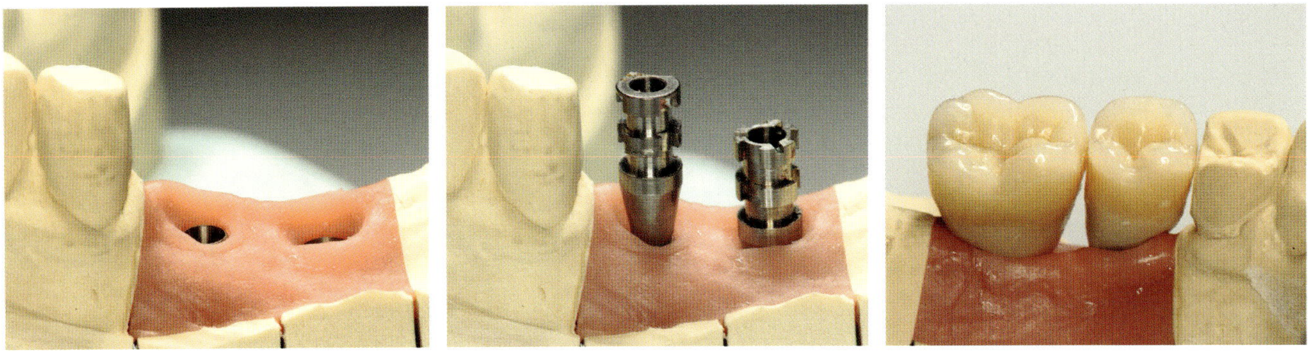

그림 259. **A~C,** 임플란트 최종모형으로 치은 마스크 및 #35, #36 부위에 2개의 Astra Osseo Speed Implant 그리고 셋업되어 있는 2개의 기성 치아.

D 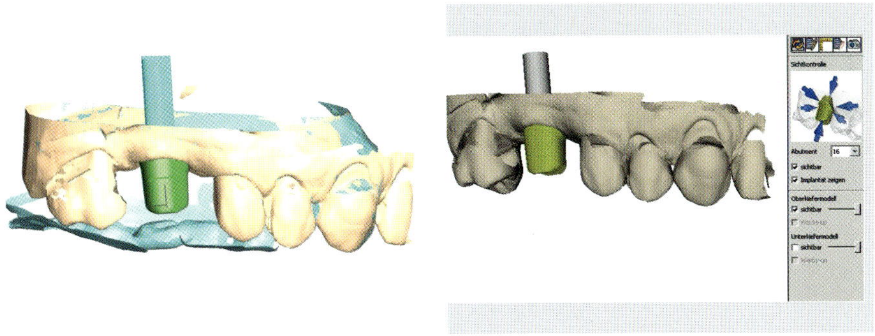 E

그림 259. **D, E,** Fertigungszentrum에서 설계된 지대주 나사 샷을 통해 검사할 수 있다. 3D viewer는 여러 검사 방법이 가능하고 지대주 제작 과정을 검사할 수 있다.

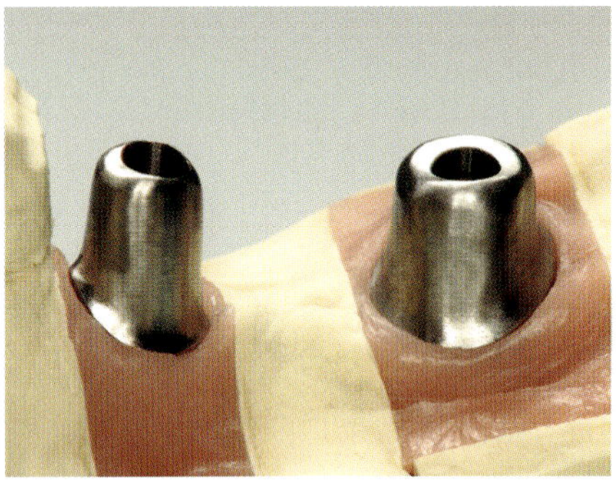 F

그림 259. **F,** 티타늄으로 된 환자 맞춤형 Atlantis 지대주.

더), 경우에 따라 티타늄 지대주의 유지 면적—그리고 원한다면—지대주 사이의 평행을 개별적으로 정할 수 있다.

이 연조직의 모양을 정하는 네 가지의 방법이 있다.

- 치은 모양 없음
- 치은 지지
- 치은 모양 제작
- 완전한 해부학적 모양

제작 센터에서는 물리적 왁스업을 기반으로 개인 지대주가 만들어지고 배송 서비스된다. 티타늄 지대주의 경우 5일, 지르코니아 지대주의 경우 7일의 배송 기간이 보장된다. 3개 이상의 지대주 유닛이 주문된다면 배송 기간이 각 하루씩 길어진다.

소프트웨어 'Atlantis VAD'(Virtual Abutment Design)의 도움으로 지대주가 수복물의 외부 기하학에 맞게 디자인될 수 있다. 그리하여 치과기공사에게 쉬워지는 점은 치과기공실에서 프레임과 비니어링을 할 수 있다는 것이다. 잘못 만들어진 프레임은 이 방식으로 방지할 수 있다. 설

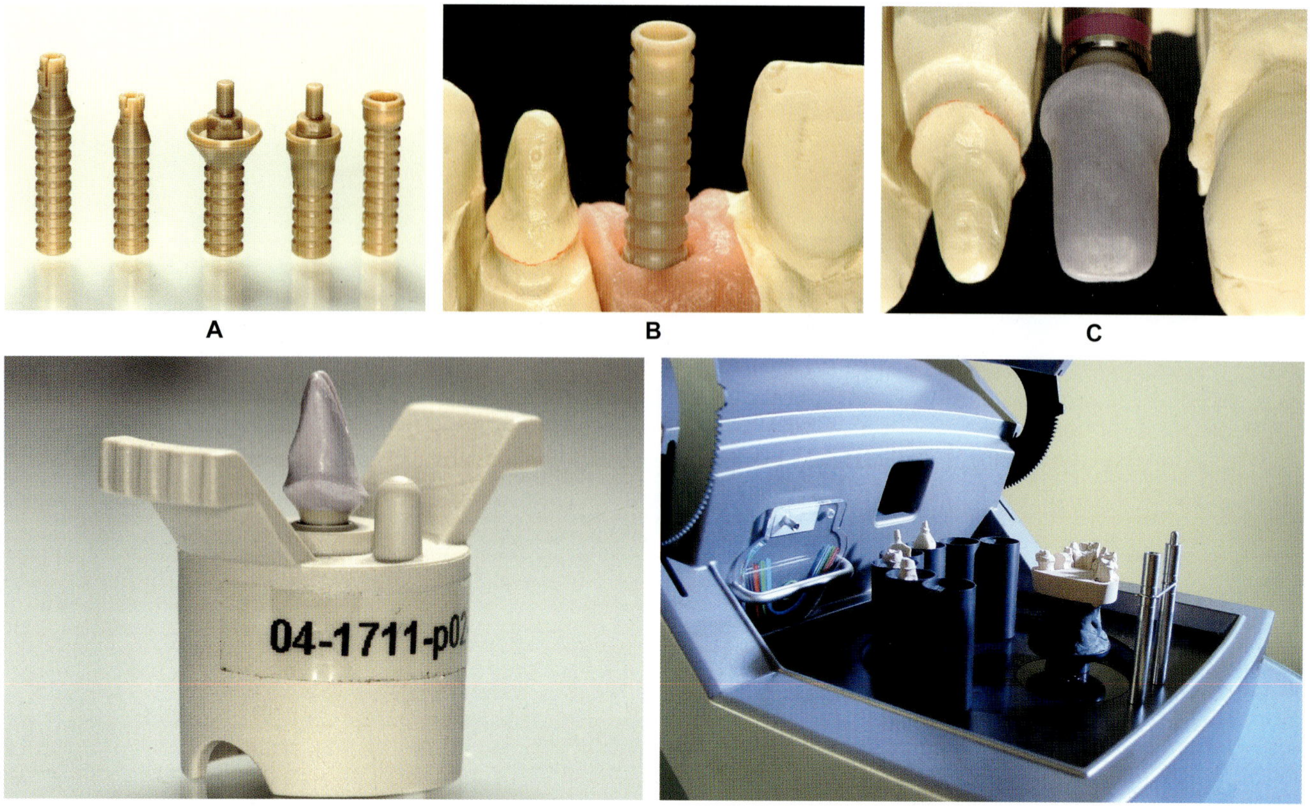

그림 260. **A~E, 일명 왁스업 슬리브는 왁스업을 만들고 스캔 지지대 역할을 하며 스트라우만 스캐너에서 이용된다. 그림은 Straumann es1/cs2 Scanner.**

계의 검사는 스크린샷으로 이루어지는데, 이메일로 보내진다. 또한 3D viewer를 통해 치과기공사들이 CAD 지대주를 검사할 수 있다. 제작을 위한 최종 승인 역시 이메일로 이루어진다.

치과기공실에서 왁스업/제작, 제작 센터에서 제작(그림 260)

CAD/CAM 지대주를 제작하는 두 번째 방법은 CAD 설계를 치과기공실에서 만들고 그 데이터를 제작 센터에 보내는 것이다. 데이터를 토대로 산업 밀링 머신을 이용하여 CAD/CAM 지대주가 제작된다. CAD 데이터를 만드는 두 가지 방법은 다음과 같다.

지대주 왁스업의 제작과 스캔

지대주 왁스업을 스캔하는 방법은 예를 들어 Straumann CAD/CAM System이 제공한다. Straumann Wax Abutments를 보면 제작 과정이 뚜렷해진다. 일명 왁스업 슬리브들이 왁스 지대주의 베이스를 이루는데, 왁스업하고 스캔 지지대 역할을 하며 스트라우만 스캐너에서 이용된다.

왁스업의 스캔 후에 시스템은 CAD 데이터를 만드는데 여기에는 설계 변화, 즉 매끈하게 하기

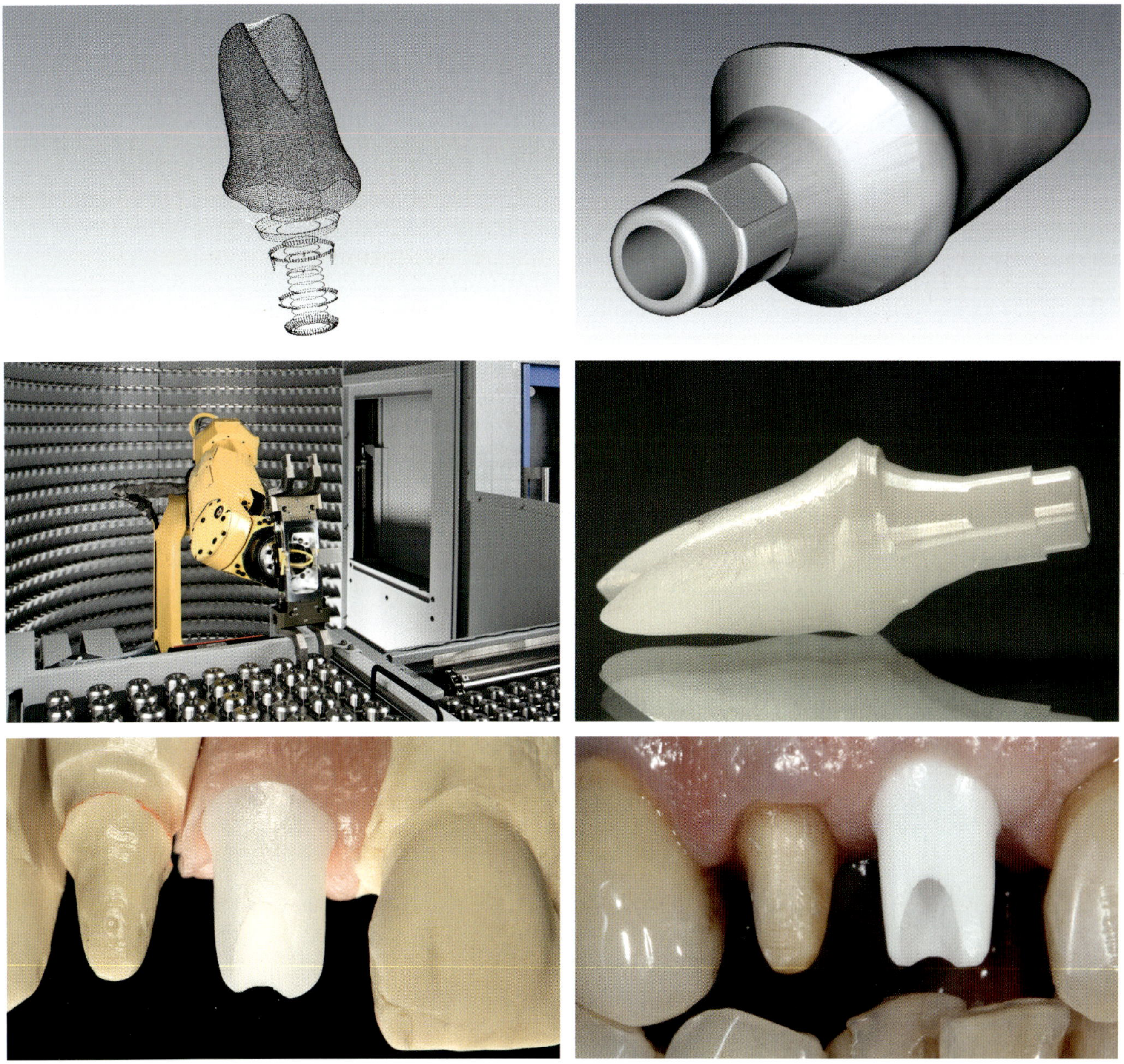

F G

H I

J K

그림 260. **F~K,** CAD 데이터에 의한 왁스 지대주(왼쪽: 포인트 클라우드, 오른쪽: 렌더링). 지대주는 Straumann 제작 센터(etkon)의 산업용 머신에 의해 밀링되었다(그림 260H: etkon/Straumann).

를 할 수 있다. 이어서 데이터는 Straumann CAD/CAM 제작 센터가 있는 라이프치히로 보내지고 그곳에서 일체 지대주(접합 베이스 없이) 또는 하이브리드 지대주(접합 베이스 포함해서)로 만들어진다. 이를 위한 최신의 HSC 밀링 머신(high speed cutting, 고속 밀링)이 있다. 임플란트와 지대주 사이의 계면은 미리 제작되어서 지대주의 외형만 작업하면 된다. 접합 베이스 없는 지르코니아 빌드에는 HIP 재료가 이용되는데, 산업적 소성 과정으로 인해 매우 뛰어난 기계적 성질을 갖는다.

치과기공실에서 CAD 설계, 제작 센터에서 CAM(그림 261)

이 제작 방식에서는 CAD 데이터가 치과기공실에서 만들어지고 제작 센터에 보내지는데, 예를 들어 Straumann CAD/CAM 또는 Dedicam(Camlog)이다. 스캔 보디를 포함한 최종모형을 스캔하게 되는데 여기에는 모형상에 임플란트의 위치가 있고, 이후에 특별한 지대주를 위한 소프트웨어로 CAD 설계를 하게 된다.

CAD 설계 이후에 STL 포맷은 온라인으로 제작 센터에 보내진다. 이를 위해 업로드 포털이 있는데, 여기에 데이터가 업로드된다. 제작 센터에서 CAD/CAM 지대주들은 매우 정밀한 산업 CNC 머신으로 만들어진다. 결과는 개인 맞춤 지대주의 완벽한 적합과 훌륭한 표면 품질이다.

치과기공실에서 CAD, 치과기공실에서 CAM(그림 262)

이 세 번째 방법의 CAD/CAM 지대주의 개별 제작은 치과기공실에서 이루어진다. 기초는 티타늄 접합 베이스이며, 여기에 (예를 들어, 지르코니아로 밀링된) 지대주가 접합된다. 전소성 상태에서 삭제 작업되기 때문에 밀링된 결과물은 나중에 소성되어야 한다.

지르코니아 지대주는 다음 두 가지 방법으로 제작될 수 있다.

- 지르코니아 지대주는 보통 지르코니아 블록으로부터 밀링되어 나온다. 따라서 나사 구멍 역시 밀링 머신으로부터 만들어진다.
- 지르코니아 지대주는 지르코니아 준 마무리 블록으로부터 만들어진다. 예를 들어 Sirona사가 준 마무리 블록을 제공하는데, 접합 베이스의 연결기하학을 가지고 있다(inCoris ZI meso

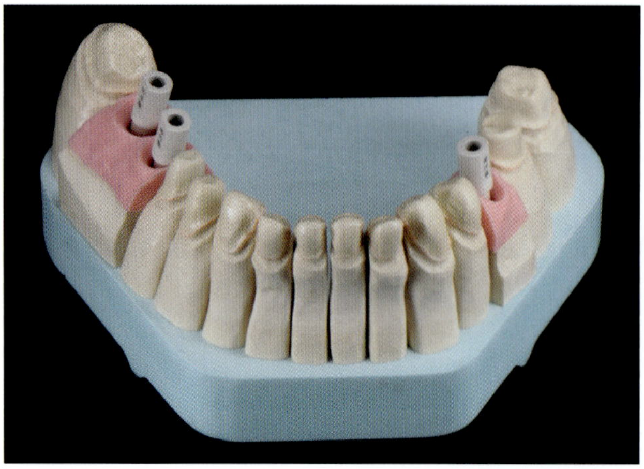

그림 261. **A,** 나사로 조인 스캔 보디를 가진 최종모형.

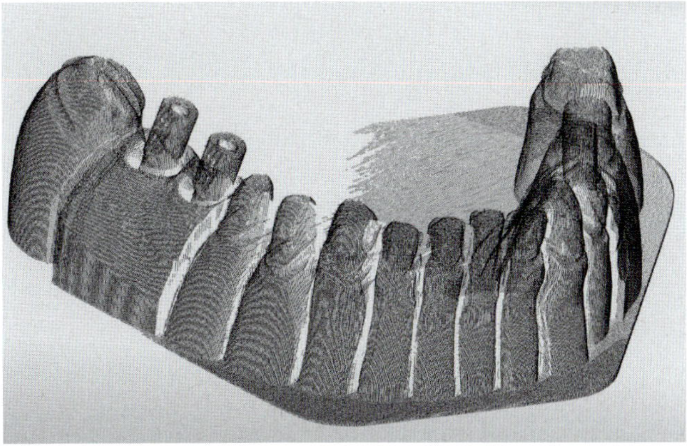

그림 261. B, 점군(point cloud)으로 표현된 스캔된 모형.

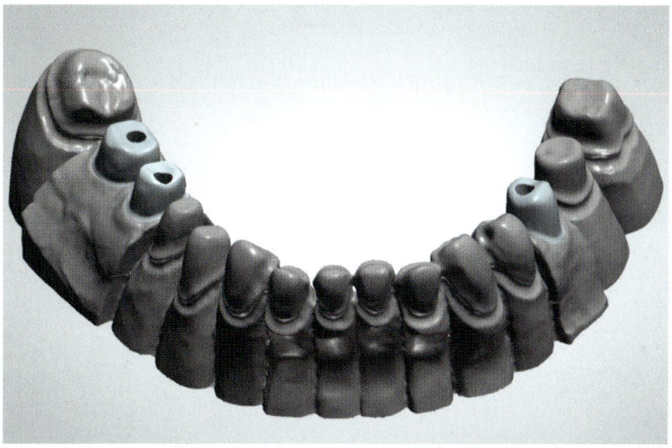

그림 261. C, 구치부 지대주의 CAD 설계로서 특별한 지대주 소프트웨어 모듈을 이용해 만들어졌다.

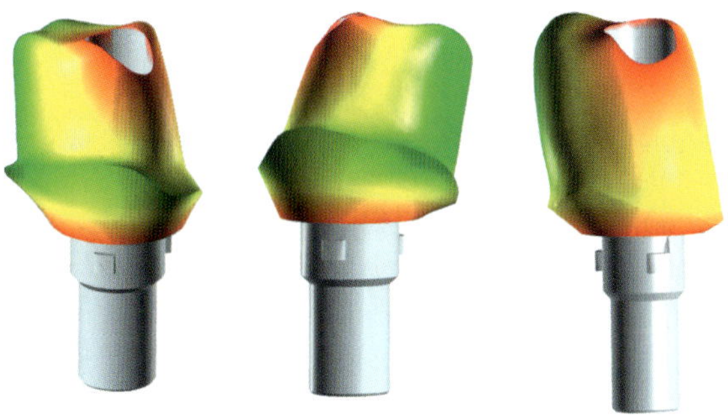

그림 261. D, 개인 맞춤 CAD/CAM 지대주의 완성된 CAD 설계. 나사 구멍을 기준으로 하여 색으로 표현된 재료의 두께.

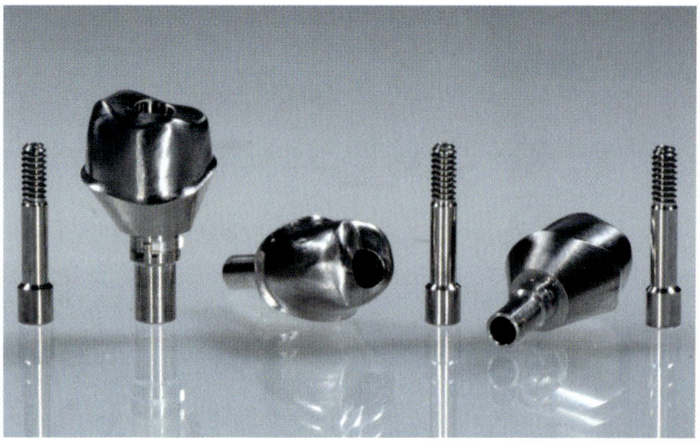

그림 261. E, Camlog의 Dedicam 제작 센터에서 CAD/CAM으로 제작된 티타늄 지대주.

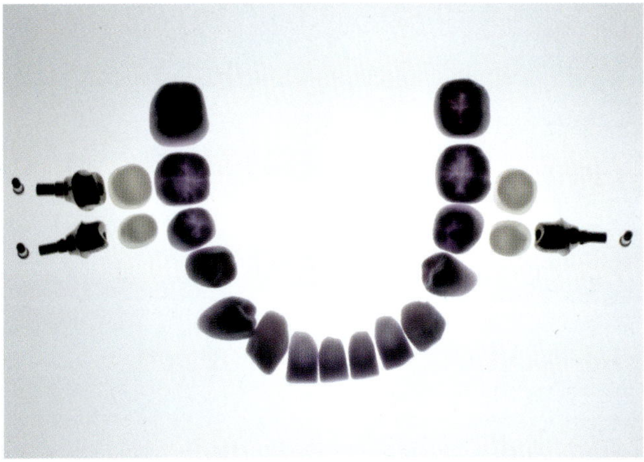

그림 261. F, CAD/CAM 지대주와 리튬 메타실리케이트 상태로 완성된 수복물(IPS emax CAD, IPS emax CAD-on).

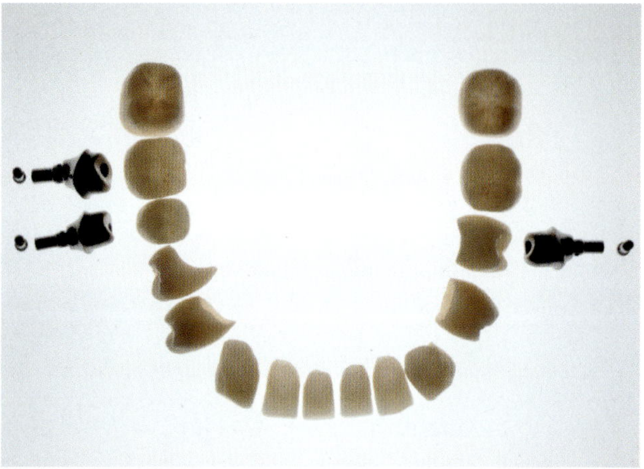

그림 261. G, CAD/CAM 지대주와 완성된 리튬 다이실리케이트 수복물(IPS emax CAD 및 IPS emax CAD-on).

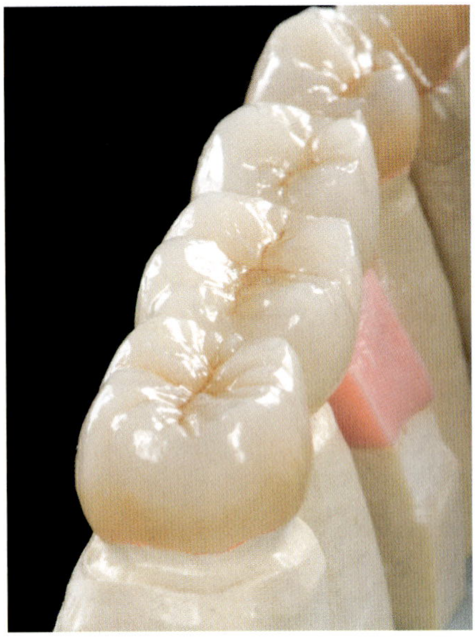

그림 261. H, 수복물.

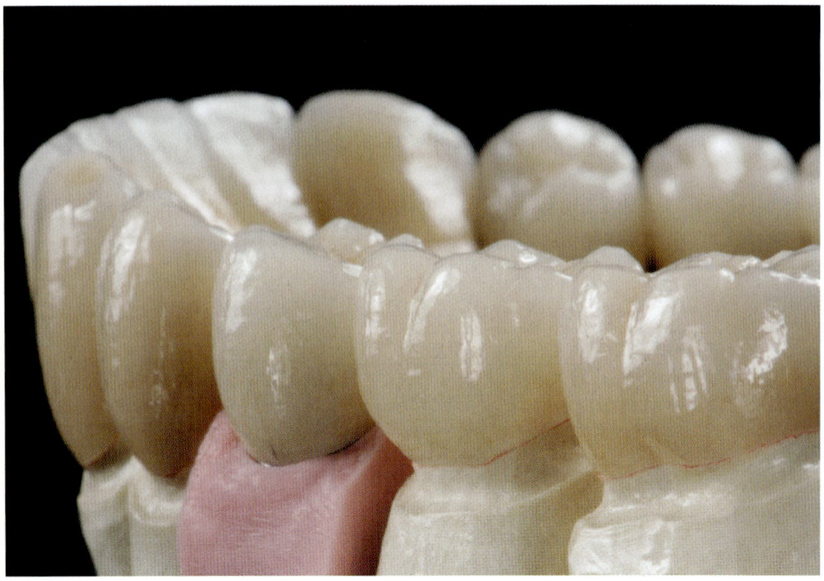

그림 261. I, 협측에서 본 완성된 수복물.

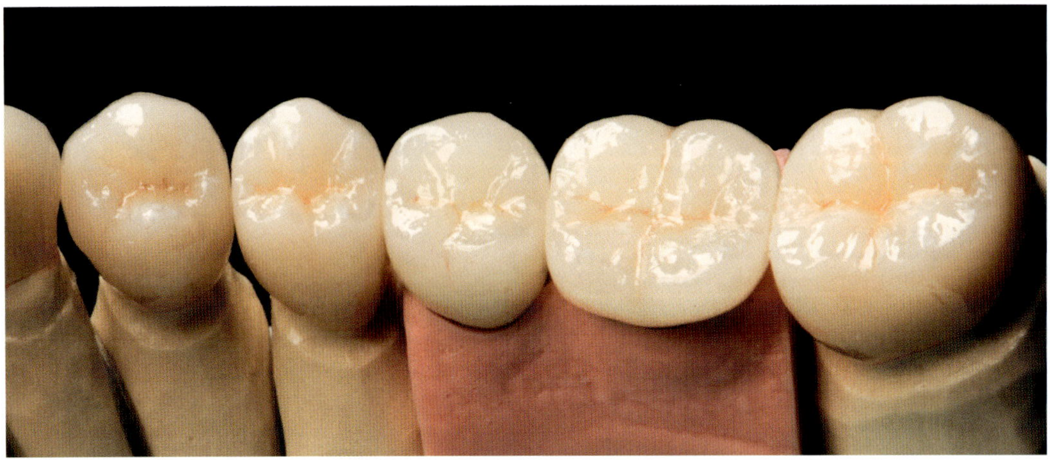

그림 261. J, 완성된 리튬 다이실리케이트 수복물의 교합면 모양.

블록). 이러한 연유로 지대주 외부 면적만 밀링 하면 된다.

이와 관련해 예를 들 수 있는 것들은 다음과 같다.

- Camlog 접합 베이스와 Sirona inCoris Meso blank
- Sirona 접합 베이스와 Sirona inCoris Meso blank(여러 임플란트 시스템을 위한 접합 베이스와 스캔 보디가 제공된다.)

티타늄 베이스와 지르코니아 빌드 사이의 인터페이스는 회전 방지 구조를 가지고 있어, 잘못된 방향이나 잘못 적합하는 것을 방지한다(그림 263). 빌드가 접합 베이스에 너무 꽉 낀다면 이는 회전 방지 구조 부위 때문일 수 있으며 빨간 링 다이아몬드 버로 조절할 수 있다.

A

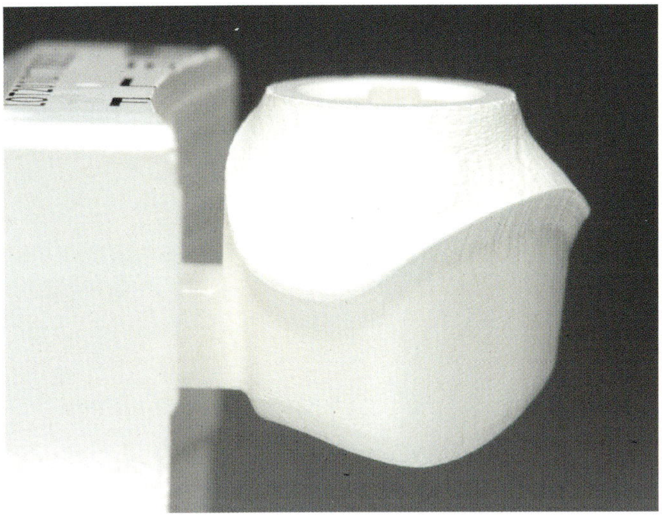

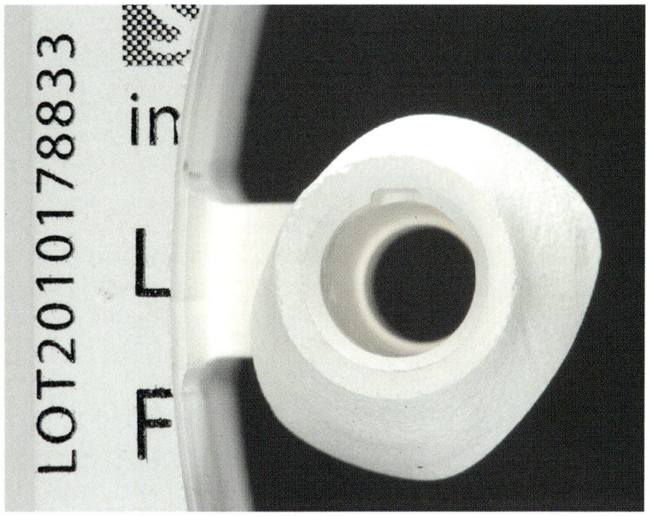

B

그림 262. A, B, 조립식 연결 구조로 준 마무리된 블록을 연마한 후의 지르코니아 구조물.

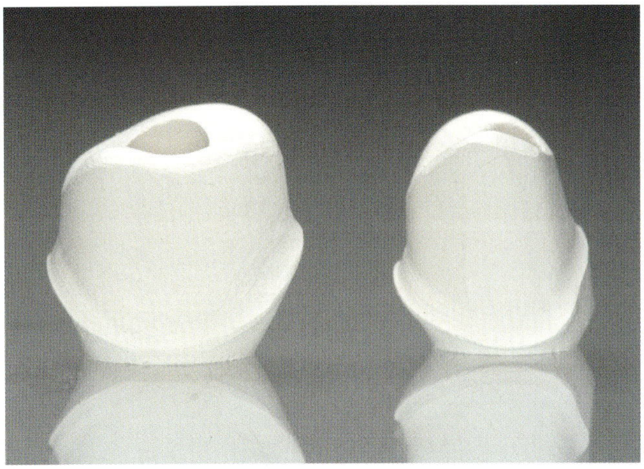

그림 262. C, 소성 전의 지르코니아 지대주.

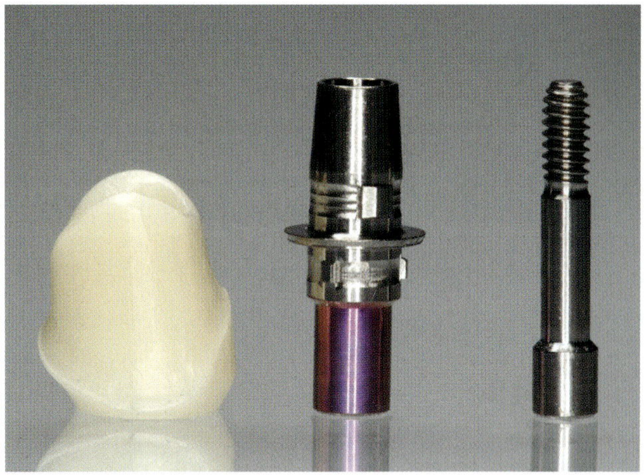

그림 262. D, 소성 후의 지대주와 티타늄 접합 베이스.

E

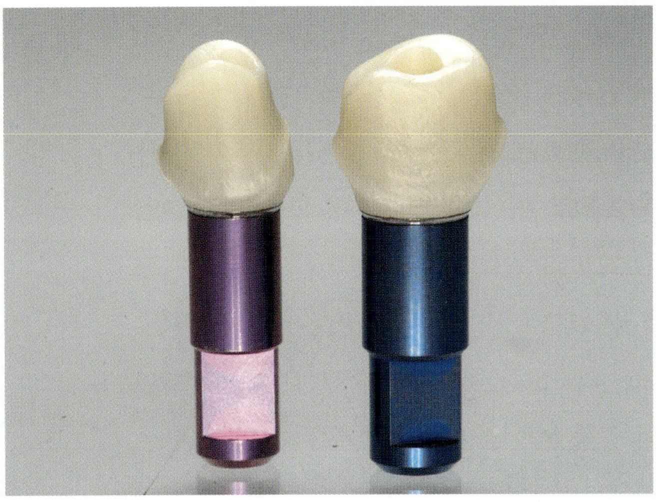

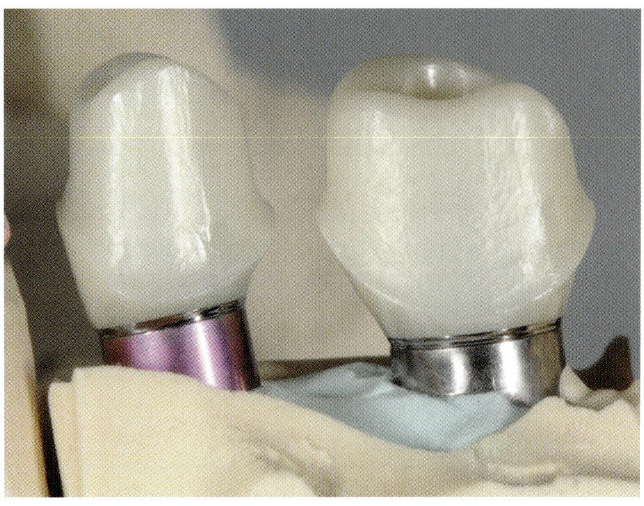

F

그림 262. E, F, 티타늄 베이스에 접합된 지대주들. 색상을 가진 지대주는 접합 시 핸들링을 개선한다.

G 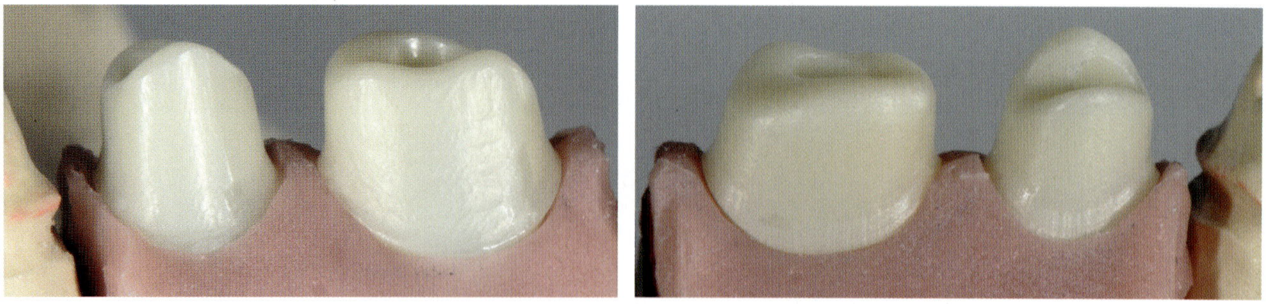 H

그림 262. G, H, 치과기공실에서 만든 개별 맞춤 지르코니아 지대주로서, 모형상에 치은 마스크도 있다

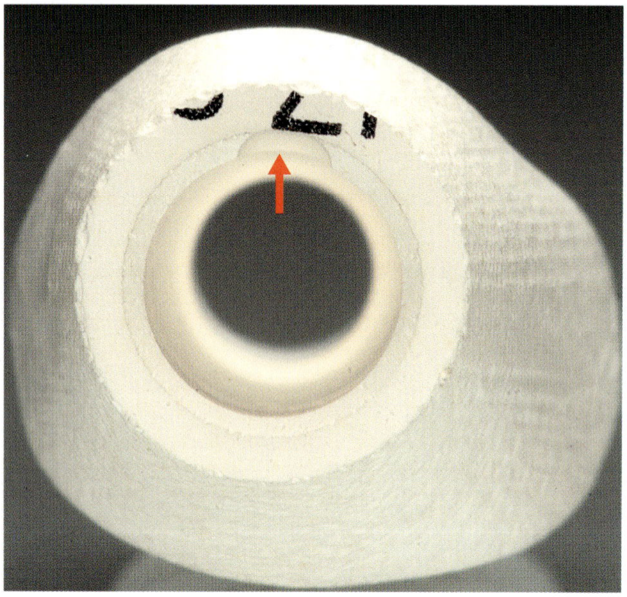

그림 263. 티타늄 베이스와 지르코니아 빌드 사이의 인터페이스는 회전 방지 구조(화살표 표시)를 갖고 있다.

지대주의 CAD 설계는 사용자를 위해 일반적인 편집 도구인 scaling, rotate 그리고 translation 또한 재료 삭제와 첨가가 있다. Sirona Cerec 내지는 Sirona inLab System에서는 CAD 지대주 디자인의 기능이 소프트웨어 version V3.60부터 있다. 3Shape Dental Designer와 exocad 소프트웨어 역시 일명 지대주 모듈을 가지고 있어, 개인 맞춤 CAD/CAM 지대주를 접합 베이스에 포함시키거나 없이 설계할 수 있다.

1.2. DICOM이 STL을 만나다: 데이터 포맷의 네트워크

기본 이론: DICOM 데이터

치과 분야에서는 진단과 치료계획을 위해 점점 더 디지털 기술이 이용되고 있다. 디지털 방식을 이용하여 해부학적 구조를 삼차원적으로 표현한다. 예를 들자면, 컴퓨터단층촬영(Computed Tomograpy; CT), 자기공명기술(Magnetic Resonance Tomography; MRT) 그리고 콘빔컴퓨터단층촬영(Cone Beam Computed Tomography; CBCT)이 있다. 이러한 영상 표현 방식의 사용 분야는 진단, 임플란트 치료계획, 교정치료, 악안면 부위의 선천적 질병의 치료. 3차원적 방사선영상 표현에서는 DICOM(Digital Imaging and Communications in Medicine) 포맷이 관철되었다. DICOM 데이터는 영상의학의 영상 관리와 교환에서 공인된 세계적인 데이터 형식 표준이다.

배경

DICOM의 개발은 1970년대 중반부터 점점 더 자주 디지털로 영상을 표현하는 데 기인한다. 그러나 고성능의 기기들은 오로지 따로 떼어 내 특별한 영상 통신 시스템으로 운영될 수밖에 없었다. 디지털 영상 표현 방식의 확립과 디지털 영상 저장(picture archiving and communication system; PACS)의 아이디어와 더불어 영상을 여러 제조사의 기기들끼리 교환할 수 있도록 하는 요구가 있었다.

여러 시스템을 취합하여 하나의 교환 표준을 정하기 위해, 1983년 American College of Radiology(ACR)와 National Electrical Manufacturers Association(NEMA)의 테스크포스팀이 만들어져서 ACR-NEMA 표준이 개발되었다. 비록 본연의 약점(예: 네트워크 지원 없음)으로 인해 관철되지 못했지만, DICOM 포맷 개발의 결정적인 초석이 되었다. 1990년대 중반 DICOM이 표준으로 도입되면서, 일단 여러 제조사와 무관한 의학적 영상 그리고 영상과 관련된 정보를 다루는 통신 플랫폼이 생긴 것이다. 정보 교환의 중심적인 요소는 service object pairs(SOPs)인데, 원래의 촬영(CT, MRT 영상) 외에도 다른 서비스, 예를 들어 '영상 출력하기'를 갖추었다. 촬영과 실행이 하나의 SOPclass로 연결되었다. 각 기기의 제조사는 모든 지원되는 SOPclass들을 1개의 일명 '일치 진술서'에 기록하여야 한다. 같은 SOPclass를 지원하는 기기들은 아무 문제없이 서로 연결될 수 있다. 이로써 사용자는 보다 편하게 어떤 기기들이 서로 호환되는지 알 수 있다.

네트워크 서비스와 데이터 구조

DICOM 표준은 교환 표준 그 이상이다. 그 이유는 원래의 데이터 구조(데이터 요소, 특징) 또한 네트워크 관련 서비스를 설명하고 있기 때문이다. DICOM 네트워크 서비스는 '클라이언트/서버' 구조에 기반하는데, 이는 네트워크 내의 작업 분산을 위한 표준 개념이다. '클라이언트/서버'란 작업은 프로그램에 의해 진행되며, 이는 클라이언트와 서버로 구분된다. 클라이언트는 작업(서비스)을 서버에 문의하고 이 서버는 네트워크 임의의 위치에 있다.

데이터 저장소 교환과 적합성 선언

DICOM의 목표는 여러 제조사의 영상 표현 시스템 간의 마찰 없고 오차 없는 데이터의 교환이다. DICOM 영상에 더해 저장소에는 데이터가 있는데(DICOM directory), 중요한 정보(환자 성명, 양식 등)가 포함된다. 모든 DICOM 가능한 기기는 '적합성 명세서'를 필요로 한다. 이 안에는 어떤 추가물이 포함되어 있고 어떤 서비스가 가능한지 설명되어 있다.

치과 분야에서 3차원 영상의 진단 방식

의학에서의 3차원적 방사선 진단은 1970년대 이래로 컴퓨터단층촬영(CT)의 사용이 입증되었다. 1980년대 초반부터 치과에서의 진단 방법에—구강악안면외과 또는 턱관절질병에—쓰인다.

여기에 더해 이 방식은 교정학, 치주학 그리고 임플란트에서도 쓰인다. CT와 더불어 지난 과거에 CBCT가 널리 쓰였다. 1990년대 말 이후 CBCT가 머리 부위에서의 삼차원적 영상 기법에 쓰였다. 디지털 기록 기술은 비틀림 없이 구강과 머리의 해부학적 구조물을 입체적으로 표현한다. CT에 비해 적은 선량이 장점이다. 병원에 적합한 CBCT 기기의 개발로, 삼차원적 진단이 오늘날 용인될 수 있는 피폭량과 연계되고 적절한 적응증과 방사선 규정이 적용된다면 이용할 수 있다.

컴퓨터단층 촬영(CT)

CT는 단면을 표현하는 영상 기법인데, 보고자 하는 부위의 여러 각도에서의 단면을 나타낸다. 다면구성영상(Multiplanar Reformation; MPR)을 통해 이차원적 또는 삼차원적 영상이 나온다. 영상 복원 알고리즘은 일단 미가공 데이터를 통해 횡단면을 만든다. MPR을 통해 관상면, 시상면, 비스듬한 또는 곡선의 단면이 계산된다.

CT의 원리

CT 기기에서는 환자 주위를 도는 방사선 튜브가 있다. 촬영 중 환자에게는 여러 방향으로부터 팬 모양의 방사선이 조사된다. 입체적인 데이터는 2차원적 단면 영상이 겹치면서 만들어진다.

콘빔형 컴퓨터단층촬영(CBCT)

CBCT는 방사선 방식으로 특별히 치과, 구강악안면외과, 이비인후과에서의 진단을 위해 개발되었다. CT와는 달리 직접적인 삼차원적 재구성이다. 이 기술은 일명 콘빔 방식에 기인하는데, 원뿔(콘) 모양의 방사선(빔)을 이용한다.

CBCT 원리

CBCT에서는 환자 머리 주위로 방사선 튜브와 영상 수신기가 돈다. 원뿔 모양으로 쏘아지는 방사선으로 인해 많은 수의 영상이 생기고 낱개의 영상이 하나의 입체적인 데이터로 계산된다.

지난 몇 년간 CBCT 시장은 급격하게 성장하였다. 기기들은 환자의 위치(누워서, 서서, 앉아서)에 따라 화각(field of view; FOV), 촬영 시간과 센서 기술에 따라 구분된다. 2009년 독일치의학회(DGZMK) 이사회에서는 CBCT 지침을 발표하였는데, CBCT가 선택적 치의학 요구에 의한 경조직 진단으로서의 위치를 확고히 하였다. 유럽 방사선 보호 지침 가이드에 의한 평가의 등급을 따르는 증거 상황을 고려하여 기기들에 대해 여러 등급의 권장을 하고 있다.

CBCT의 데이터는 제조사에서 만든 뷰어를 통해 보거나 표준 형식인 DICOM을 다루는 특별한 뷰어를 통해 본다. DICOM 데이터로부터 계산된 다면구성영상(MPR)을 여러 해부학적 수준(축면, 관상면, 시상면)으로 뷰어를 통해 진단한다.

임플란트학에서 DICOM과 STL 데이터의 통합

독일치의학회 S1 지침(expert group)에 따르면 3차원적 영상진단은 치의학의 전 분야에서 사용될 수 있다. 기본적으로 다른 방사선 조사와 같이 ALARA(As Low As Reasonably Achievable) 원리가 적용되는데, 요구되는 목적에 맞는 영상을 구하는 데 있어서 가장 적은 피폭량과 동시에 좋은 영상 품질을 구한다는 원리이다.

특히 임플란트학에서 CBCT의 역할이 커졌다. 여러 가지 임플란트 치료에서 진단과 계획에 장점이 있다. 골의 상황이 겹침 없이 표현될 수 있다. 골의 구조와 손상 부위 평가도 가능하다.

골 구조와—질 그리고—양 또한 인접한 해부학적 구조물은 임플란트 치료계획에 있어서 중요한 요소이다. 해부학적 구조의 손상, 예를 들어 골 천공 위험이 줄어든다. 동시에 치료계획 단계의 임플란트 위치를 나중의 치과보철 구조물에 맞게 고려할 수 있다. 이상적으로는 원하는 보철적 관점의 임플란트 위치와 식립 가능한 수술적 관점의 임플란트 위치가 일치하는 계획이 가능하다.

임플란트 보철적 진단과 계획

CT와 CBCT는 임플란트 계획의 기초가 된다. 임플란트는 치과의사에 의해 컴퓨터 소프트웨어를 통해 안전거리를 유지하며 해부학적으로 제한되는 구조 안에 식립되도록 계획된다. 이를 위한 많은 프로그램과 방식이 개발되었다. 임플란트의 위치를 정하기 전에 치아의 위치를 정하는 경우(전통적 또는 가상의 방법)가 대부분인데, 이는 보철적 관점에서 이루어진다. 임플란트는 치료계획 프로그램에서 표현된 해부학적 구조들(DICOM 포맷) 그리고 디지털화된 보철 셋업(STL 포맷)에 의해 위치가 정해진다.

구강내 스캔 또는 모형 스캔에 의한 STL 데이터와 CT 또는 CBCT로부터 얻은 Dicom 데이터의 연계는 임플란트 계획의 효율적이고 새로운 가능성을 열어 준다. 3D 프린터와 결합하게 되면 임플란트 드릴 가이드를 치과기공실에서 만들 수도 있다.

컴퓨터를 이용한 임플란트 계획 그리고 해부학적 상황, 그리고 보철 계획에 대한 고려를 하는 소프트웨어 프로그램이 제공되는데, 진행 방법은 다르지만 결국에는 보통 같은 목표에 이르게 된다.

예시

- Smop (Swissmeda)
- Sicat (Sicat)
- Simplant (Dentsply Sirona Implants)
- ExpertEase (Dentsply Sirona Implants)
- ImplantStudio (3Shape)
- Co-Diagnostix (Dental Wings)
- NobelGuide (Nobel Biocare)
- CeHa imPlant (C.Hafner)

3차원 계획 프로그램의 기본적 요소는 3차원적 X-ray 데이터(DICOM)와 입체적인 구강내 또는 모형 데이터(STL)의 결합이다. 보통 현대식 CBCT 기기들은 DICOM 추출기를 탑재하고 있는데, 계산된 볼륨 데이터를 STL 데이터로 바꾸어 준다. 계획 프로그램에는 DICOM 수용기가 있어 볼륨 데이터가 읽힌다. DICOM과 STL 데이터의 결합은 임플란트 보철 치료에 높은 예측 가능성을 만든다. 후향적 계획 원리에 의해 보철적 요소(STL 데이터) 그리고 해부학적 구조(DICOM 데이터)에 의해 임플란트가 가상으로 위치된다. 여기에 더해서 임플란트 드릴 가이드를 이용할 수도 있다.

디지털 임플란트학에서의 7단계(예: 3Shape Implant Studio 소프트웨어)

1. DICOM 데이터 생성
2. STL 데이터 생성
3. 임플란트 계획 프로그램에서의 DICOM 및 STL 데이터 결합
4. 해부학적, 보철적 고려를 통한 임플란트 위치
5. 컴퓨터를 이용한 드릴 가이드 제작(첨가 또는 삭제)
6. 선택적으로 즉시임시치아의 제작(임시 또는 영구)
7. 임플란트 식립 및 기타 치료 과정

1. DICOM 데이터(볼륨 데이터)의 생성

CT, CBCT의 기능에 의해 구강내 또는 머리의 입체적인 데이터가 DICOM 형식으로 생성된다.

2. STL 데이터(표면 데이터)의 생성

이 단계에서는 상악과 하악의 표면이 입체적으로 기록된다. 이 단계에서 추가적으로 보철적 최종계획, 셋업을 디지털화한다. 3D 구강내 스캐너 또는 모형 스캔을 통해 표면의 STL 데이터가 생성된다.

3. 임플란트 계획 프로그램에서의 DICOM과 STL 데이터의 결합

2개의 데이터, STL과 DICOM 데이터들은 임플란트 소프트웨어에 입력된다. DICOM 데이터의 크기가 너무 크다면 그에 맞게 더 작은 영상의 부분들이 이용되어야 한다. DICOM 데이터의 질은 CT 또는 CBCT 기기에 따라 매우 다르다. 마지막으로 STL과 DICOM 데이터가 결합된다.

3Shape Implant Studio 소프트웨어에서는 겹치는 과정이 3개의 점을 2개의 데이터에 정함으로써 일명 '매칭'을 통해 겹쳐진다. 색상 표시기는 겹침의 정도를 표현한다. 수정을 위해 각 지점의 위치를 조절할 수 있다.

4. 해부학적, 보철적으로 유도된 임플란트 위치 계획

계획의 처음 부분에서는 일명 '파노라마 라인'이 정해져야 한다. 이는 '단면 수준'을 위해 매우 중요하며 신중하게 해야 한다. 3Shape Implant Studio 소프트웨어를 통한 임플란트 계획은 '진정한 후향적 계획'이라고 할 수 있는데, 이유는 CAD 설계(dental designer tools)로 인해 수복물이 먼저 만들어지고 그 후에 임플란트 위치가 정해지기 때문이다. 이 과정에서 한편으로는 골의 상황이 고려되고, 다른 한편으로는 수복물이 3차원적 계획에 들어간다. 방사선 그림과 CAD

설계를 동시에 화면에 잘 표현해 줌으로써 안정적이고 효율적인 임플란트 계획이 가능하다. 드릴 가이드를 위한 CAD 설계를 위해서는 먼저 삽입 경로를 정하기 위해 악골을 입체적으로 위치시킨다. 언더컷은 소프트웨어에 의해 자동적으로 채워진다. 교합 스플린트의 설계와 마찬가지로 드릴 가이드에서도 외부의 경계를 각 지점을 통해 정해진다.

원하는 가이드 슬리브를 고른 후에 자동적으로 드릴 가이드가 제작된다. 추가적인 기능으로 조절창, 강화 바 그리고 환자에 대한 데이터를 가이드에 삽입할 수 있다.

5. 컴퓨터를 이용한 드릴 가이드의 제작(첨가 또는 삭제)

첨가 제조

첨가 제조는 15년간 임플란트 가이드 제작의 표준 방식이다. 많은 제조사가 광조형공정 방식을 사용한다. 따라서 이 가이드는 보통 제작 센터에서 하는데, 광조형공정 방식의 기계는 매우 비싸서 제작 센터에서만 효율적으로 운영될 수 있다.

요즘은 그러나 마스크 조사 방식이 광조형공정 방식을 여러모로 대체하는데, 효율적인 제작으로 인해 생산비용이 줄어들었기 때문이다. 예를 들어, Bego Varseo 3D 프린터가 IDS 2015에 도입되면서 치과기공실을 위한 저렴한 제작 기기가 나왔는데, 드릴 가이드가 치과기공실에서도 만들어질 수 있게 되었다. 드릴 가이드의 STL 설계 데이터를 불러온 후에 3Shape-Software CAMbridge로 작업되어 3D 프린터가 첨가 방식으로 제작한다.

삭제 제조

이론상으로 CNC 밀링 기술로도 제작이 가능하다. 그러나 이것은 모양에 따른 제약이 있어서, 원하는 결과를 얻지 못하는 경우가 있다. 게다가 삭제 제조가 첨가 제조보다 비싸다.

티타늄 가이드 슬리브의 삽입

Bego Varseo 3D 프린터로 만들어진 드릴 가이드는 최종모형에 응력 없이 적합한다. 지지하는 구조물만 제거하면 되고 기타 맞추는 작업은 필요하지 않다. 티타늄 가이드 슬리브는 임플란트 식립 시 탈출을 방지하기 위해 광중합레진으로 접착시키거나 보호구를 옆에 만들기도 한다.

6. 선택적인 즉시의치 제작(임시 또는 영구)

많은 제조사는 계획된 임플란트 위치를 수복물 설계용 CAD 프로그램으로 불러오는 것을 가능하게 한다. 계획된 입체적인 위치와 임플란트의 방향은 최종모형에 정확히 적용된다. 이로 인해 치과기공사는 임플란트 식립 이전에 이미 수복물을 설계하고 만들 수도 있다. 이때 장기 즉시

의치이거나 영구수복물일 수 있다. CAD/CAM으로 만든 지대주 또한 임플란트 식립 이후에 개방 치유를 가능하게 한다.

7. 임플란트 식립과 이후 치료과정

임플란트 식립 이후, 현재는 3개의 치료과정이 있다. 이들은 일명 'entry floor model'로 요약된다(그림 264). 임플란트 즉시수복에서부터 전통적인 골유착 후 수복에 이르기까지 그 폭이 넓다.

'Entry-Floor-Model'의 임플란트 보철학적 치료과정

전통적 임플란트 치료는 보통 여러 치료 단계를 거친다. 임플란트 식립에 이어서 치유 단계가 있다. 그 뒤에 2차 수술, 인상, 치은관리, 지대주 시적 그리고/또는 임시의치 그리고 최종수복물 적용이 이어진다. 그러나 치료과정을 줄이는 치료 프로토콜도 있다. 치료계획 소프트웨어를 통한 입체적인 계획과 개인 맞춤 지대주 및 보철물의 CAD/CAM식 제조는 이 발달을 이끌었다.

다음 내용은 Prof. Dr. Florian Beuer 그리고 치과기공사 Josef Schweiger가 소개하는데, 각 적응증에 맞는 치료 프로토콜을 말해 준다.

임플란트보철학 'Entry-Floor-Model'

III. 치유 기간 이후의 수복
- 임플란트 치유 이후 경우에 따라 출현윤곽을 개별적 치은 모양으로 형성
- 치유 기간 이후에 인상
- 치유 기간 이후에 보철물 적용

II. 뮌헨 임플란트 개념
- 임플란트 식립 중 인상
- 치유 기간 이후에 보철물 적용

I. 임플란트 즉시수복
- 디지털 임플란트 계획과 수술 전에 이미 보철물 제작
- 임플란트 식립 직후 보철물 적용

그림 264. '뮌헨/베를린 Entry-Floor-Model.'

환자 기록물을 통해 나타낸 3개의 floor(그림 265)

I. 임플란트 즉시수복(팀: Prof. Dr. Florian Beuer와 치과기공사 Josef Schweiger)

구강내 상황이 디지털화된다. 구강내 스캐너를 통해 디지털화하거나 모형을 스캔한다. 임플란트가 식립될 부위에 인공치아가 위치하여 나중에 보철물이 셋업된다.

방사선 진단의 DICOM 데이터를 치료계획 소프트웨어에 불러와서 해부학적 상황에 맞게 임플란트 위치가 정해진다. 디지털 셋업과 임플란트 계획 영상을 겹침으로써 해부학적 관점에서 계획한 임플란트와 보철학적 관점에서 계획한 수복물이 동시에 보인다. 이에 기반하여 드릴 가이드와 임시의치의 설계와 제작이 이루어진다.

두 가지 요소의 제조는 CAD/CAM식으로 진행된다. 드릴 가이드는 특화된 제작 센터에서 제작될 수 있다. 그 대안으로 3D 프린터를 이용하여 치과기공실에서 직접 만들 수도 있다. 추가로 가상으로 계획된 임플란트 위치가 CAD 소프트웨어에 다시 불러 온다.

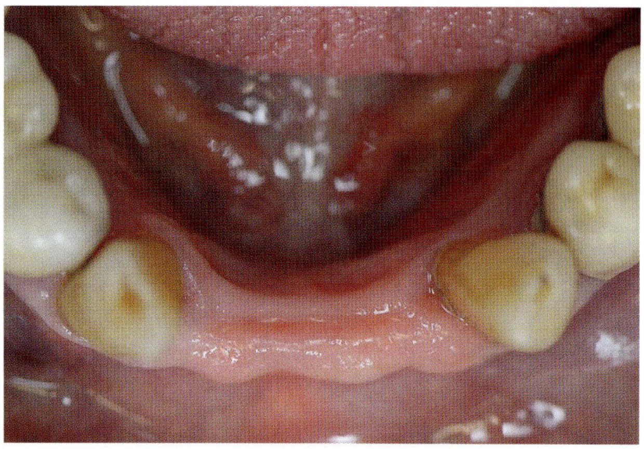

그림 265. A, 초기 상황: #32~#42 치아결손.

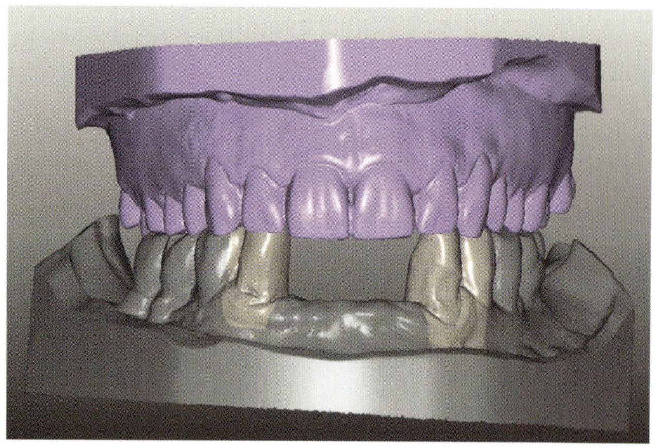

그림 265. B, 최종모형의 STL 데이터.

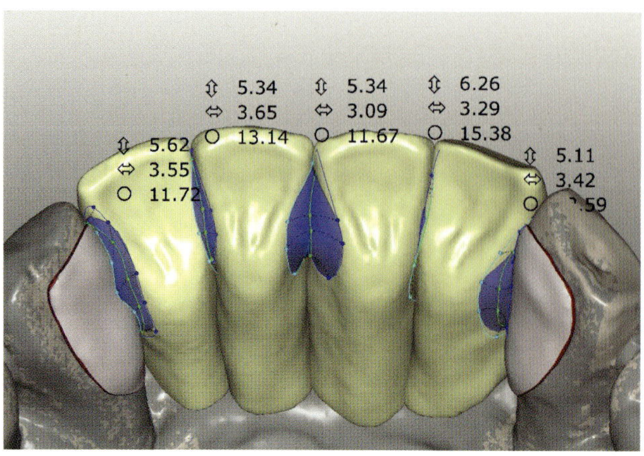

그림 265. C, 하악 전치의 디지털 셋업.

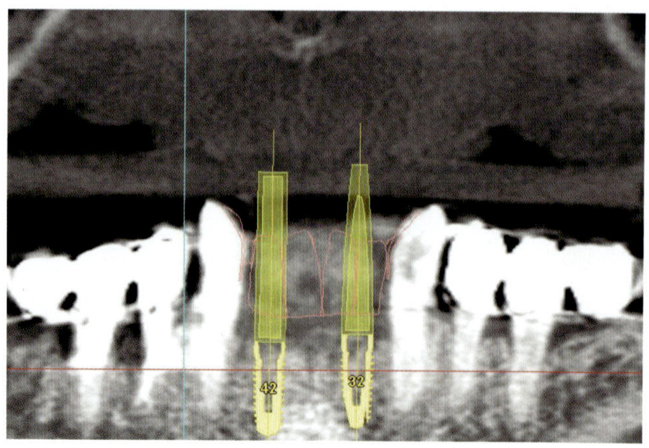

그림 265. D, 디지털 임플란트 계획: 골내 상황.

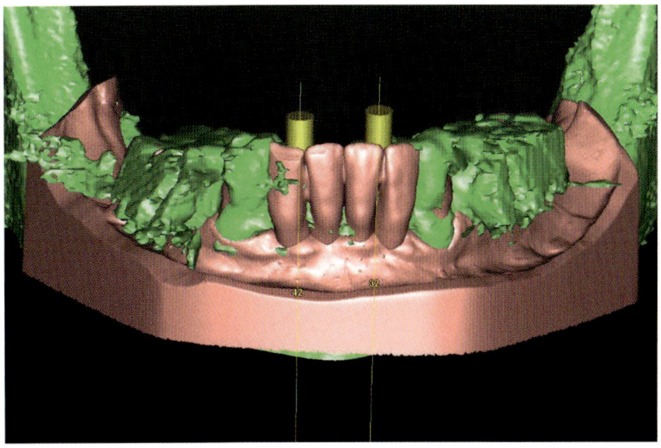

그림 265. **E**, DICOM과 STL 데이터 결합.

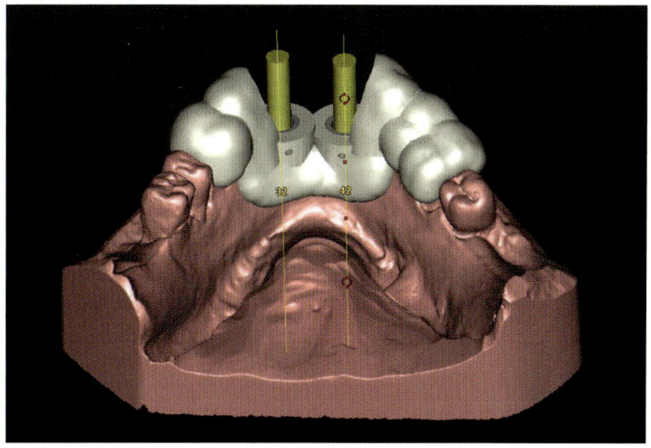

그림 265. **F**, 드릴 가이드의 데이터.

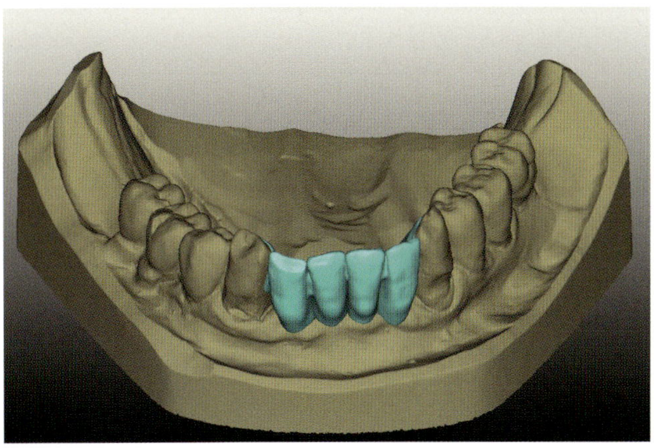

그림 265. **G**, 상황 모형의 디지털 셋업.

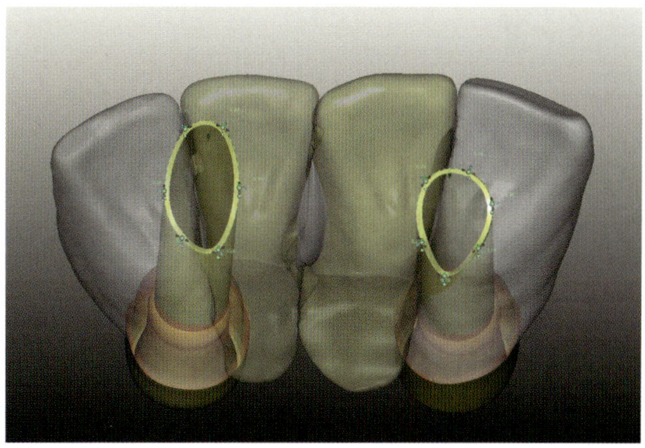

그림 265. **H**, 접합 베이스에 나사로 조인 임플란트 브릿지의 완성된 CAD 설계.

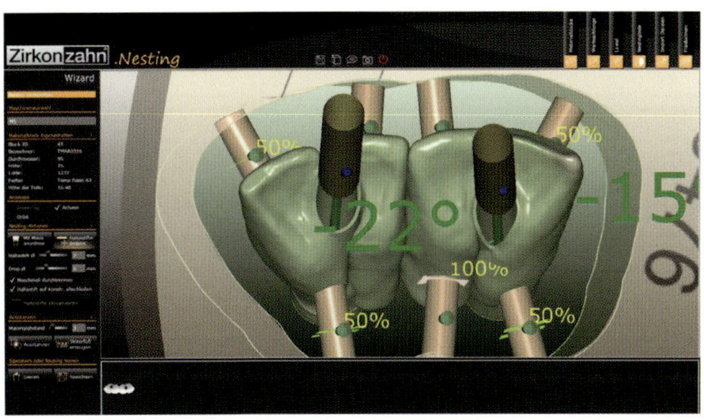

그림 265. **I**, 설계된 브릿지의 위치 잡기.

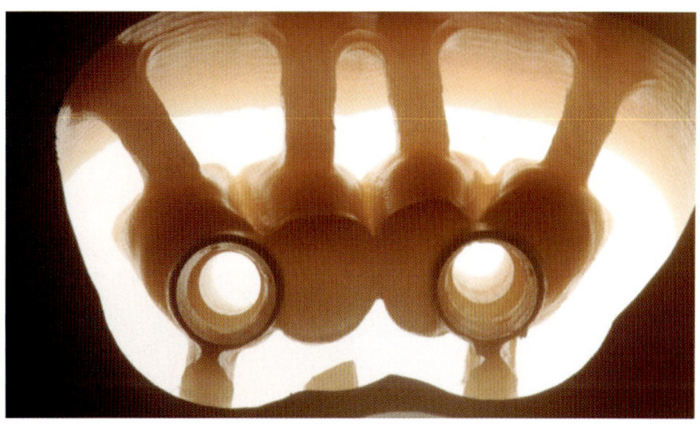

그림 265. **J**, 고성능 폴리머로 밀링된 브릿지.

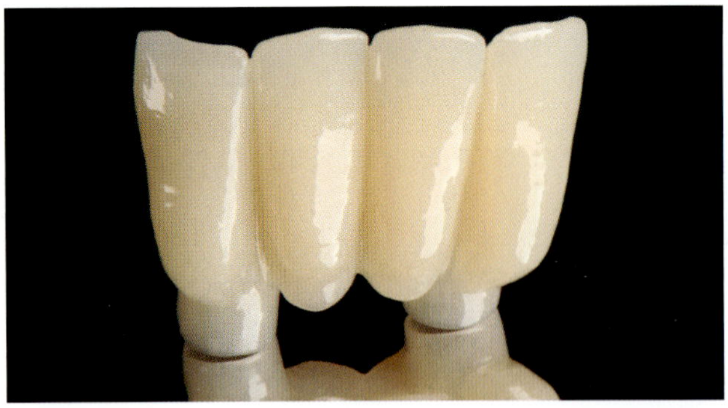

그림 265. K, 연마된 고성능 폴리머.

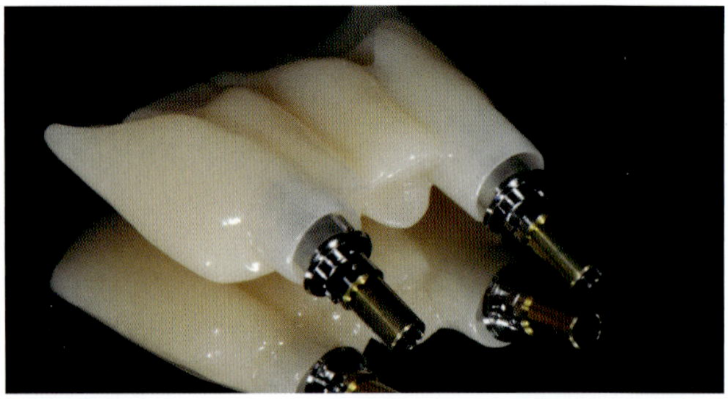

그림 265. L, 티타늄 임플란트 베이스와 브릿지.

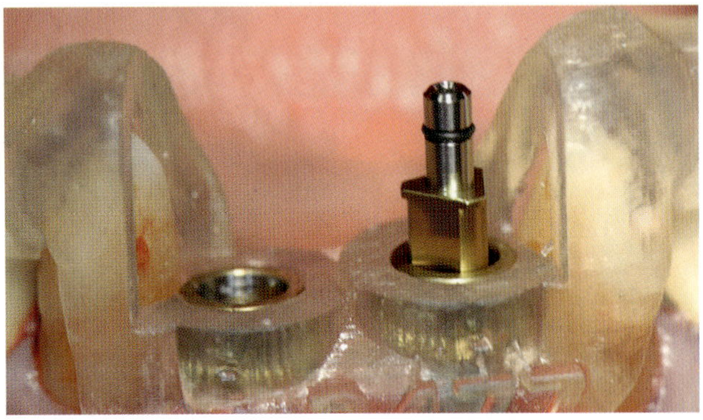

그림 265. M, 광조형공정 방식 제조된 드릴 가이드로 임플란트 식립.

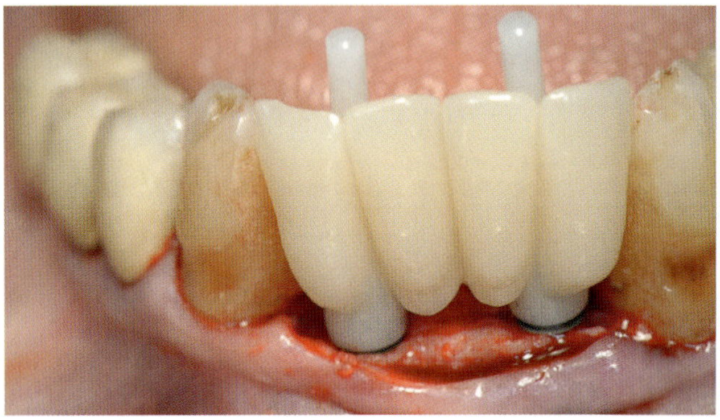

그림 265. N, 임플란트 식립 직후 고성능 폴리머로 된 브릿지의 시적과 합착.

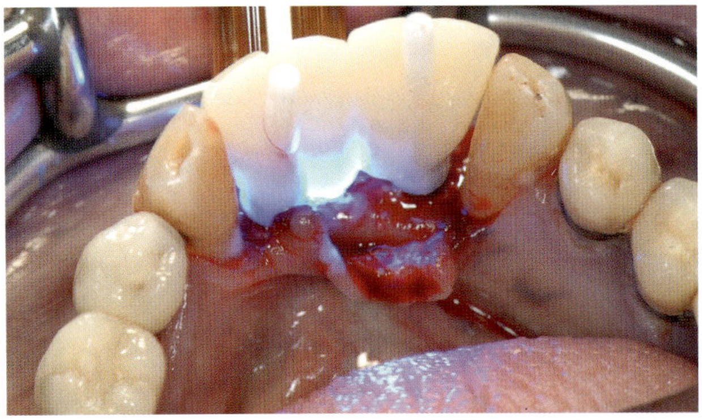

그림 265. O, 지대주 시멘트의 광중합.

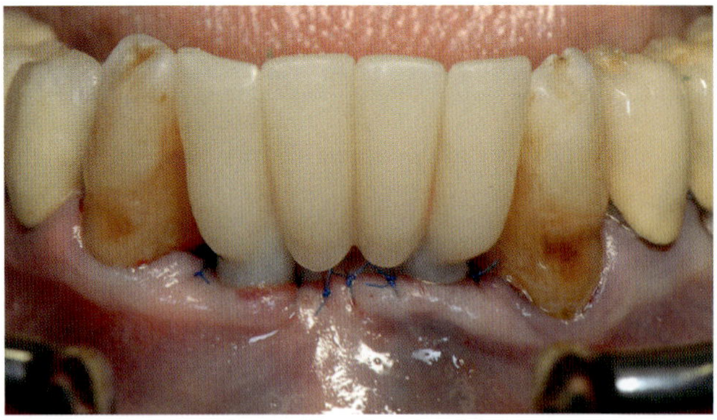

그림 265. P, 봉합 후의 고성능 폴리머 브릿지.

위 케이스에서는 접합 베이스의 STL 데이터가 전송된다. 임시의치는 원하는 소재(예: 고성능 폴리머)로 제작되며 접합 베이스 연결 부위가 밀링되어 마무리 작업 및 연마된다.

가이드를 통한 임플란트 식립 후에 기성 티타늄 접합 베이스가 임플란트에 나사로 조여지고 의치가 광중합레진으로 합착된다. 봉합을 한 후에 검사를 하게 된다. 치료용 보철물은 정적 또는 동적 교합이 되어서는 안 된다.

작업 진행 비교

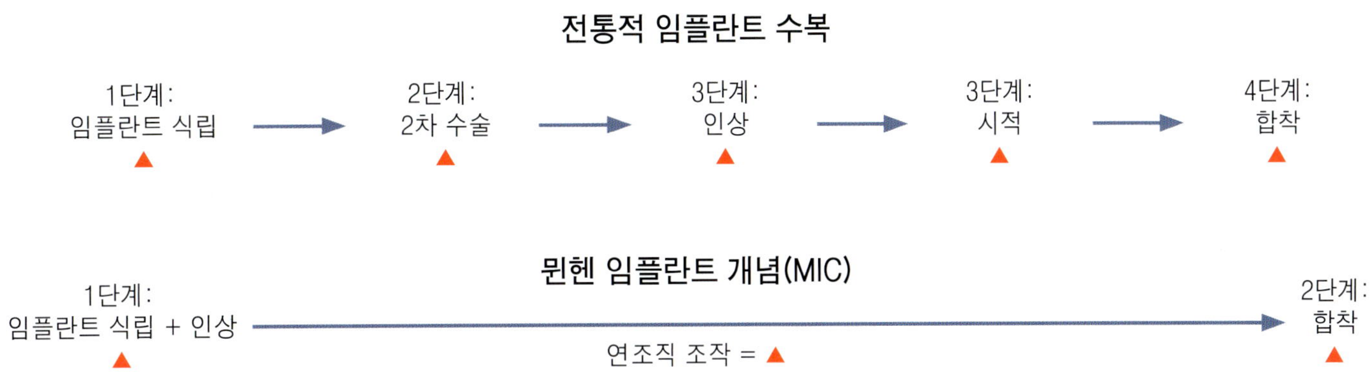

그림 266. '전통적' 임플란트 수복(위)과 뮌헨 임플란트 개념(MIC: 아래). 치료 단계가 넷에서 둘로 줄었다. MIC는 법으로 보호받는 상표이다.

II. 뮌헨 임플란트 개념

(Team: Prof. Dr. Florian Beuer과 치과기공사 Josef Schweiger)(그림 264 참조)

뮌헨 임플란트 개념(MIC)은 CAD/CAM식으로 제작된 임플란트 크라운을 두 번의 진료만에 제작하는 방법이다. 핵심은 '하나의 지대주, 한 번에' 원리이다. 임플란트의 2차 수술 후에 최종 보철을 위한 연조직치료가 이루어진다. 이를 통해 임플란트 출현윤곽의 반복된 조작을 피할 수 있다(그림 266).

MIC는 임플란트에 올리는 단일 크라운을 전통적인 인상 없이—즉, 모형 없이—만들 수 있다. 임플란트 위치는 임플란트 식립 직후에 구강내 스캐너를 통해 기록된다. 덮인 치유 기간 동안 지대주와 크라운이 제작된다. 2차 수술 후에 개인 맞춤 지대주에 치료용 크라운(예: polymethylmethacrylate; PMMA)을 맞출 수 있다. 최종수복물로는 나사로 조인 단일 구조 크라운이나 개인 맞춤 지대주에 합착된 수복물이 적합하다.

과정(그림 267): 기초는 임플란트 위치의 가상의 계획이다. 환자의 입안에서 구강내 스캐너를 이용하여 양악을 디지털화하고 가상 교합 바이트를 만든다. 임플란트 식립 후에 스캔 보디를 고정시키고 임플란트 부위를 가루 사용 없이 구강내 스캐너로 기록한다. 수술 부위를 봉합한다. 기공실에서는 공개된 인터페이스를 통해 디지털한 인상 데이터(STL 포맷)를 내보낸다. 임플란트 식립 전과 후의 데이터가 결합되어 CAD 프로그램에 보내진다. 이 소프트웨어에서 지대주와 보철 수복물이 설계된다. CAD/CAM 적용 후에 적합한 티타늄 접합 베이스에 지르코니아 지대주를 접합시킨다. 적절한 치유 기간 후에 임플란트가 노출되고, 커버 스크류를 제거하며, 지대주를 넣고, 임시의치를 고정시킨다. 최종 크라운을 위해서 지대주를 제거할 필요는 없다.

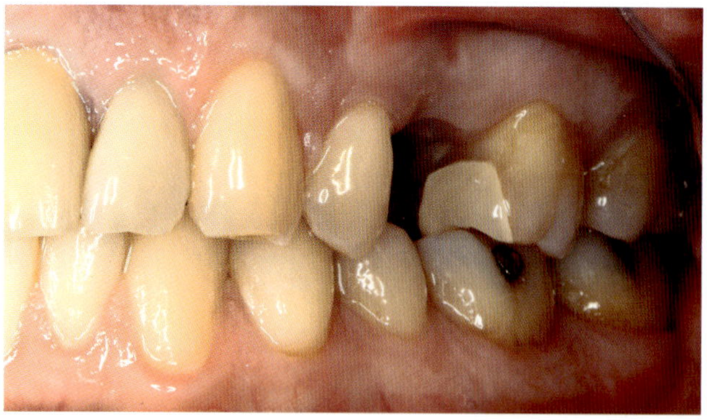

그림 267. A, 초기 상황. #25 치아결손.

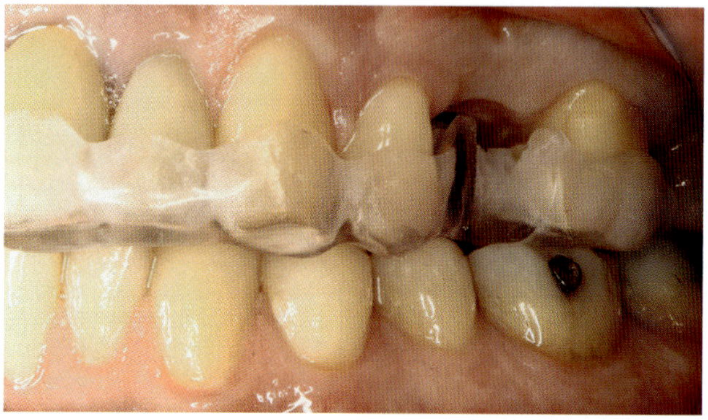

그림 267. D, 임플란트 위치를 위한 위치 가이드.

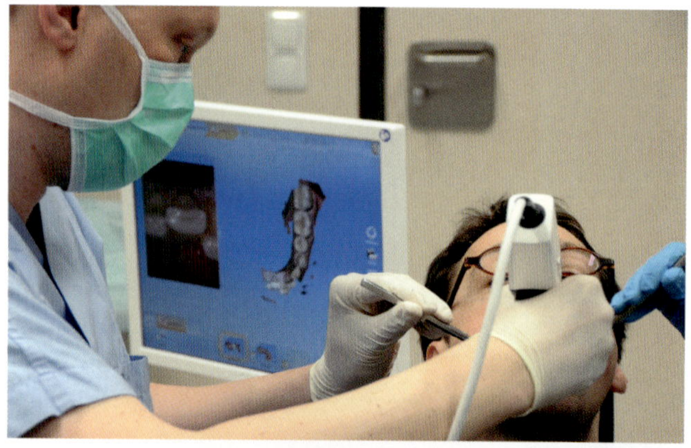

B

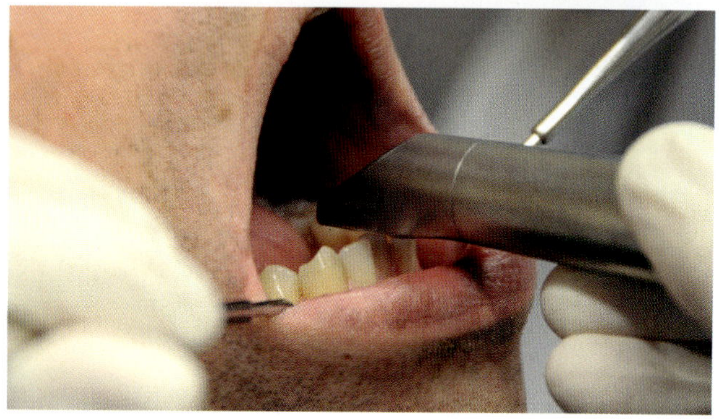

C

그림 267. B, C, 임플란트 식립 전 초기 상황 스캔.

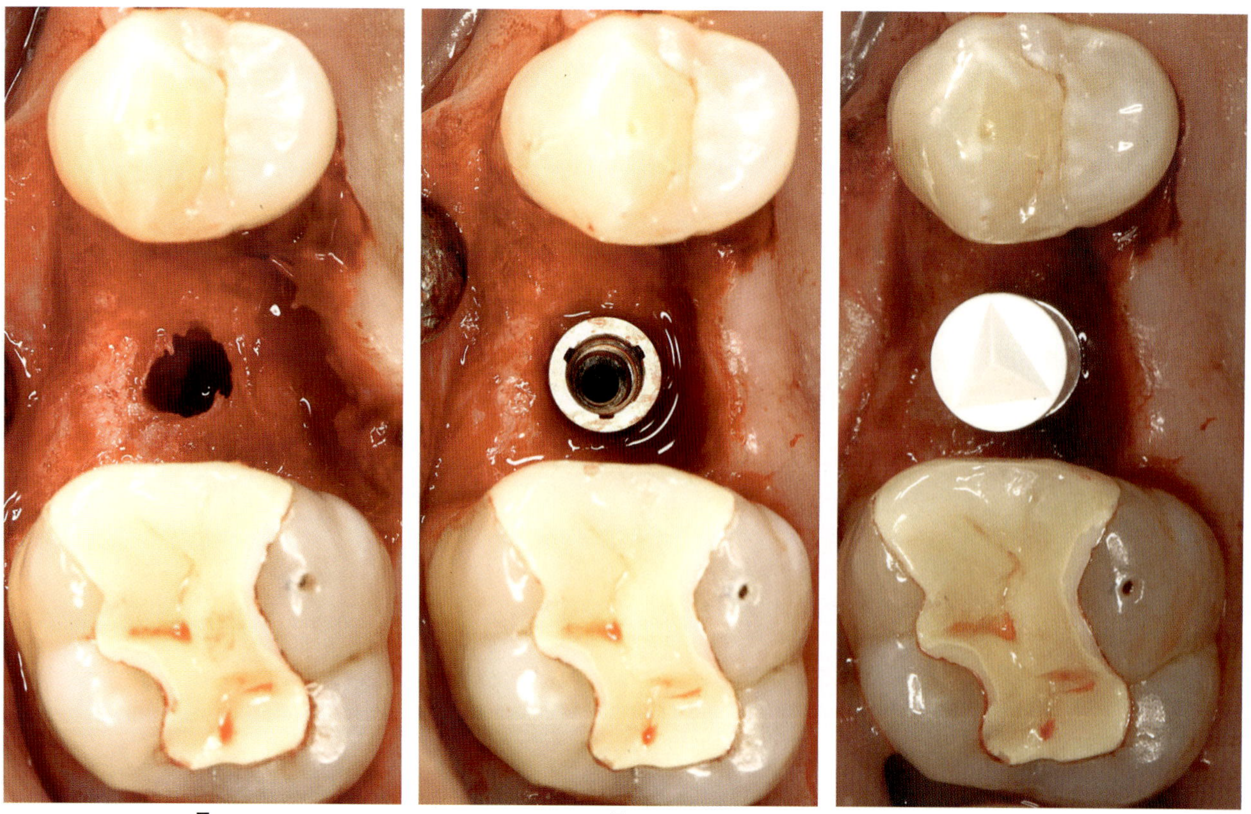

E F G

그림 267. 임플란트 식립. E, 확대된 임플란트 식립 위치. F, 식립된 임플란트. G, 티타늄 접합 베이스 위에 스캔 보디.

H

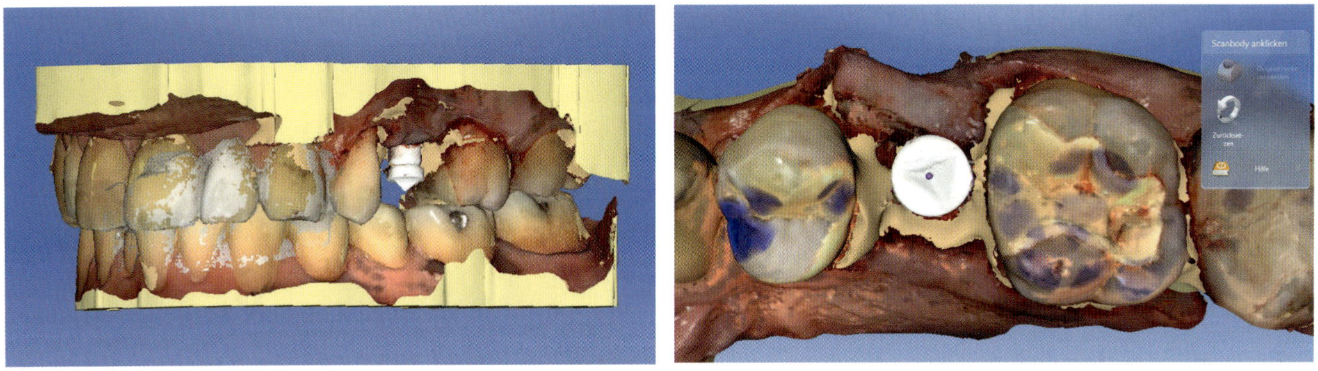

I

그림 267. **H, I,** 스캔된 스캔 보디가 악골에서의 임플란트 위치를 나타낸다. 참고점을 인접 치아를 통해서 얻는다.

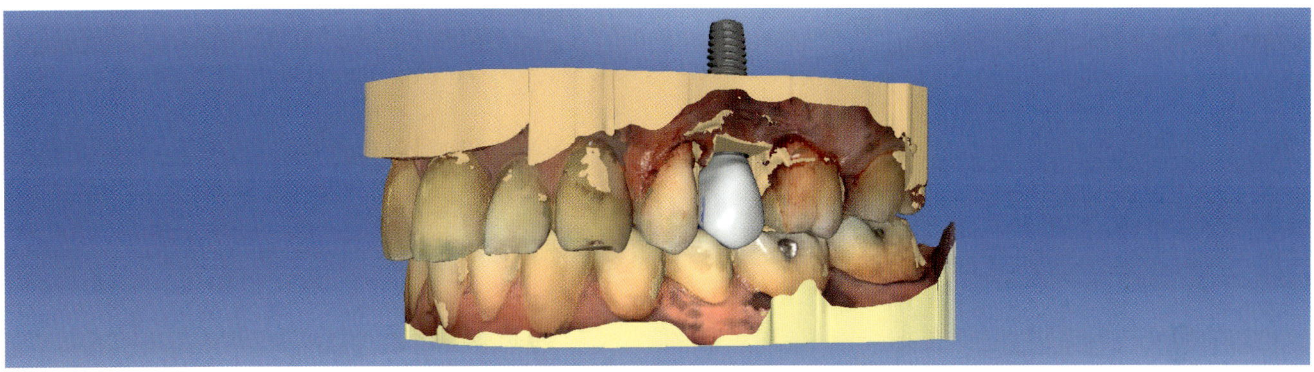

그림 267. **J,** 나사로 조이는 (접합 베이스 위에 제작되는) 임플란트 크라운의 CAD 설계.

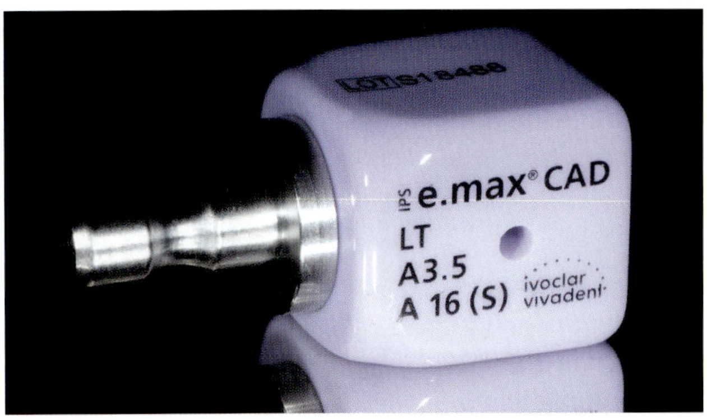

그림 267. **K,** 하이브리드 지대주 크라운 제작을 위한 리튬 메타실리케이트 블록 IPS e.max CAD.

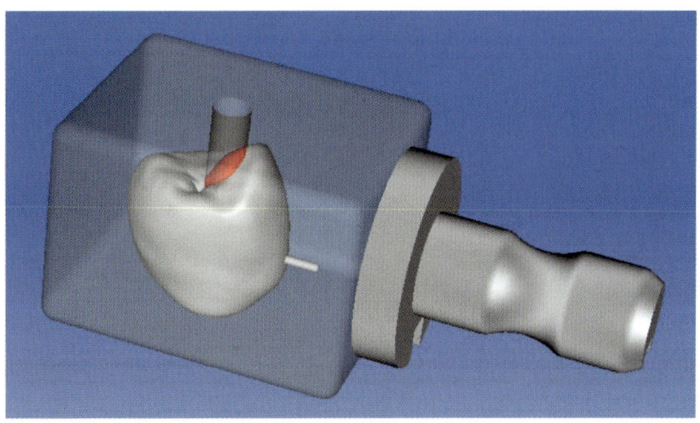

그림 267. **L,** CAD 설계는 블록 안에 미리 형성된 나사 구멍에 따라 위치시킨다.

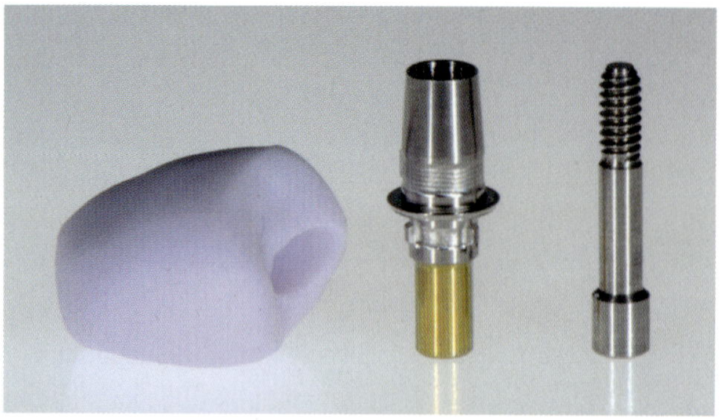

그림 267. **M,** 밀링된 리튬 메타실리케이트 크라운과 적합한 티타늄 접합 베이스와 임플란트 나사.

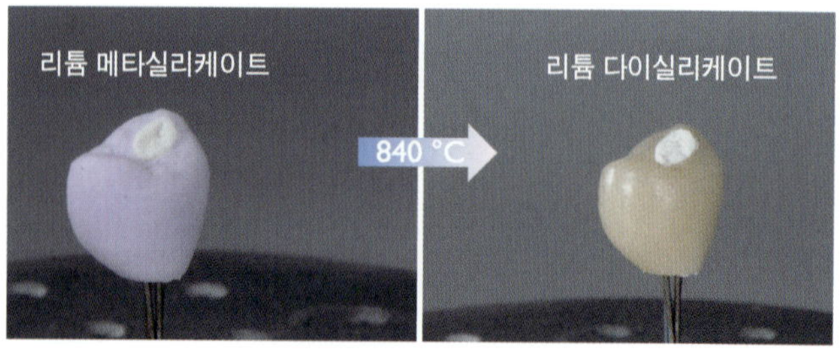

그림 267. **N,** 840℃에서의 리튬 메타실리케이트 크라운의 결정화.

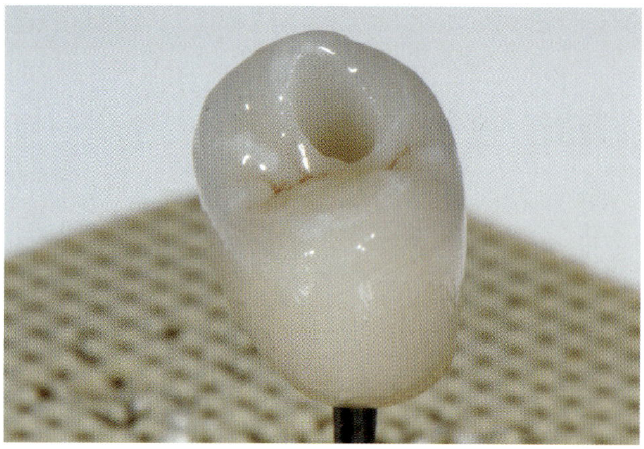

그림 267. **O,** 색상 내기와 글레이징 후의 리튬 다이실리케이트 수복물.

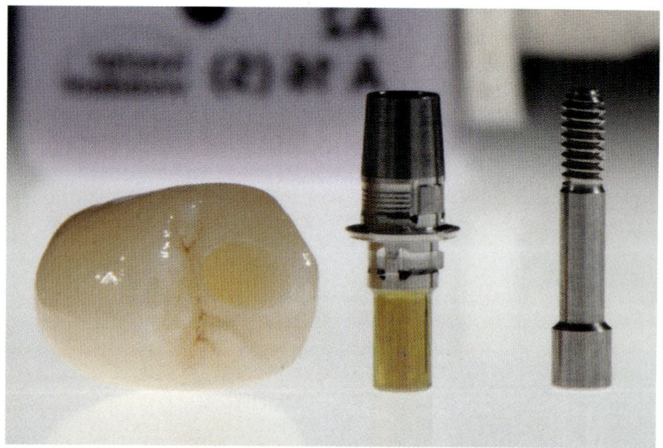

그림 267. **P,** 완성된 크라운과 티타늄 접합 베이스 그리고 임플란트 나사.

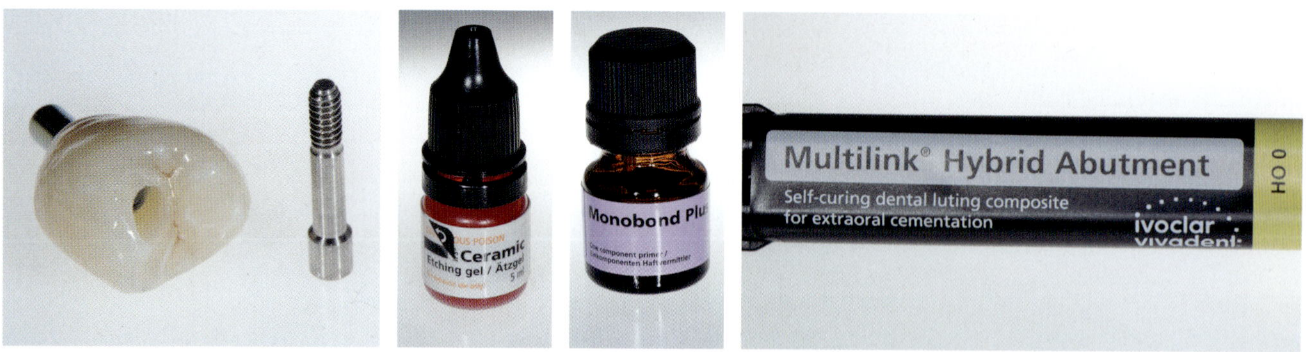

그림 267. **Q,** 티타늄 접합 베이스와의 접합을 위해 리튬 다이실리케이트 크라운을 20초 동안 5% 불산으로 산부식시키며 티타늄 접합 베이스를 Al_2O_3(50㎛, 1 bar 압력)로 샌드 블라스팅 하고 양쪽을 monobond plus로 처리한다. 이어서 Multilink 하이브리드 지대주 접착제(Ivoclar-Vivadent)로 접합시킨다.

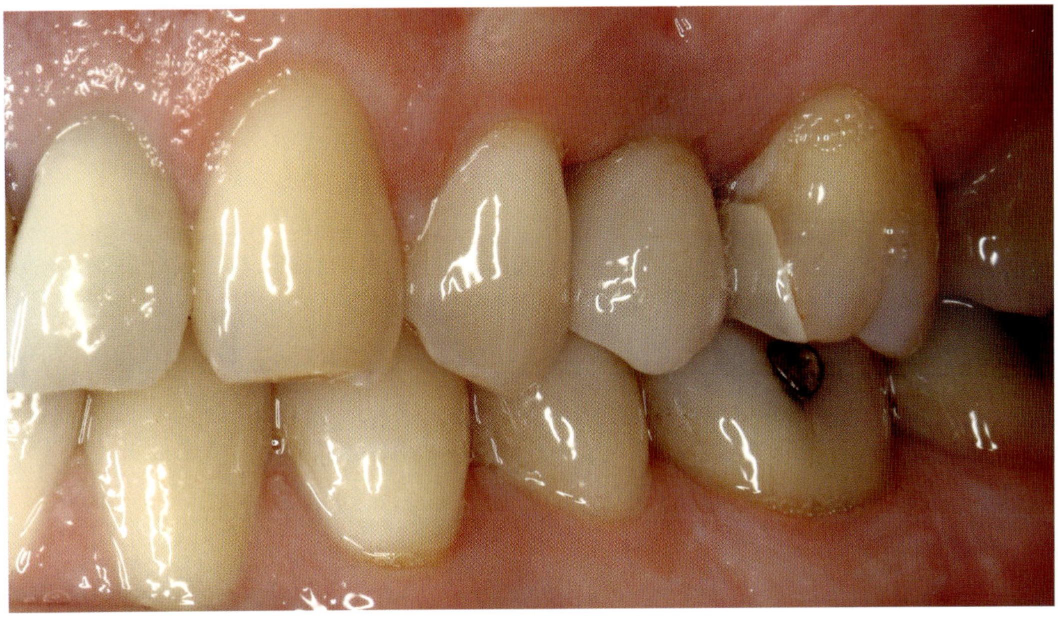

그림 267. R, 2차 수술 시(두 번째 단계) 최종 임플란트 크라운 #15를 나사로 조인다.

III. 치유 기간 이후의 수복

(팀: PD. Dr. Jan-Frederik Guth와 치과기공사 Josef Schweiger)(그림 268)

임플란트 위치의 계획은 온전히 디지털로 진행된다. 일단 입체 진단(CBCT, CT)이 행해지고 원하는 보철 수복물에 맞는 가상의 셋업이 만들어진다. STL과 DICOM 데이터의 정확한 겹침을 얻기 위하여 치료계획 소프트웨어에서 해당 구역이 초록색으로 표시된다. 해부학적 그리고 보철적 관점에 기초하여 임플란트 위치가 계획되고 이에 따라 드릴 가이드가 만들어진다. 알맞는 3D 프린터로 내부 치과기공소에서 처리할 수도 있고 외부 제작 센터에 의뢰할 수도 있다. 드릴 가이드를 이용한 임플란트 식립 후에 닫힌 치유 단계가 따른다.

치유 기간 후의 임플란트의 최소 침습 노출을 위해 드릴 가이드는 큰 도움이 된다. 치유 지대주를 넣은 후 연조직이 이에 맞게 형성된다.

인상을 위해 인상 포스트가 조이고 응력 없는 연결을 위해 레진으로 서로 연결된다. 현재 상황의 디지털화 과정 후에 CAD/CAM 방식의 지대주 또는 프레임이 제작되고 기성 티타늄 베이스에 접합된다. 개별 비니어링을 한 후에 최종보철물을 나사로 조인다.

네비게이션 임플란트 식립을 위한 드릴 가이드(guided surgery)

많은 상황에서 계획된 임플란트 위치가 가이드를 통해 환자의 구강내에 적용되어야 한다. 치과기공실이나 제작 센터에서 제작된 드릴 가이드는 매우 정확해야 한다. 소프트웨어에서 가이드로

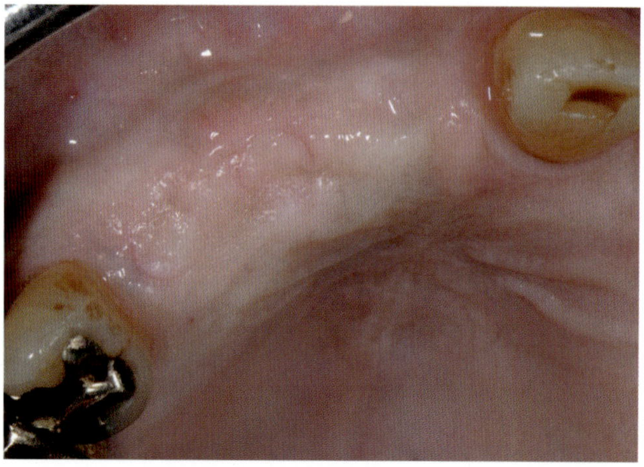

그림 268. A, 초기 상황 #11~#13 결손.

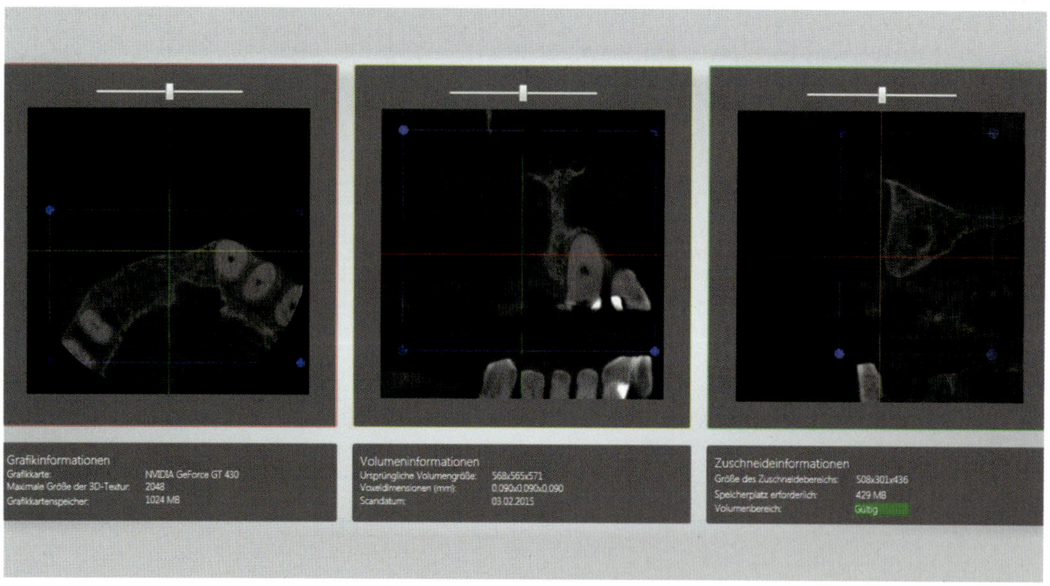

그림 268. B, CBCT 영상.

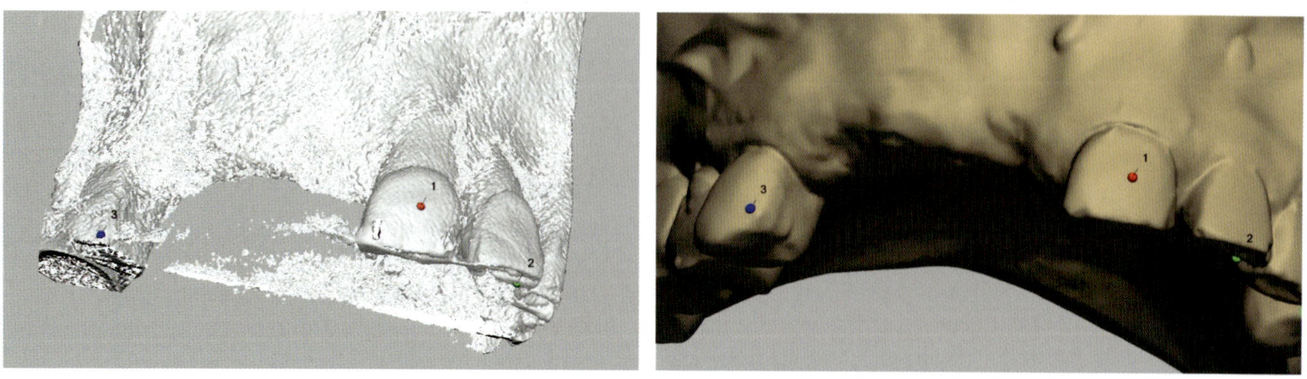

그림 268. C, '매칭'으로 DICOM과 STL 데이터의 참고점을 기초로 한다.

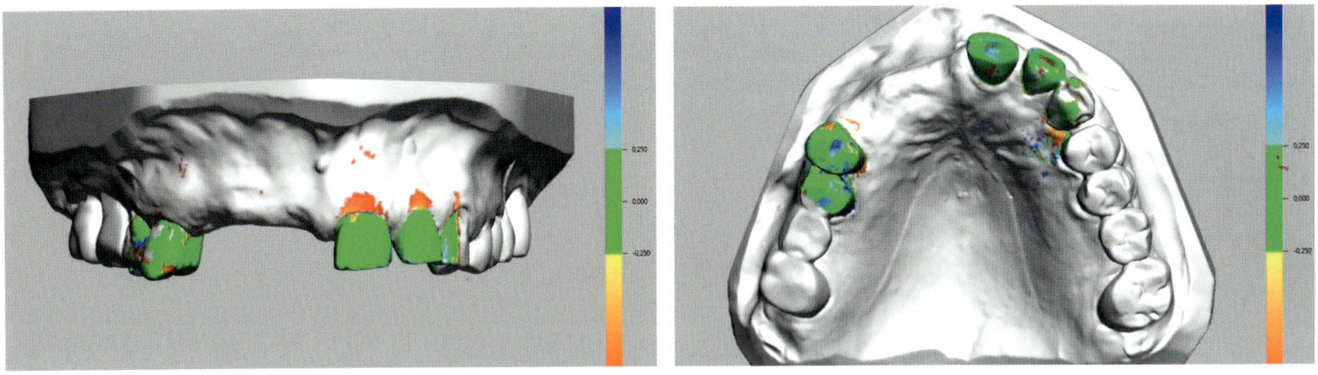

그림 268. D, 데이터 겹침의 결과. 오차의 범위는 +/−250㎛(초록색 부위) 정도가 된다.

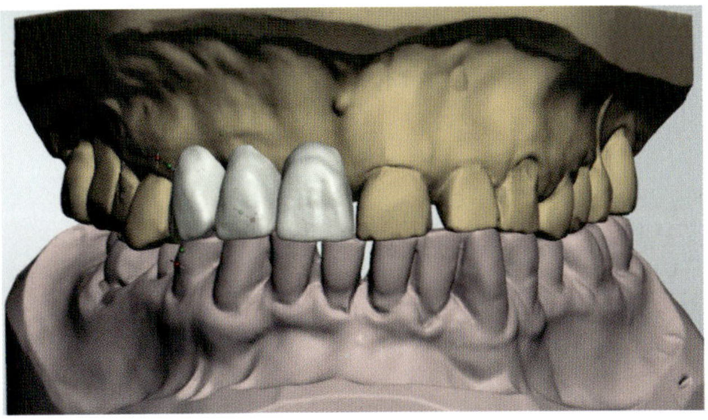

그림 268. E, 가상 셋업.

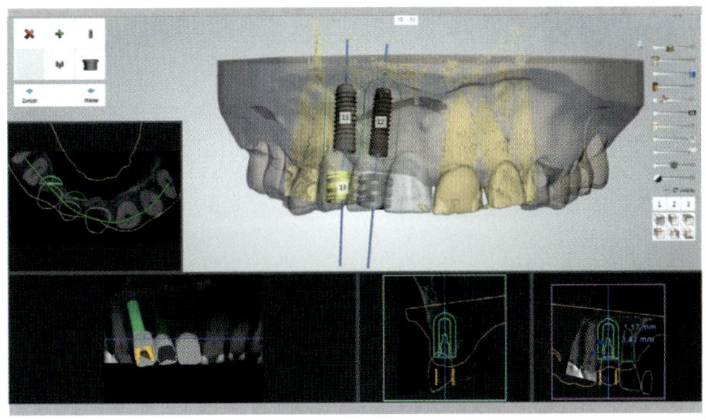

그림 268. F, 가상 셋업과 골상태를 고려한 3차원 계획.

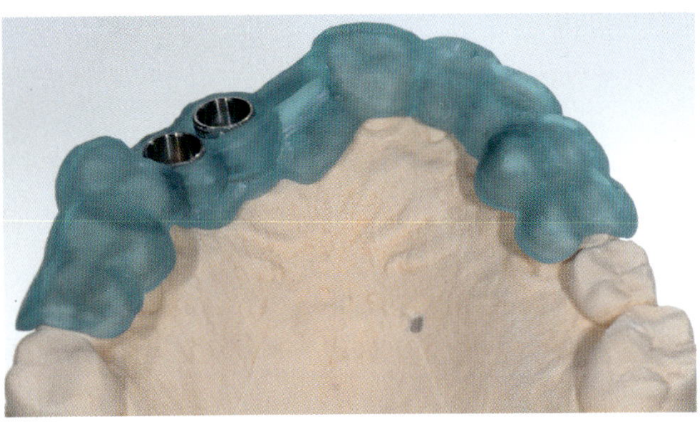

그림 268. G, 3D 프린터로 제작된 드릴 가이드에 임플란트 가이드 슬리브가 있는데 CAD 계획을 기초로 한다.

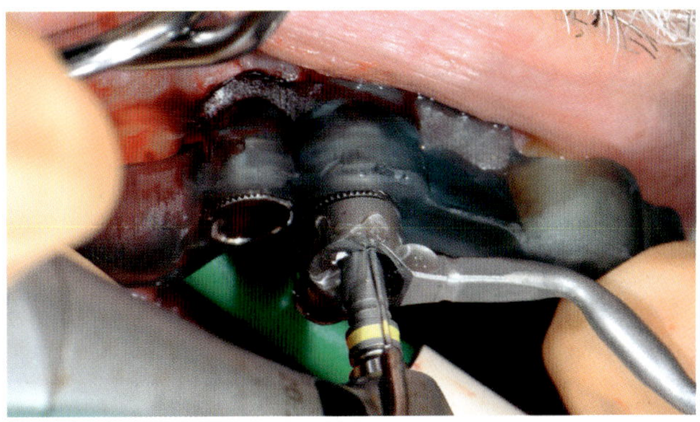

그림 268. H, 프린트된 드릴 가이드를 이용한 네비게이션 임플란트 식립.

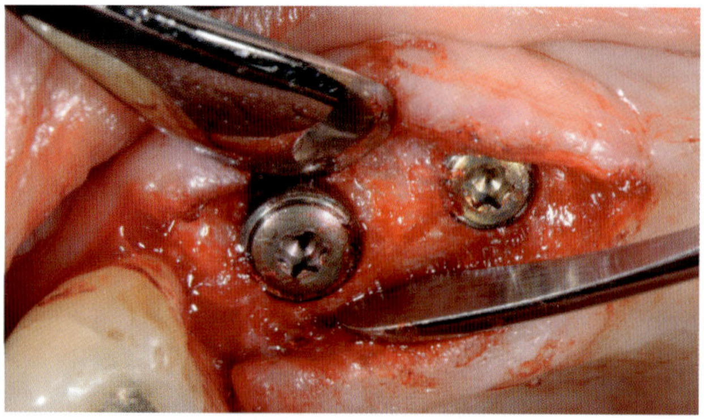

그림 268. I, 식립된 임플란트와 닫힌 치유를 위한 커버 스크류.

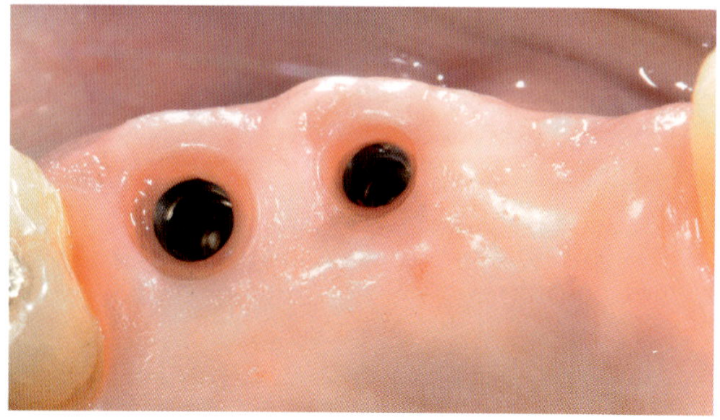

그림 268. J, 2차 수술 1주 후의 연조직 상황.

K

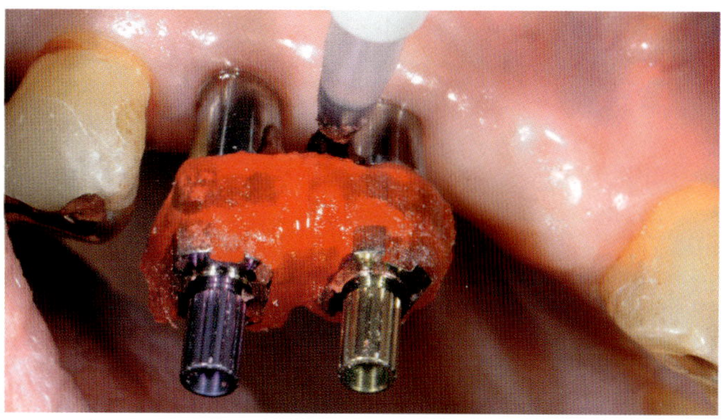

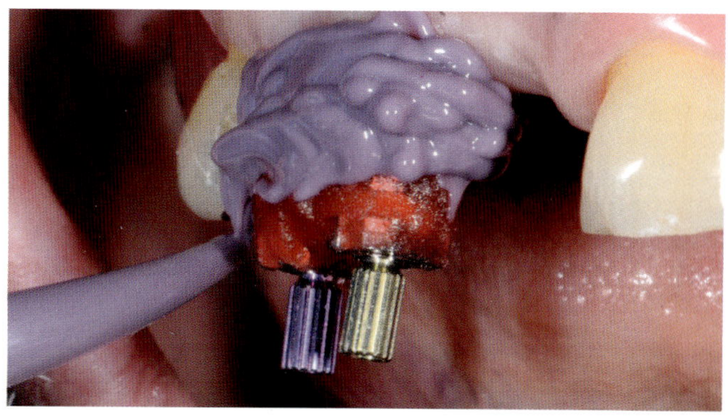

L

그림 268. K, L, 임플란트 인상으로 인상 포스트를 서로 연결하였다.

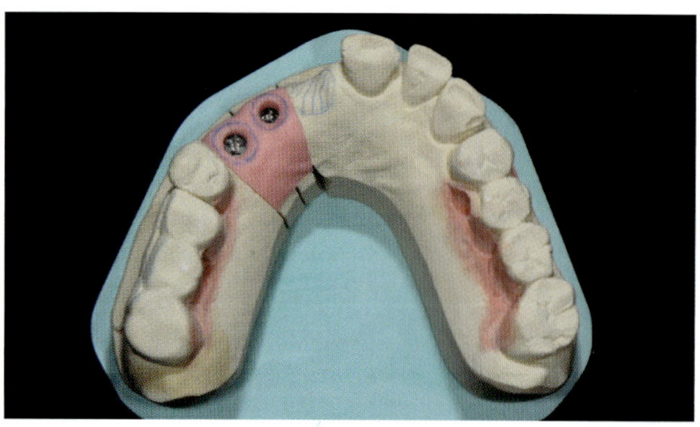

그림 268. M, 치은 마스크를 가진 최종모형.

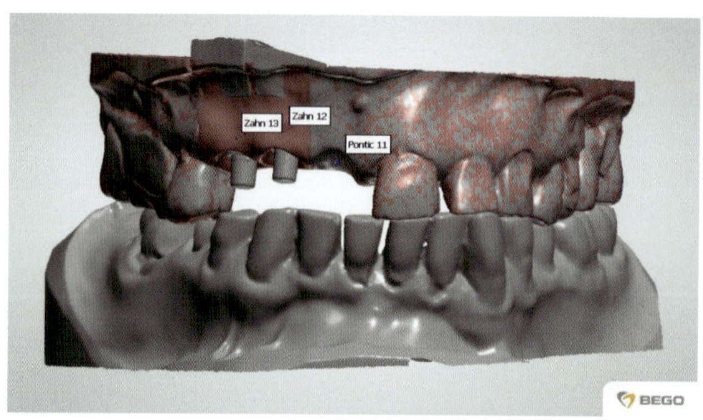

그림 268. N, 석고 모형의 스캔.

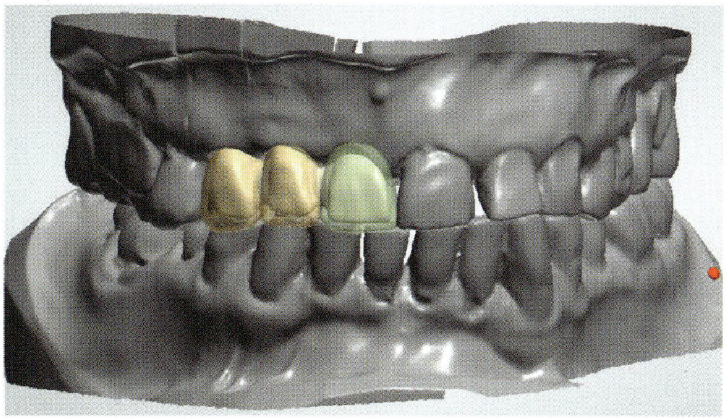

그림 268. O, #11~#13 브릿지의 해부학적으로 감소된 CAD 설계. #11은 가공치이다.

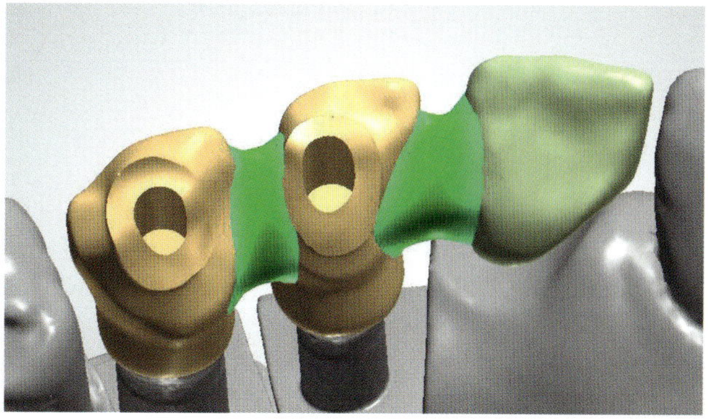

그림 268. P, 브릿지 프레임의 CAD 디자인.

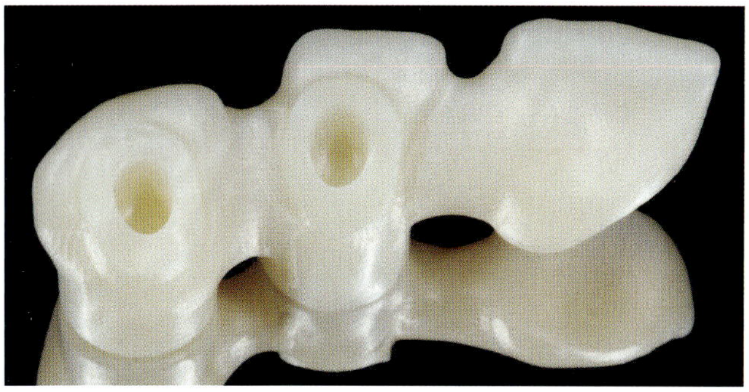

그림 268. Q, CNC로 제작된 지르코니아 브릿지 프레임.

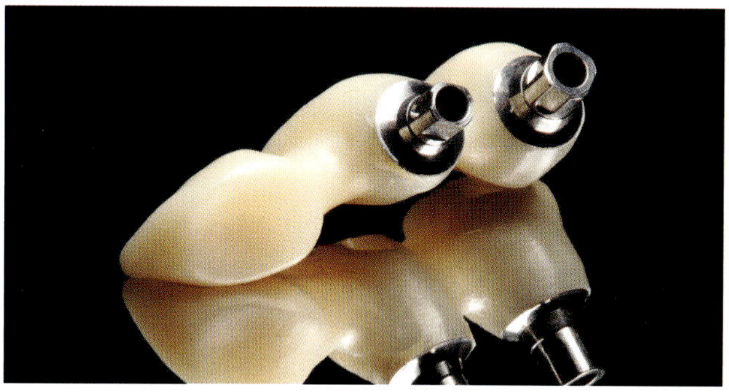

그림 268. R, 티타늄 접합 베이스와 브릿지 프레임.

S

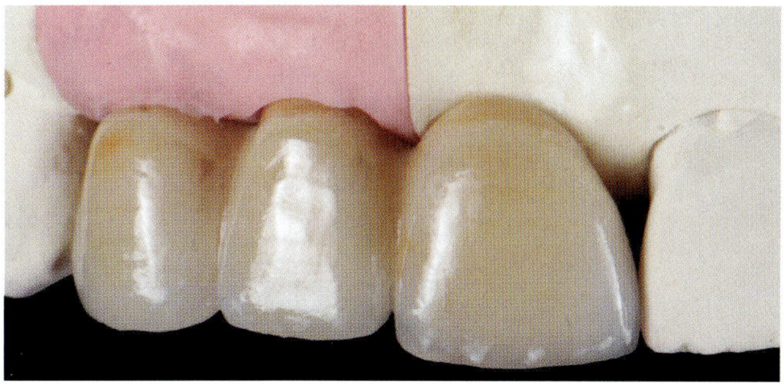

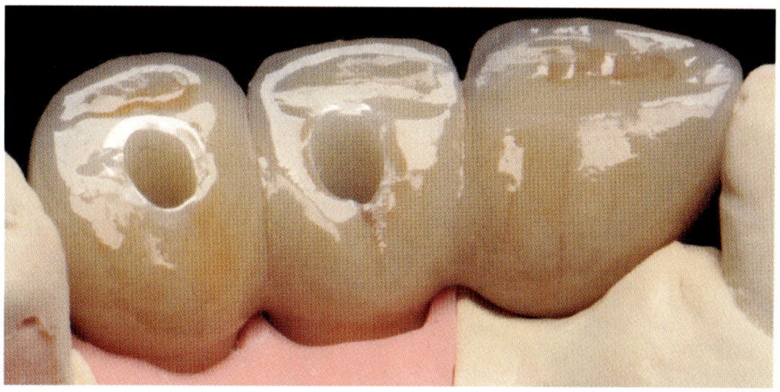

T

그림 268. S, T, 티타늄 접합 베이스에 올린 완성된 올세라믹 브릿지.

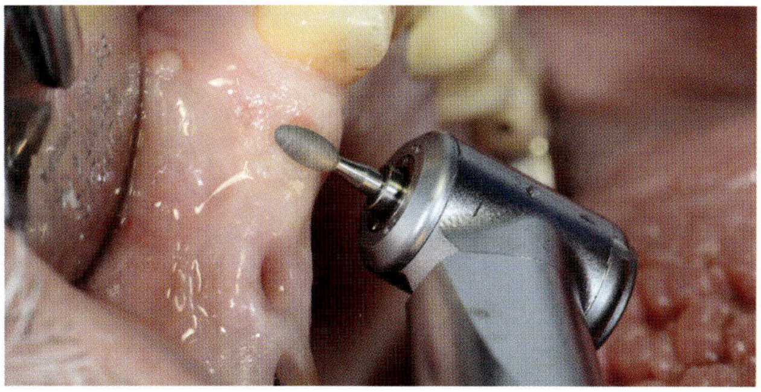

그림 268. U, 가공치 부위의 준비.

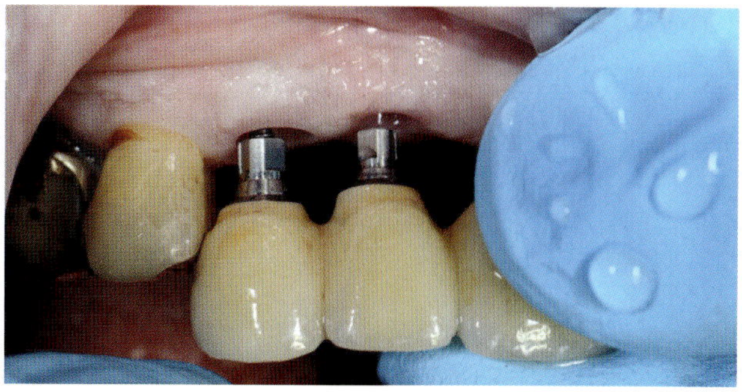

그림 268. V, 수복물 장착.

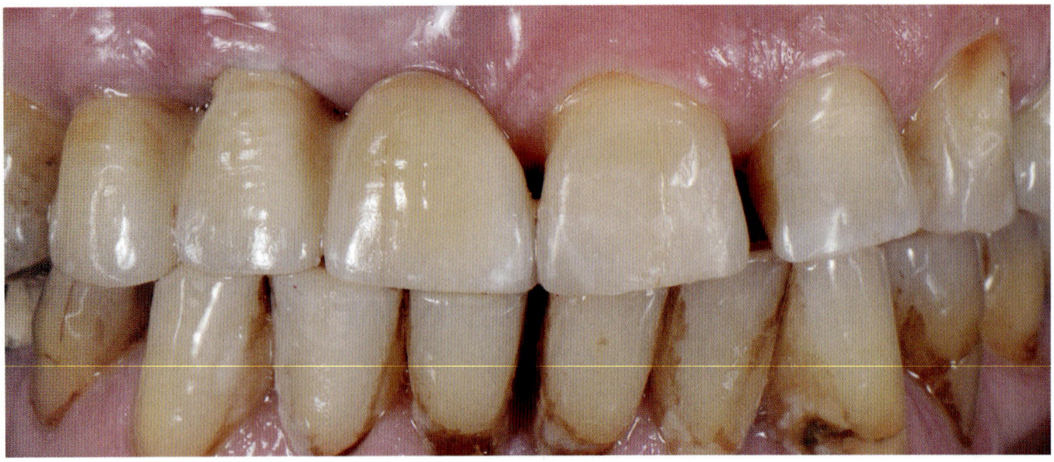

그림 268. W, 장착 후의 임플란트 브릿지 #11~#13.

의 이행 과정상 오차는 중대한 결과를 가져올 수도 있다. 드릴 가이드를 만드는 방법이 여럿 있는데 완전히 디지털화한 방법이 점점 관철되고 있다.

드릴 가이드로 가는 세 가지 방법

- 간단한 드릴 가이드: 모형을 바탕으로 만든 가이드(보통 열을 가열해서 제작하는 기술)에 드릴링되어 슬리브가 삽입된다. 가이드를 포함한 방사선은 임플란트 각도를 가늠하게 한다. 드릴 슬리브는 임플란트 식립 시 방향을 제시한다.
- 컴퓨터를 이용한 가이드 제작: 3차원적인 진단(CT 또는 CBCT)을 위해 셋업을 바탕으로 한 방사선불투과성의 레진으로 된 가이드를 만든다. 진단의 DICOM 데이터는 소프트웨어에서 열어 임플란트 위치의 가상 계획을 만들어 수작업으로 가이드에 이행한다. 위치를 잡아 주는 장치를 통해 가이드에 구멍을 내어 슬리브를 삽입하고 수작업으로 접착시킨다.
- 드릴 가이드의 완전한 디지털 제작: 이 방식에서는 3차원적 방사선진단에서 방사선용 가이드가 필요하지 않다. DICOM 데이터를 해당 소프트웨어에 불러들인 다음에 골의 상황을 분석한다. 초기 상황의 구내 상황이 구강내 스캐너를 통해 디지털로 기록되고(STL) 보철적 관점에서 치아가 세워진다. 데이터의 겹침(석고 모형, 셋업, CBCT) 후에 임플란트 위치가 계획되고 이를 바탕으로 드릴 가이드의 설계가 진행된다. 제조는 CAD/CAM 방식으로 한다(예: 광조형공정 방식).

참고문헌

Deutsche Gesellschaft für Mund-, Kiefer- und Gesichtschirurgie (DGMKG). Konsensuspapier: Indikationen zur Schnittbilddiagnostik in der Mund-, Kiefer- und Gesichtschirurgie (CT/DVT). MKG-Chirurg, 2008; 1:148-151

Ganz S: Presurgical planning with CT-derived fabrication of surgical guides. J Oral Maxillofac Surg, 2005; 63: 59-71

Ludlow JB, Davies-Ludlow LE, Brooks SL, Howerton WB: Dosimetry of 3 CBCT devices for oral and maxillofacial radiology: CB Mercuray, NewTom 3G and i-CAT. Dentomaxillofac Radiol, 2006 Jul; 35(4):219-26

Mengel R, Candir M, Shiratori K, Flores-de-Jacoby LF: Digital volume tomography in the diagnosis of periodontal defects: an in vitro study on native pig and human mandibles. J Periodontol, 2005; 76: 665-673

Mischkowski RA1, Pulsfort R, Ritter L, Neugebauer J, Brochhagen HG, Keeve E, Zöller JE: Geometric accuracy of a newly developed cone-beam device for maxillofacial imaging. Oral Surg Oral Med Oral Pathol Oral Radiol Endod, 2007 Oct; 104(4):551 9

Neugebauer J, Ritter L, Zöller JE: Dreidimensionale Bildgebung mit dem Galileos-System. DDN, 2007; 1: 42-46

Nitsche T, Menzebach M, Wiltfang: S2-k-Leitlinie: Indikation zur implantologischen 3D-Röntgen-Diagnostik und navigationsgestützen Implantologie. Deutsche Gesellschaft für Zahn,- Mund- und Kieferheilkunde, 2012

Quirynen M, Lamoral Y, Dekeyser C, Peene P, van Steenberghe D, Bonte J, Baert AL: CT scan standard reconstruction technique for reliable jaw bone volume determination. Int J Oral Maxillofac Implants, 1990; 5: 384-389

Ritter L, Neugebauer J, Mischkowski RA, Dreiseidler T, Zöller JE: Dreidimensionale Bildgebung in der Zahnmedizin. Z Oral Implant, 2007a; 3: 86-95

찾아보기

국문

찾아보기

기 타

영 문

A

C

D

E

H

M

N

P

R

S

W

Z

역자 약력

류 정 우

- 독일 Ulm Universitat 치과대학 졸업
- Munderkingen Dr. Warwas Dr.Dr. Braungart 치과의원 근무
- Ludwigshafen Dr. Rossa und Partner 근무
- 독일 치의학회, 디지털치의학회 정회원
- 독일 디지털치의학회와 Sirona 주관 CEREC 과정, CBCT 전문가 과정 수료

김 성 훈

- 서울대학교 치의학대학원 치과보철학교실 교수
- 서울대학교 치과병원 치과보철과 과장 및 임플란트 센터장
- The Journal of Advanced Prosthodontics 편집장
  (SCIE, Scopus, PubMed; ISSN 2005-7806)
- 영국 맨체스터대학교 대학원 졸업(치의학박사)

김 희 경

- 서울대학교 치과병원 원스톱협진센터 진료교수
- 미국 Tufts University, Tufts Dental School 임플란트 센터 펠로우
- 서울대학교 대학원 졸업(치의학박사)

하 승 룡

- 단국대학교 치과대학 죽전치과병원 치과보철과 교수
- 서울대학교 치과병원 치과보철과 인턴, 레지던트, 임상강사
- 서울대학교 대학원 졸업(치의학박사)

디지털 치과에서의 CAD/CAM

발행일 2017년 7월 7일
저 자 Josef Schweiger · Annett Kieschnick
역 자 류 정 우 · 김 성 훈 · 김 희 경 · 하 승 룡
발행인 최 용 원
편 집 김 애 선
표 지 김 애 선
교 정 염 정 혜
발행처 **대한나래출판사**
등 록 제2012-000051호(1994.6.10)

주 소 서울특별시 성동구 성수이로 147 (성수동2가 289-319번지)
아이에스비즈타워 903호
전 화 (02) 922-7080
팩 스 (02) 922-0841
이메일 nrpub@naver.com

ISBN 978-89-5741-528-3 **정가 80,000원**

www.nrbooks.kr